Maintenir la santé

(anciennement Santé et efficacité)

Rasmus Larssen Alsaker

Writat

Cette édition parue en 2023

ISBN : 9789358812299

Publié par
Writat
email : info@writat.com

Selon les informations que nous détenons, ce livre est dans le domaine public.
Ce livre est la reproduction d'un ouvrage historique important. Alpha Editions
utilise la meilleure technologie pour reproduire un travail historique de la même
manière qu'il a été publié pour la première fois afin de préserver son caractère
original. Toute marque ou numéro vu est laissé intentionnellement pour préserver
sa vraie forme.

Contenu

CHAPITRE I.

CONSIDÉRATIONS PRÉLIMINAIRES.

Les écrits sur l'hygiène et la santé sont accessibles depuis des siècles, mais jamais auparavant les livres et les magazines sur ces sujets n'ont été aussi nombreux qu'aujourd'hui. La plupart des informations sont si générales, vagues et indéfinies que seuls quelques-uns ont le temps et la patience de lire les milliers de pages nécessaires pour savoir quoi faire pour rester en bonne santé. La vérité se trouve dans les archives de la médecine, dans des écrits couvrant une période de plus de trente siècles, mais il est assez difficile d'en trouver les grains.

La santé est le bien le plus précieux de tous, car avec la santé, on peut atteindre tout ce qui est raisonnable. Quelques-unes des grandes personnes du monde ont été malades, mais il faut des hommes et des femmes sains de corps et d'esprit pour accomplir ce travail important. Les hommes et les femmes en bonne santé constituent l'atout le plus précieux d'une nation.

Il est naturel d'être en bonne santé, mais nous nous sommes tellement égarés que la maladie est la règle et la bonne santé l'exception. Certes, la plupart des gens se portent suffisamment bien pour vaquer à leur travail, mais presque tous souffrent de quelque maladie mentale ou physique, aiguë ou chronique, qui les prive d'une partie de leur pouvoir. L'individu moyen a moins de valeur pour lui-même, pour sa famille et pour la société qu'il ne pourrait l'être. Ses mauvaises habitudes, dont il n'est souvent pas conscient, lui ont apporté faiblesse et maladie. Ces conditions l'empêchent de faire de son mieux mentalement et physiquement.

Cet état anormal a un effet néfaste sur ses descendants, qui peuvent ne pas naître avec des défauts particuliers, mais ils ont moins de résistance à la naissance que ce qui leur est dû et sont par conséquent très facilement en proie à la maladie. Cet état de résistance altérée s'est transmis de génération en génération et nous le transmettons aujourd'hui en héritage à nos enfants.

Environ 280 000 bébés de moins d'un an meurent chaque année aux États-Unis. La durée de vie moyenne n'est que d'un peu plus de quarante ans. Cela devrait prendre au moins cent ans. Il s'agit là d'une affirmation très conservatrice, car beaucoup vivent considérablement plus vieux et il est dans le pouvoir de chaque individu de prolonger sa vie au-delà de ce qui est aujourd'hui considéré comme une vieillesse.

Dans des conditions favorables, les gens devraient vivre confortablement et en bonne santé jusqu'à l'âge de cent ans ou plus, utiles et en pleine possession de leurs facultés. Sauf accidents, qui devraient être moins nombreux lorsque l'on réalise pleinement que la précipitation et la rapidité déraisonnables sont un gaspillage et que la vie a plus de valeur que la richesse accumulée, la vie humaine pourrait et devrait être une certitude. Il ne devrait y avoir aucune mort subite résultant des maladies populaires d'aujourd'hui. En fait, la pneumonie, la fièvre typhoïde, la tuberculose, le cancer et diverses autres maladies mortelles pour la grande majorité de la race devraient et pourraient être abolies. Cela peut paraître idéaliste, mais même si de tels résultats ne sont pas probables dans un avenir proche, ils sont possibles.

Toutes les nations civilisées dont nous disposons, à l'exception des Chinois, se sont délabrées après avoir grandi et prospéré pendant quelques siècles, généralement environ mille ans ou moins. De nombreuses raisons sont avancées pour expliquer le déclin et la chute des nations. Rome surtout fournit matière à réflexion. Cependant, examinez l'histoire de chaque nation connue qui a accédé à la notoriété, à la gloire et au pouvoir, et vous constaterez que tant qu'elle est restée en contact étroit avec le sol, elle a prospéré. Avec le progrès de la civilisation , les peuples changent leur mode de vie de la simplicité au luxe et à la complexité. Ainsi, les individus se dégradent et, en fin de compte, il y a suffisamment de décadence individuelle pour aboutir à une dégénérescence nationale. Lorsque ce processus est suffisamment avancé, ces personnes sont incapables de se défendre. Dans la rude concurrence entre les nations, la tension est trop grande et elles périssent. Il existe un point de raffinement au-delà duquel les gens ne peuvent pas aller et survivre.

Les nations du luxe sont plongées dans la misère. Puis leur contact renouvelé avec le sol provoque progressivement leur régénération, s'il leur reste suffisamment de vitalité pour se relever. Telle est l'histoire des Italiens. Beaucoup d'autres, comme les anciens grands Égyptiens, dont la civilisation était très avancée et qui sont devenus si dissolus qu'une femme vertueuse était une curiosité, n'ont pas pu s'en remettre, même après plusieurs siècles. Les nations dégénérées sont comme des individus malades : certaines sont allées si loin sur le chemin de la ruine qu'elles sont condamnées à mourir. D'autres peuvent lentement retrouver la santé en s'améliorant.

Les nations, comme les individus, réussissent généralement mieux dans des circonstances modérées que dans l'opulence. Presque tout le monde peut supporter la pauvreté, mais seuls des individus ou des nations exceptionnels peuvent supporter la richesse. La nature exige de nous que nous exercions à la fois notre corps et notre esprit.

La civilisation n'est pas contraire à la santé et à la longévité. En fait, le contraire est vrai, car à mesure que les gens progressent , ils apprennent à maîtriser les forces de la nature et, avec ces forces sous contrôle, ils sont capables de mener une vie meilleure et plus saine, mais s'ils deviennent trop doux et luxueux, il y a une décadence morale. et la fibre physique , et à la fin la nation doit s'effondrer, car ses unités individuelles sont indignes de survivre dans un monde qui nécessite un mélange de cerveau et de muscles.

La civilisation est favorable à une longue vie tant que les gens sont modérés et vivent simplement, mais lorsqu'elle dégénère en une douceur sensuelle, une détérioration individuelle et raciale s'ensuit. Chez les sauvages, la mortalité infantile est très grande, mais des maladies telles que le cancer, la tuberculose, la variole et la maladie de Bright sont rares. Ce sont des luxes qui sont généralement introduits avec la civilisation. L'étroitesse des habitations, une alimentation trop généreuse, un manque d'exercice et d'alcool sont quelques-uns des bienfaits fatals que l'homme civilisé introduit parmi les sauvages.

Une partie du prix que nous devons payer pour être civilisés est l'exercice d'une maîtrise de soi et d'un renoncement considérables, sinon nous devons souffrir.

L'état de santé des individus n'est pas satisfaisant. Il y a trop de maladies, trop de souffrances et trop de décès prématurés. On estime que dans notre pays, en moyenne, environ trois millions de personnes sont malades chaque jour. La perte monétaire est énorme et l'angoisse et la souffrance sont au-delà de toute estimation.

La race perd chaque année une vaste armée d'individus qui sont dans la fleur de l'âge. Lorsqu'une partie d'une grande ville est détruite, les hommes réfléchissent soigneusement à la perte matérielle et planifient pour éviter que cela ne se reproduise. Mais ce n'est rien comparé à la perte que nous subissons du fait de la mort annuelle d'une multitude d'hommes et de femmes expérimentés. Les blocs d'entreprises détruits peuvent être remplacés, mais il est impossible de remplacer les hommes et les femmes.

Nous considérons avec complaisance ce gaspillage inutile de la vie parce que nous y sommes habitués et pensons par conséquent que c'est naturel. Ce n'est ni nécessaire ni naturel. Si nous lisions et tenions compte des écrits de la nature, cela cesserait. Ensuite, les gens vivraient jusqu'à ce que leur heure vienne de disparaître paisiblement et magnifiquement, comme le font les feuilles dorées de l'automne ou les brins d'herbe.

Beaucoup redoutent la vieillesse parce qu'ils y pensent en relation avec la décrépitude, l'impuissance et la querelle enfantine communément associée au vieillissement. Ce n'est pas une vieillesse naturelle ; c'est une maladie. La vieillesse naturelle est douce, tolérante et joyeuse. Il y a peu de choses dans la vie plus précieuses que le souvenir de parents et de grands-parents vieillis avec grâce, après avoir résisté aux tempêtes des appétits et des passions, l'esprit fermement intronisé et rempli de la calme tolérance et de la sagesse qui accompagnent les années qui passent. vie passée.

Un esprit occupé dans un corps sain ne dégénère pas. Le cerveau, bien qu'apparemment instable, est l'une des parties du corps les plus stables.

Nous devrions désirer et acquérir la santé, car lorsque nous sommes en bonne santé, nous sommes à notre efficacité maximale. Nous pouvons profiter de la vie. Nous avons une plus grande capacité à recevoir et à donner. Nous vivons plus pleinement. Étant normaux, nous sommes en harmonie avec nous-mêmes et avec nos associés. Nous avons une plus grande valeur partout. Nous sommes de meilleurs citoyens.

Chaque individu doit quelque chose à la race. Il est de notre devoir de contribuer à ce que le résultat de notre vie ne soit pas une tendance à la dégénérescence, mais à l'édification de la race. Le rôle joué par chaque individu est faible, mais l'ensemble est grand. Si nos enfants sont mieux nés et mieux élevés que nous, et qu'il y a généralement place à l'amélioration, nous avons au moins aidé.

La santé est à la portée de tous ceux qui ne sont pas atteints de maladies organiques, et la grande majorité d'entre eux ne souffrent d'aucune maladie organique. Il suffit de mener une vie naturelle et d'apprendre à utiliser correctement son esprit. Ceux qui ne sympathisent pas avec les opinions sur le devoir racial peuvent améliorer leur valeur personnelle en vivant mieux sans se soucier de la race. Chaque individu qui mène une vie naturelle et réfléchit de manière avantageuse contribue à une meilleure santé publique. La santé nationale est l'ensemble de la santé individuelle et s'améliore à mesure que les individus évoluent vers une meilleure santé. L'amélioration nationale ou raciale passe par l'évolution et non par la révolution. Cette amélioration est due à de petites contributions provenant de nombreuses sources.

Le plus grand pouvoir d'élévation humaine est la connaissance. Les réformateurs croient souvent qu'ils peuvent améliorer le monde grâce à la législation. Une réforme durable passe par l'éducation. Si les lois sont très répressives, la réaction est à la fois forte et désagréable.

Il faut environ six mois pour apprendre la sténographie. Il faut un long apprentissage pour devenir un forgeron ou un ferrisseur de premier ordre. Pour acquérir les rudiments de l'art médical, il faut passer quatre à six ans au collège. Pour apprendre une langue, il faut au moins un an à un élève compétent. Un avocat doit étudier de deux à quatre ans pour devenir novice. Un homme d'affaires doit travailler de nombreuses années avant de devenir un expert dans son domaine. Aucun de ces acquis ne vaut autant qu'une bonne santé, mais un individu d'intelligence moyenne peut acquérir suffisamment de connaissances sur la bonne vie pendant son temps libre en deux à six mois pour s'assurer d'une bonne santé, s'il vit aussi bien qu'il. sait comment. Est-ce que ça vaut le coup ? C'est certainement le cas, car c'est l'un des éléments essentiels de la vie. La santé augmentera la capacité de gain et la productivité d'une personne et fera plus que doubler le plaisir et la durée de la vie.

La maladie est un luxe très coûteux. La santé est l'une des choses les moins chères, bien que l'une des plus rares, au monde. Il n'y a pas de voie royale vers la santé. S'il existe une loi de la santé, c'est bien celle-ci : seuls ceux qui la méritent la conserveront définitivement.

Beaucoup préfèrent vivre dans cet état d'incertitude, que l'on peut appeler une santé tolérable, un état dans lequel ils ne souffrent pas, mais ne se sentent pas tout à fait bien. Dans cet état, ils ont leurs petits hauts et leurs bas et parfois une maladie grave, qui s'avère trop souvent mortelle. Même ces personnes devraient acquérir des connaissances en matière de santé, car le moment viendra peut-être où elles désireront profiter pleinement de la vie, ce qu'elles ne peuvent faire que lorsqu'elles sont en bonne santé. Ceux qui possèdent ces connaissances sont souvent capables de s'aider eux-mêmes rapidement et efficacement lorsque personne d'autre ne le peut.

Je connais beaucoup de personnes qui ont été éduquées pour sortir de la maladie et accéder à la santé. Beaucoup d'entre eux sont indiscrets, mais ils ont appris à reconnaître les signes d'un problème imminent et ils se lèvent avant que quelque chose de grave ne les rattrape. De cette manière, ils s'épargnent, ainsi qu'à leurs familles, bien des souffrances, bien des anxiétés et bien des dépenses. Chaque adulte devrait en savoir suffisamment pour rester en bonne santé. Tout le monde devrait connaître les signes d'une maladie imminente et savoir comment l'avorter. Le confort mental et la facilité que procure la possession de telles connaissances sont inestimables.

Tout ce qui en vaut la peine doit être payé d'une manière ou d'une autre et le prix d'une bonne santé continue est une connaissance de base et une certaine maîtrise de soi. Il n'y a aucune difficulté liée à une vie rationnelle. Cela signifie vivre modérément et un peu plus simplement que d'habitude. La simplicité réduit la quantité de travail et les frictions et ajoute au plaisir de vivre. La gaieté, l'entrain et les picotements de la joie de vivre que procurent ceux qui sont en parfaite santé compensent largement les mauvaises habitudes de leur animal de compagnie auxquelles il faut renoncer.

De nombreux enseignements populaires concernant la maladie et sa prévention sont faux. La théorie des germes est une illusion. Le fait sera un jour généralement reconnu, comme c'est le cas aujourd'hui par quelques-uns, que les bactéries ou germes dits pathogènes n'ont aucun pouvoir de nuire à un corps sain, qu'il y a d'abord une dégénérescence corporelle et que le système devient ensuite un milieu de culture favorable. pour les germes : En d'autres termes, la maladie vient en premier et les bactéries pathogènes se multiplient ensuite. Ce point de vue peut paraître très ridicule à la majorité, car c'est un principe fort de la croyance médicale populaire aujourd'hui que les micro-organismes sont la cause de la plupart des maladies.

Pour la plupart des gens, médecins et profanes, les différentes maladies sont claires et individuelles. La fièvre typhoïde est une maladie. La pneumonie est une tout autre affaire. Assurément, disent-ils, car la fièvre typhoïde n'est-elle pas due au bacille typhosus et la pneumonie au pneumocoque ? Mais ce n'est pas le cas. En dehors des blessures mécaniques, il n'existe qu'une seule maladie, et les diverses affections auxquelles nous donnons des noms individuels ne sont que des manifestations de cette maladie. La maladie mère est la saleté, et ses manifestations varient selon les circonstances et les individus.

Cette saleté ne vient pas de la peau, mais de l'intérieur du corps. La circulation sanguine devient impure, principalement à cause de l'indigestion et de la constipation, dues principalement à de mauvaises habitudes alimentaires. Certaines des causes qui y contribuent sont une mauvaise pensée, un manque d'exercice, le manque d'air frais et l'ingestion de sédatifs et de stimulants qui perturbent les fonctions assimilatrices et excrétrices du corps. Dans tous les cas, le sang est impur. Le patient souffre d'auto-intoxication ou d'autotoxémie.

Si cela est vrai, il s'ensuit que le traitement de toutes les maladies est à peu près le même. Par exemple, il faudrait donner à peu près le même traitement pour l'eczéma que pour la pneumonie. Fondamentalement, c'est exactement ce qu'il faut faire pour obtenir les meilleurs résultats, même si la variation de localisation et de manifestation nécessite que des mesures de secours spéciales, de moindre importance, soient utilisées dans des cas particuliers, pour obtenir les meilleurs résultats les plus rapides. Dans l'eczéma comme dans la pneumonie , l'essentiel est de nettoyer le corps.

La pratique de la médecine n'est pas une science. Nous disposons de médicaments réputés être d'excellents guérisseurs, mais ces mêmes médicaments entraînent parfois la mort quelques heures après avoir été pris. La pratique de la médecine est un art, et le résultat dans divers cas dépend plus de la personnalité de l'artiste que des médicaments qu'il donne, car en gros, tous les médicaments sont soit sédatifs, soit stimulants, et si le dosage est maintenu au-dessous du danger ligne, le patient récupère généralement. Cela semble faire très peu de différence si le médicament est administré à de minuscules doses homéopathiques, si petites qu'elles n'ont qu'un effet suggestif, ou s'il est administré à des doses plusieurs centaines de fois plus élevées par des allopathes et des éclectiques .

Il est vrai que nous disposons de médicaments avec lesquels nous pouvons diminuer ou augmenter le nombre de battements du cœur par minute, dilater ou contracter les pupilles de l'œil, contrôler ou stimuler la sécrétion de mucus, endormir ou irriter le système nerveux, etc., mais tout ce qui est accompli est une stimulation ou une sédation temporaire, et une telle jonglerie ne guérit pas. La pratique de la médecine est aujourd'hui ce qu'elle était dans le passé, largement expérimentale et conjecturale.

D'un autre côté, les guérisseurs naturels qui ont bu à fond la coupe de la connaissance n'ont pas besoin de deviner. Ils savent que la privation de nourriture et le nettoyage du tube digestif réduiront la fièvre. Ils savent que les mêmes mesures nettoieront les plaies fétides et arrêteront l'écoulement du pus en peu de temps. Ils savent que les mêmes mesures concernant les bains chauds mettront fin aux maux de tête et élimineront la douleur. Ils savent en outre que si le patient prend soin de lui-même après la disparition des manifestations aiguës, il n'y aura plus de maladie. Après un peu d'expérience, un guérisseur naturel intelligent peut dire à ses patients, dans la majorité des cas, à quoi s'attendre s'ils suivent les instructions. Il peut affirmer positivement qu'il n'y aura ni rechute ni complication.

Comme cela est différent de la pratique insatisfaisante de la médecine conventionnelle ! Cependant, la plupart des médecins refusent d'accepter les précieux enseignements qui leur sont offerts gratuitement, et l'une des raisons est que les guérisseurs naturels ne présentent pas leurs connaissances sous une forme scientifique. La connaissance est scientifique mais elle est simple. Une telle objection ne vient pas de bonne grâce de la part d'une profession exerçant un art. La vie n'est qu'une infime partie de science, mêlée à beaucoup d'art.

Le véritable scientifique dans l'art de guérir est celui qui peut prendre un invalide et, par l'utilisation des moyens dont il dispose, le ramener à la santé, non pas d'une manière accidentelle, mais d'une manière telle qu'il peut prédire l'issue. Dans les cas graves, le guérisseur naturel, doté d'intelligence et d'expérience, peut le faire vingt fois alors que l'homme qui dépend des drogues le fait une fois. Les médecins qui prescrivent des médicaments sont toujours à l'affût des complications et des rechutes, et ils sont nombreux. Les guérisseurs naturels savent qu'avec un traitement approprié, ni complications ni rechutes ne peuvent survenir, à moins que la maladie ne soit déjà suffisamment avancée pour que les forces vitales soient épuisées avant de commencer le traitement, ce qui n'est généralement pas le cas. Dans ce livre, de nombreuses erreurs médicales d'aujourd'hui, tant professionnelles que profanes, seront abordées dans un esprit bienveillant et serviable et des idées contenant plus de vérité seront proposées à leur place. La vérité est la meilleure connaissance dont nous disposons aujourd'hui, selon notre compréhension. Il n'est pas fixe, car il pourra être remplacé demain par quelque chose de meilleur. Cependant, une vérité fondamentale concernant la santé ne changera jamais, à savoir qu'il est nécessaire de se conformer aux lois de la nature, c'est-à-dire aux lois de notre être, pour la conserver.

Personne ne peut couvrir complètement le domaine de la santé, car même s'il est très simple, il est aussi vaste que la vie. Les parties les plus utiles de ce livre seront celles qui montreront la voie à chaque individu pour comprendre sa relation avec ce que nous appelons la nature, et lui permettront ainsi de mieux se comprendre lui-même.

Par vie naturelle, on n'entend pas le fait de renoncer aux grâces de la civilisation et de se promener en costume adamique, vivant des aliments tels qu'ils se trouvent dans la forêt et dans les champs, sans préparation. Il s'agit de l'adaptation de chacun à son environnement, ou de l'environnement à la personne, jusqu'à ce que l'harmonie ou l'équilibre soit établi, ce qui signifie la santé.

L'une des choses les plus difficiles dans l'enseignement de la santé est que c'est très simple. Les gens recherchent quelque chose de mystérieux. Lorsqu'on leur dit que la bonne vieille mère nature est la seule qui guérit, ils sont incrédules, car on leur a appris que les médecins guérissent. Lorsqu'on leur dit qu'ils n'ont pas besoin de médicaments et qu'un traitement extérieur n'est pas nécessaire, ils ont du mal à y croire, car la maladie a toujours nécessité un traitement, sous une forme ou une autre, entre les mains du corps médical. Lorsqu'on leur dit en outre qu'ils doivent s'aider eux-mêmes en vivant de manière à ne mettre aucun obstacle au fonctionnement normal de leur corps, ils pensent que le médecin qui pense et parle de cette façon doit être un excentrique, et beaucoup cherchent de l'aide là où On leur dit qu'ils peuvent obtenir la santé grâce à des pilules, des poudres et des potions ou grâce à diverses inoculations et injections.

Vivre en bonne santé est si simple que toute personne intelligente peut maîtriser cet art et, dans la plupart des cas, retrouver la santé perdue, sans l'aide de guérisseurs professionnels. Il y a beaucoup de connaissances et tout ce qui est nécessaire est un esprit discriminant pour trouver la vérité et ensuite exercer suffisamment de volonté pour la vivre. Si un bon guérisseur est à portée de main, il est moins coûteux de payer ses honoraires pour des conseils personnels que d'essayer d'évoluer vers la santé sans aide, mais si c'est un fardeau de payer le prix, acquérez les connaissances et mettez-les en pratique et la santé reviendra. la plupart des cas. La grande majorité des personnes souffrant de maladies chroniques considérées comme incurables peuvent se rétablir en vivant correctement.

Plus le guérisseur est compétent et franc, moins le traitement sera administré. Des examens minutieux et des traitements fréquents font croire au patient qu'il en a pour son argent. Le conseil est ce que le guérisseur doit vendre, et s'il est correct, il est précieux. Le patient ne devrait pas s'opposer au paiement d'un tarif raisonnable, car ce qu'il apprend est bon pour la vie. Les gens paient volontiers leurs ordonnances ou leurs médicaments. Ces derniers sont nocifs s'ils sont pris en quantité suffisante pour avoir un grand effet. Alors pourquoi s'opposer au financement d'une éducation sanitaire, qui a plus de valeur que tous les médicaments du monde ? En raison de leur attitude à ce sujet, les gens obligent de nombreux médecins à utiliser des drogues, qui exerceraient volontiers de manière plus raisonnable si cela pouvait leur apporter, à eux et à leur famille, les nécessités de la vie. Le public doit s'éclairer avant de pouvoir obtenir de bons conseils en matière de santé. Les médecins continueront à l'avenir, comme ils l'ont fait dans le passé, à fournir le genre de service qui est populaire.

Un bon guérisseur naturel apprend à ses patients à se passer de lui et des autres médecins. Un docteur de l'école conventionnelle apprend à ses clients à dépendre de lui. Le premier mérite donc une récompense bien plus grande que le second.

La loi de la compensation peut s'appliquer ailleurs, pense le patient, mais il est certainement absurde d'enseigner qu'elle s'applique en matière de santé, car tout le monde ne sait-il pas que la plupart de nos maladies sont dues à des causes sur lesquelles nous n'avons aucun contrôle ? Que la cause principale est les germes et que nous ne pouvons pas contrôler suffisamment l'air pour empêcher l'un de ces horribles monstres (environ 1/25 000 de pouce de long) de s'installer dans le corps et de se multiplier, produisant enfin la maladie et peut-être la mort ? C'est faux, mais c'est une théorie très réconfortante, car elle supprime l'élément de responsabilité personnelle. Les gens n'aiment pas qu'on leur dise que s'ils sont malades , c'est de leur faute, qu'ils ne récoltent que ce qu'ils ont semé, et pourtant telle est la vérité.

Les patients n'aiment souvent pas abandonner une ou plusieurs de leurs mauvaises habitudes. "M. Blank fait exactement cela depuis soixante ou soixante-dix ans et maintenant, à quatre-vingts ou quatre-vingt-dix ans, il est fort et actif", répondent-ils aux avertissements. Il s'agit là d'un sophisme, car même si un individu vit parfois jusqu'à un âge avancé malgré des lois en matière de santé enfreintes, la personne moyenne qui s'y essaie périt jeune. Ceux qui ne se conforment pas aux règles ne sont pas autorisés à participer au jeu jusqu'à la fin.

Un autre faux sentiment, ou plutôt un espoir, profondément ancré dans le sein humain est : « Peut-être que d'autres ne peuvent pas le faire, mais moi je le peux. Je l'ai déjà fait et je peux le refaire ; cela ne me fera pas de mal car je suis fort et possédé. d'une bonne constitution." Le souhait est le père de la pensée, qui n'est pas fondée sur des faits. La forme de malhonnêteté la plus courante et la plus destructrice est l'auto-tromperie. Ceux qui sont honnêtes envers eux-mêmes trouvent facile de traiter équitablement et franchement les autres.

Les médecins de l'école dominante se méfient beaucoup des guérisseurs naturels, malgré le fait que ces derniers obtiennent les meilleurs résultats. Les guérisseurs naturels peuvent éliminer bon nombre des affections que les médecins réguliers traitent sans résultats satisfaisants en quelques mois. Lorsque les membres de l'école de médecine dominante trouvent des hommes qui conduisent des patients souffrant de diverses maladies de peau, de la maladie de Bright, de troubles digestifs chroniques, de rhumatismes et d'autres maladies sur lesquelles ils n'ont que peu ou pas d'effet sur la santé, ils ne veulent pas croire que de tels résultats peut être accompli grâce à l'hygiène et à une alimentation appropriée. Ils pensent qu'il y a une certaine tromperie là-dedans, car leurs professeurs, leurs livres et leur expérience leur ont enseigné le contraire. Ils considèrent les opinions du guérisseur naturel comme indignes d'une attention sérieuse et le traitent souvent de charlatan, épithète qui clôt la discussion. Ils sont éthiques et ne souhaitent pas s'embourber au contact des charlatans.

La méfiance des médecins à l'égard des guérisseurs de l'école naturelle n'est pas difficile à expliquer. Beaucoup de guérisseurs naturels sont des hommes instruits et expérimentés, mais d'autres manquent des deux et, si bons que soient ces derniers, ils commettent de très graves erreurs. Par exemple : ils publient des circulaires énumérant toutes les principales maladies connues et déclarant qu'ils les guérissent. Soit ils sont si enthousiastes qu'ils se laissent emporter, soit ils sont si ignorants qu'ils ne savent pas qu'il existe un stade de dégénérescence qui ne permet pas la régénération et que lorsqu'un tel stade est atteint dans toute maladie chronique, la fin est la mort. .

Un autre handicap est que les guérisseurs naturels intelligents ont un tel succès qu'ils en perdent la tête. Ils éduquent des centaines de patients à la santé, considérés comme incurables par les médecins conventionnels. Dans leur succès, ils oublient que la modestie est très convenable pour ceux qui réussissent et commencent à se vanter. Cela nuit à la cause. Que le guérisseur naturel se souvienne toujours qu'il ne guérit pas, qu'il n'est qu'un interprète et que la nature restaure la santé.

Les guérisseurs naturels doivent être plus prudents dans leurs déclarations s'ils veulent gagner le respect des personnes intelligentes, et ils doivent travailler avec diligence pour être bien informés. Pour leur bien, les médecins réguliers devront être plus ouverts d'esprit et reconnaître le fait qu'il n'est pas nécessaire d'avoir un diplôme en médecine pour accepter la vérité concernant la guérison. Les médecins perdent leur emprise sur le public en grande partie parce qu'ils ont cultivé l'esprit de classe.

C'est un fait bien connu parmi les guérisseurs naturels que la plupart des cas de
maladie de Bright sont guérissables, même après qu'ils soient devenus chroniques. Cependant, un médecin qui exprimera cette vérité sera probablement classé parmi les rêveurs irresponsables par d'autres médecins.

Un tel antagonisme engendre des extrémistes et nuit donc à l'opinion publique, qui paie pour toutes les erreurs commises. Il est très facile de perdre l'équilibre mental et de commencer à jouer sur une harpe avec une seule corde. Nous avons une grande armée de scientistes chrétiens. Sans la manière dont les médecins du passé maltraitaient le corps et négligeaient l'esprit, cette secte n'existerait pas. Les médecins, avec leurs doses effroyables de médicaments nauséabonds et destructeurs, sont allés à un extrême. La réaction a été la formation d'une secte qui est allée à l'autre extrême. Les scientistes chrétiens sont par endroits incompréhensibles pour nous, mortels qui croyons au corps aussi bien qu'à l'esprit, mais ils ont une philosophie joyeuse et utile qui apporte du plaisir sur terre et ils ont fait un bien immense en apprenant aux gens à cesser de penser et à cesser de penser. parler tellement d'eux-mêmes et de leurs maux. Entre autres manifestations, ils ont montré l'inutilité des drogues.

Ces derniers temps, tant de variétés de guérisseurs sans drogue ont vu le jour qu'il est difficile de se souvenir même de leurs noms. Il existe de nombreuses pathies . Ceux-ci ont tendance à prendre une partie de l'être humain, ou une procédure de traitement, et à exploiter cela jusqu'à éliminer tout le reste. Certains font tout avec l'esprit. D'autres ne prêtent aucune attention à l'esprit. Le bain, le massage, la manipulation de la colonne vertébrale, le lavage du côlon, les bains de boue, de soleil ou d'eau, les suggestions et bien d'autres choses sont séparément considérés comme des remèdes universels. Beaucoup d'entre eux sont excellents dans le cadre d'un traitement régénérateur, mais ils ne suffisent pas à eux seuls à donner des résultats permanents.

La plupart des guérisseurs ont une vision trop étroite. Les gens viennent à eux parce qu'ils ont la foi. La foi seule produira une amélioration temporaire, mais dès que l'intérêt disparaît et que la procédure vieillit, l'état du patient empire à nouveau, à moins que le traitement ne possède un véritable mérite. L'ostéopathie est une excellente solution en tant qu'élément d'un système de guérison, mais elle n'est pas suffisante. Les ostéopathes constatent que leurs patients rechutent encore et encore ou contractent une autre maladie. Cependant, ils apprennent, de plus en plus nombreux, que s'ils veulent bien entretenir leurs clients, ils doivent leur donner une éducation dans le domaine de l'hygiène et de la diététique, avec un peu de formation mentale en plus.

De nombreux chiropracteurs apprennent la même chose. Dans certaines écoles de chiropratique, il y a des professeurs assez sages pour apprendre à leurs étudiants à avoir l'esprit large. Le véritable guérisseur naturel utilise l'air, l'eau, la nourriture, l'exercice, l'entraînement mental – en fait, tous les moyens que la nature a mis à sa disposition. Il se rend compte que le meilleur traitement est l'éducation du patient. Dans de nombreux cas, la guérison peut être grandement accélérée par un traitement local approprié.

Il est regrettable que les guérisseurs naturels soient à ce point divisés et que beaucoup opèrent sur une base aussi étroite. Si la grande majorité d'entre eux étaient bien informés, suffisamment larges pour utiliser tous les moyens naturels utiles, et étaient désignés par le même nom, il ne leur faudrait pas longtemps pour gagner plus de confiance et de respect du public qu'ils n'en ont aujourd'hui. Tant que les guérisseurs de la nature se séparent et se permettent d'être étroits, ils devront lutter dans une position désavantageuse face aux détenteurs de scalpels et aux prescripteurs de médicaments plus unis.

La question du choix d'un guide santé laisse parfois perplexe. Le patient doit choisir celui en qui il a confiance, car la confiance est d'une grande aide pour rétablir la santé. Il arrive souvent qu'il n'y ait personne dans la ville en qui le patient ait confiance, car de nombreuses communautés ne disposent pas de guérisseurs naturels compétents. La question est alors de savoir s'il faut ou non demander conseil par correspondance. Dans les maladies aiguës, c'est généralement un mauvais plan, car la famille manque souvent de l'équilibre et de la sérénité nécessaires pour exécuter les instructions. Dans les cas chroniques, tout va généralement bien. Il suffit ici de mettre en pratique des connaissances correctes et les erreurs ne sont pas aussi dangereuses que dans les maladies aiguës. Les cas guérissables se rétabliront en suivant les conseils donnés par correspondance. Un médecin qui éduque les gens par correspondance est considéré comme contraire à l'éthique et est sévèrement censuré par les frères éthiques. Prescrire des médicaments par courrier est sans doute répréhensible, mais éduquer les gens à la santé est un travail méritoire, que ce soit en face à face ou par correspondance. Il est avantageux de rencontrer le médecin, de discuter et de se faire examiner, mais ce n'est pas nécessaire.

Je connais quelques cas de maladies aiguës traitées de manière satisfaisante par lettre et télégramme, mais les familles des patients étaient favorables aux méthodes naturelles, qu'elles connaissaient assez bien, et elles avaient une confiance illimitée dans le guérisseur.

Je connais personnellement de nombreuses personnes qui ont été éduquées pour sortir des maladies chroniques et accéder à la santé par correspondance, après que les médecins locaux eurent vainement épuisé toutes leurs compétences. C'est simplement une question de connaissances appliquées et cela fonctionne aussi bien dans les cas curables s'il est donné par téléphone, télégraphe ou lettre que s'il est transmis de bouche à oreille. Cependant, il me semble qu'il est plus satisfaisant pour tous les intéressés que le guérisseur et le malade puissent se rencontrer.

Mes propos ne sont inspirés par aucun ressentiment à l'égard des membres du corps médical. J'ai trouvé des médecins à la hauteur dans tous les domaines. Ils sont plus instruits que la moyenne et sont aussi gentils et attentionnés que les autres hommes. En tant qu'hommes, nous ne pouvons pas en attendre davantage dans les conditions actuelles, mais parce qu'ils sont mieux équipés que la moyenne, nous sommes en droit de demander une amélioration de leur pratique, même s'ils ont hérité de nombreux handicaps de leurs prédécesseurs et que cela Il n'est pas facile de se débarrasser du passé, qui agit comme un poids mort tendant toujours à freiner les progrès. La tendance de notre époque est à un service plus complet, plus libre et plus sincère dans tous les domaines, à une évolution de l'inutile vers la plus grande utilité. Ce n'est pas trop demander lorsque nous exigeons des médecins qu'ils se débarrassent de la superstition néfaste des drogues et deviennent des enseignants de santé, qu'au lieu d'être à l'arrière, ils viennent au front et facilitent le progrès.

Ce que je dis à propos des drogues est fondé sur une observation intime. J'ai fait mes études médicales dans deux collèges où les médicaments sont fortement préconisés et bien enseignés, et je suis médecin régulier. J'ai observé des personnes traitées au moyen de médicaments et de produits biologiques, tels que des sérums, des vaccins et des bactéries, qui sont maintenant disponibles . si populaire, et j'en ai vu beaucoup qui ont été traités par des méthodes naturelles. N'importe qui ayant mon expérience et capable de réfléchir arriverait aux conclusions données dans ce livre, que c'est une erreur d'administrer des médicaments et des sérums et que les méthodes naturelles donnent des résultats tellement supérieurs aux méthodes conventionnelles qu'il n'y a pas de comparaison possible. D'autres personnes qui ont abandonné les drogues savent par expérience que cela est vrai.

Les médecins qui sont en relations intimes avec la nature ne désireront ni n'auront besoin de médicaments. Des conseils judicieux, c'est-à-dire l'enseignement, constituent le service le plus précieux qu'un médecin puisse rendre. Une vie juste et une pensée juste aboutissent toujours à la santé si aucune dégénérescence organique grave n'a eu lieu. Si seulement on pouvait faire comprendre au public qu'il a besoin de beaucoup de connaissances et de très peu de traitements, que les connaissances sont très précieuses et que les traitements sont souvent sans valeur, le jour viendrait bientôt où les questions de santé seraient placées sur des bases saines et naturelles.

La chirurgie est parfois nécessaire, mais aujourd'hui, de dix à vingt opérations sont pratiquées là où une seule est nécessaire.

"Il n'y a rien de nouveau sous le soleil", est une citation populaire. Cela semble être vrai dans l'art de la guérison, car la meilleure pratique moderne était la meilleure pratique ancienne. Naturellement, les gens aiment faire de nouvelles découvertes et en obtenir du crédit. Nos nouvelles découvertes précieuses en matière de guérison sont très anciennes. Bien que beaucoup de ce qui apparaît dans ces pages puisse paraître étrange et nouveau à beaucoup, je ne revendique aucune originalité. Mon objectif est de présenter des faits exploitables et utiles de telle manière que toute personne d'intelligence et de volonté moyennes puisse les appliquer, et de placer les éléments essentiels de la santé dans une portée telle qu'il ne soit pas nécessaire de consacrer un temps déraisonnable à leur recherche.

Selon des découvertes tardives, les anciens Égyptiens étaient plus avancés dans l'art de vivre que tout autre peuple sur terre, y compris les modernes. Ils ont enseigné que la suralimentation est le principal facteur causal de la maladie, et c'est bien le cas. Ils enseignaient la propreté, les prêtres allant jusqu'à raser quotidiennement tout le corps. Il s'ensuivrait naturellement qu'ils prescrivaient une alimentation modérée, ce qui conduit à la propreté intérieure. La propreté du corps, en conjonction avec la propreté de l'esprit, mettra la maladie en déroute.

Les écrivains grecs anciens commentaient le bon état de santé des Égyptiens, et les auteurs médicaux modernes s'étonnent qu'ils fassent si peu usage de drogues. De toute évidence, ils trouvèrent des médicaments de peu de valeur, car on leur enseignait une vie hygiénique. Les admirables lois sanitaires établies par Moïse provenaient de sources égyptiennes.

Les nations anciennes ont été autant influencées par les Égyptiens que nous le sommes aujourd'hui par les Grecs qui ont vécu avant l'ère chrétienne. Les Grecs construisirent des temples et des sanatoriums combinés auxquels les affligés avaient recours. Les prêtres commandaient et ces anciens païens étaient de grands voyous. En trompant les gens, ils leur ont retiré de gros frais. Leurs paroles oraculaires et leurs miracles étaient adroitement présentés. Ils n'enseignaient pas que la suralimentation est la principale cause de maladie, car cela ne convenait pas aux temps mystiques. Les gens aimaient les prescriptions oraculaires et ils les obtenaient. La loi de l'offre et de la demande fonctionnait aussi bien à l'époque qu'aujourd'hui. Les prêtres païens s'engraissèrent et l'art médical dégénéra.

Environ cinq siècles avant JC, Pythagore enseignait que la santé pouvait être préservée grâce à une alimentation appropriée, à l'exercice et à une bonne utilisation de l'esprit. Il a également enseigné de nombreuses autres vérités et quelques erreurs. Malgré beaucoup de superstition mêlée à sa philosophie, celle-ci était trop pure pour l'époque et il périt.

Hippocrate, né environ 470 ans avant JC, est l'une des lumières du monde médical. Il était tellement en avance sur son temps qu'il vit toujours. Il fut le fondateur de l'art médical tel que nous le connaissons. Il consommait de nombreuses drogues, mais il comptait également sur des moyens naturels. Il fut le premier médecin à s'intéresser sérieusement à la diététique. Les citations suivantes montreront à quel point son esprit a bien saisi l'essentiel de l'art de guérir : « Les personnes âgées ont besoin de moins de carburant (de nourriture) que les jeunes. » "En hiver, une alimentation abondante est saine ; en été, une alimentation plus frugale." "Suivez la nature." "L'abstinence complète agit souvent très bien, si la force du patient peut la maintenir d'une manière ou d'une autre." En cas de maladie aiguë, il refusait d'abord de s'alimenter, puis il prescrivait un régime liquide. Il utilisait également la « cure de lait », considérée comme moderne, en association avec des bains et de l'exercice ; c'est très efficace dans certaines maladies chroniques. Il a ensuite évoqué la vérité souvent oubliée selon laquelle les médecins ne guérissent pas. "Les pouvoirs naturels guérissent les maladies." "La nature suffit à tout dans toutes les conditions."

Le prochain grand médecin fut Galien, qui vécut aux deuxième et troisième siècles de notre ère. Il a grandement enrichi les connaissances médicales, a fait un large usage de la diététique, puis, d'une manière satisfaite, a informé ses lecteurs qu'ils n'avaient pas besoin de chercher plus loin pour l'illumination, car il leur avait donné tout ce qui avait de la valeur. Il s'agissait peut-être d'une plaisanterie, mais ceux qui l'ont suivi l'ont pris au sérieux, de sorte que le progrès médical s'est arrêté pendant plusieurs siècles.

Les médecins des âges obscurs avaient un peu de lumière, comme en témoigne cette citation populaire tirée d'un poème que la faculté de médecine de Salerne a donné à Robert, fils de Guillaume le Conquérant, en 1101 :

"L'école de Salerne en conclave s'unit
pour conseiller le roi d'Angleterre et dit ainsi : Si tu veux atteindre la santé
et la vigueur, évite les grands soucis, toute colère juge profane ;
abstiens-toi des dîners copieux et de beaucoup de vin ; ne compte pas non
plus trivial après un repas pompeux pour se lever. " De table et de prendre
l'air. Évitez les sommeils oisifs de midi, et ne retardez pas les appels urgents
de la nature à obéir. Si vous voulez suivre ces règles jusqu'au bout, vous
pourrez prolonger votre vie plus longtemps. "

Ces derniers temps, deux découvertes importantes ont été faites en matière de santé : premièrement, l'avantage de la propreté ; deuxièmement, la composition chimique approximative de divers aliments. Toutes les autres nouvelles découvertes importantes sont anciennes.

La propreté, la modération en toutes choses, une pensée juste et la prise de conscience du fait que les remèdes naturels sont quelques-unes des pierres les plus importantes sur lesquelles bâtir une pratique de guérison. Le facteur thérapeutique le plus important est de s'abstenir de manger pendant les processus douloureux et pathologiques actifs.

La propreté de l'esprit et du corps est enseignée depuis des milliers d'années, mais la propreté du corps est une nouvelle découverte pour laquelle nous devons grandement au grand bactériologiste Pasteur. Il a été constaté que les germes se développent mieux dans la saleté ; cela a été enseigné de manière si approfondie que le public a quelque peu peur des germes et, pour se protéger, il nettoie. Autrefois, la propreté signifiait une peau propre, mais c'est la partie la moins importante. Il est bien plus nécessaire d'avoir un tube digestif et un sang purs, ce qui donne un corps doux et sain, et c'est ce que la propreté commence à signifier. La propreté intérieure nécessite de la modération, car un tube digestif surmené devient fétide et une partie des poisons passe dans le sang.

Asepsie et antisepsie signifient simplement propreté.

Les bienfaits de la modération sont connus depuis des milliers d'années. Louis Cornaro , décédé en 1566, a écrit un livre délicieux sur le sujet. Les gens savent qu'il est nécessaire d'être modéré, mais ils ne semblent pas comprendre le sens de la modération et sa valeur n'est pas suffisamment bien implantée dans l'esprit humain pour produire des résultats satisfaisants.

La pensée juste semblait aussi importante aux penseurs d'autrefois qu'aux gens de la Nouvelle Pensée d'aujourd'hui. "Comme un homme pense dans son cœur, tel est-il."

Pour une meilleure connaissance de la composition des aliments, nous devons remercier les chimistes.

Les profanes sont fréquemment mentionnés dans ce livre parce que leur travail a été très utile et important. Herbert Spencer et Alfred Russel Wallace avaient des conceptions très claires sur la santé. Voir leurs avis concernant la vaccination. Il n'y a aucune différence dans les processus mentaux des médecins et des profanes. Tout le monde peut s'informer sur la santé, même s'il faut beaucoup d'expérience et d'observation pour se familiariser avec le sujet moins important qu'est la maladie. L'un des reproches faits aux médecins est qu'ils se sont concentrés presque entièrement sur la maladie et n'ont prêté aucune attention à la santé.

Un groupe d'hommes modernes mérite un grand mérite pour avoir popularisé les connaissances en matière de santé, ce qui aboutit généralement à une perte de la réputation professionnelle de l'enseignant. RH Trall , MD, a insisté sur le fait que les médicaments sont inutiles et nocifs, et que la seule façon rationnelle et sûre de guérir les maux ordinaires est d'utiliser les moyens de la nature. "À proprement parler, la fièvre et la nourriture sont des idées antagonistes", écrit-il. Dans son Encyclopédie hydropathique, protégée par le droit d'auteur en 1851, il met l'accent sur les remèdes naturels, tels que la nourriture et l'eau. Il a rencontré beaucoup d'opposition, mais il a laissé une profonde impression sur l'esprit d'hommes qui exercent désormais une certaine influence dans la formation de l'opinion publique en matière de santé et de guérison.

Le Dr Charles Page de Boston écrit depuis plus de trente ans en faveur de la guérison naturelle. Il a également souligné la nocivité des médicaments, la nécessité de refuser de manger aux patients fiévreux et de vivre simplement, en restant en contact avec la nature. Un autre point important que le médecin a essayé de faire comprendre au public est qu'il est nécessaire de conserver les sels naturels des aliments, au lieu de les abîmer ou de les jeter, comme cela se fait généralement, notamment dans la préparation des légumes et de nombreux produits céréaliers.

Le Dr Edward Hooker Dewey a commencé à présenter ses idées au public quelques années après la guerre civile. Son petit livre intitulé « Le plan sans petit-déjeuner et la cure de jeûne » a eu une grande influence parmi les guérisseurs rationnels. Le médecin a souligné l'importance de se priver de nourriture en cas de maladies aiguës, afin que personne ayant lu le livre ne puisse l'oublier. Il a souligné certaines des erreurs de la guérison conventionnelle comme elles n'avaient jamais été démontrées auparavant, et je crois qu'il a été le premier à donner les règles correctes pour guider les gens dans la consommation alimentaire.

Depuis quatorze ans, le Dr JH Tilden, de Denver, est un auteur volumineux sur la santé. Il enseigne que la loi de la compensation s'applique à la santé ; que toutes les maladies sont fondamentalement identiques ; que "l'autotoxémie est la cause fondamentale de toutes les maladies". Comme tous ceux qui ont étudié le sujet de manière impartiale, il estime que l'un des facteurs de santé les plus importants est une alimentation correcte. Il autorise tous les aliments, dans des combinaisons compatibles. Bien entendu, il ne donne aucun médicament.

Le Dr Harry Brook de Los Angeles est unique parmi les éducateurs en santé d'aujourd'hui. C'est un journaliste intelligent, doté de connaissances fondamentales en matière de santé et doté de la capacité d'exposer ses convictions au public de manière frappante. Il poursuit son travail pédagogique depuis de nombreuses années.

Elbert Hubbard a également eu une grande influence sur la pensée d'aujourd'hui. De temps en temps, il publie un article sur la santé qui connaît une large diffusion. Il a la faculté de faire réfléchir les gens, et ceux qui s'autorisent à penser de manière indépendante évoluent généralement vers des connaissances utiles.

Bernarr Macfadden a de nombreux adeptes. Il est un ardent défenseur de la culture physique et favorise le végétarisme et d'autres changements par rapport à la vie conventionnelle. Il éduque ses lecteurs loin de la drogue. Il a écrit beaucoup de choses utiles et son influence est largement ressentie. Comme tous ceux qui ont lutté contre les entraves des conventions, il a suscité une vive opposition.

Il existe quelques magazines consacrés à la santé, et de nombreuses personnes méritent d'être saluées pour leur travail visant à améliorer la condition mentale et physique de l'humanité. Certains d'entre eux seront mentionnés et cités.

Certains enseignants ne se sont arrêtés qu'à une seule idée, d'autres ont défendu des idées fausses, mais il y a du bon dans chacun d'eux. Aucune connaissance n'est valable à cent pour cent. pur.

Aucune connaissance utile en matière de guérison ne doit être cachée au public ; cela devrait être aussi gratuit que possible. Le public, lorsqu'il comprend, paie volontiers le juste prix, et c'est tout ce qu'il faut demander. Profiter des malades et des impuissants est méprisable. L'idée ancienne, toujours répandue, selon laquelle les connaissances médicales sont réservées au médecin est une erreur. Les meilleurs patients sont les plus intelligents. Le rôle du médecin devrait être d'éduquer ses clients ; ses meilleures connaissances et ses meilleures qualités seront développées en traitant honnêtement avec des personnes intelligentes.

La pratique du secret médical a commencé dans l'Antiquité, lorsque les guérisseurs et les prêtres croyaient à tromper le public. Malheureusement, cette attitude professionnelle perdure. Personne qui n'a pas pratiqué l'art de guérir ne peut savoir à quel point un médecin est tenté de simuler et de humilier un peu pour conserver et gagner du favoritisme.

Emerson a écrit : « C'est l'homme riche qui peut profiter des facultés des autres hommes. C'est l'homme le plus riche qui sait tirer profit du travail du plus grand nombre d'hommes – d'hommes de pays lointains et d'époques passées. Ceux qui souhaitent être en bonne santé et efficaces sont obligés de progresser en profitant des facultés des autres hommes. Celui qui tente d'apprendre par l'expérience ne vit pas assez longtemps pour voyager loin.

Tout le monde devrait essayer d'acquérir une connaissance des quelques faits naturels les plus fondamentaux qui régissent la vie. Il ne serait alors pas si facile de s'égarer. La littérature sur la santé doit être lue avec un esprit ouvert. Lisez en conjonction avec votre connaissance des lois de la nature, et alors vous verrez que la santé et la maladie sont conformes à la loi et qu'en éliminant les erreurs, la maladie disparaîtra.

Toute maladie est une. C'est la manifestation d'une désobéissance à la loi naturelle, et que les erreurs soient commises sciemment ou par ignorance n'a que peu d'importance en ce qui concerne les résultats. Il est généralement considéré comme une honte d'être emprisonné pour avoir transgressé une loi créée par l'homme, qui est erronée et complexe. Que diriez-vous d'être aux prises avec la maladie pour avoir ignoré la loi de la nature, qui est juste et simple ?

Mon objectif est d'utiliser un langage aussi simple que possible. Si les médecins lisent ces pages, ils les comprendront sans détails techniques, tout comme les profanes. Ce livre contient beaucoup de connaissances que les médecins devraient posséder, des connaissances qui les aideront lorsque celles qu'ils ont acquises auprès de sources conventionnelles échouent, mais à bien des égards, il est tellement opposé aux coutumes et croyances populaires que de nombreux médecins le condamneront sans doute dès la première lecture. Les médecins reçoivent une formation différente dans les facultés de médecine, et la plupart d'entre eux ont un tel respect pour l'autorité qu'il leur est très difficile de voir les choses sous un jour différent. Je fais appel aussi bien aux profanes qu'aux guérisseurs à l'esprit ouvert.

Ces réflexions décousues serviront à montrer au lecteur s'il vaut la peine d'aller plus loin. Les chapitres suivants sont consacrés à l'exposition d'une connaissance pratique sur la façon de conserver la santé et de retrouver la santé perdue dans les cas ordinaires. Ils apprendront comment obtenir une santé fiable, comment rester en bonne santé malgré les conditions climatiques, les bactéries et autres facteurs cités comme causes de maladie, et comment plus que doubler la durée de vie ordinaire.

Une bonne santé et une longue vie se traduisent par un meilleur travail, une capacité de gain accrue et une efficacité physique et mentale accrue, une meilleure compréhension et une plus grande jouissance de la vie. Cela donne le temps de cultiver la sagesse.

CHAPITRE II.

ATTITUDE MENTALE.

Sur les questions mentales, les opinions sont très divergentes. À un extrême, certains disent que tout est esprit, à l'autre, que la vie est entièrement physique, que l'esprit n'est qu'une partie raffinée du corps. La plupart d'entre nous reconnaissent à la fois le corps et l'esprit et réalisent que la vie a une base physique. Si certains se plaisent à être qualifiés de phénomènes mentaux, aucun mal n'est fait.

Tous désirent réussir leur vie. Ce qui serait un succès pour l'un serait un échec pour l'autre. Tout dépend du point de vue. D'une manière générale, tous ceux qui aident réussissent, que ce soit en fournissant du plaisir ou des nécessités aux autres. Les humbles peuvent réussir aussi bien que les grands, voire même plus.

Richesse et réussite ne sont pas synonymes, comme beaucoup le pensent. Parmi les échecs, il faut compter de nombreux riches. La réussite financière n'est pas une véritable réussite à moins qu'elle n'ait été obtenue en échange d'un service précieux. Les hommes d'initiative méritent de plus grandes récompenses que les travailleurs et ces récompenses sont généreusement accordées.

Un peu d'amour et d'affection authentiques peuvent apporter plus de beauté et de bonheur dans la vie que la richesse, et ni l'un ni l'autre ne peuvent être achetés avec de l'argent.

La forme de réussite la meilleure et la plus satisfaisante vient à celui qui s'aide lui-même en aidant les autres. « Il y a plus de bonheur à donner qu'à recevoir », est devenu monnaie courante ; mais plus nous donnons, plus nous recevons. Celui qui aime attire l'amour. Celui qui hait est récompensé en nature. "Celui qui vit par l'épée périra par l'épée."

La jouissance des fruits de son travail fait partie du succès. Certains font du succès un fétichisme et sont ainsi perdants. D'autres sont si ambitieux qu'en s'efforçant, ils oublient de vivre. Un peu d'ambition, c'est bien ; Trop de choses sèment les germes de luttes, de conflits et de mécontentement et vont à l'encontre de leurs propres objectifs. Ceux qui font le mal parce que la fin justifie les moyens ont déjà enterré une partie du meilleur qu'ils ont en eux.

Pour profiter de la vie, la santé du corps et de l'esprit est nécessaire. L'esprit ne peut pas prospérer pleinement sans un bon corps. Ceux qui s'efforcent tellement d'atteindre un certain objectif qu'ils négligent le physique deviennent des épaves et, après quelques années d'inconfort et de maladie, sont voués à des tombes prématurées. Grâce à une vie et à une pensée appropriées, le corps et l'esprit sont construits, non seulement suffisamment pour répondre aux exigences ordinaires, mais aussi extraordinaires. En d'autres termes, il est en notre pouvoir de disposer d'une grande marge, d'un équilibre ou d'une réserve de force physique et mentale.

Pour rendre le sens plus clair, prenons un exemple financier : les gens prudents mettent de temps en temps quelques dollars de côté, dans une caisse d'épargne par exemple. Tout se passe bien et les économies augmentent. Il y a enfin mille dollars. Maintenant, une urgence surgit, et si l'épargnant ne peut pas fournir neuf cents dollars , il perdra sa maison. Dans ce cas, il doit soit emprunter, soit utiliser sa réserve, il prend donc neuf cents dollars à la caisse d'épargne et garde sa maison. L'homme imprévoyant perd sa maison dans des circonstances similaires, car son crédit n'est pas bon et il n'a aucun solde sur lequel puiser.

Et il en est de même pour les pouvoirs physiques et mentaux, sauf que nous ne pouvons pas les emprunter, peu importe la bonne volonté ou le crédit dont nous disposons. Celui qui vit bien accumule une réserve. Il a une large marge. Si des problèmes surviennent, il peut puiser dans sa réserve d'énergie ou dans son surplus de résistance et les surmonter. Il est peut-être fatigué, mais il s'en sort avec un corps et un esprit intacts.

Le foie imprudent a généralement une marge si étroite que toute demande extraordinaire qui lui est faite le brise. Il est très courant que des hommes meurent après un échec financier. La maladie, la folie et la mort font souvent suite à des problèmes familiaux ou à la perte d'un être cher. La raison en est que ces personnes vivent chaque jour jusqu'à leurs limites. Ils n'ont aucune marge de manœuvre. Ils en font trop ou pas assez et ne parviennent pas à s'équilibrer. Alors un petit effort physique ou mental hors du commun signifie souvent une casse ou une extinction.

La sérénité et la modération contribueront à constituer la réserve et donneront la résistance nécessaire pour faire face avec succès aux difficultés imprévues que nous devons parfois surmonter.

L'état physique dépend en grande partie de l'état mental et vice versa. Le corps et l'esprit réagissent l'un sur l'autre. Le mauvais sang provoque non seulement un fonctionnement anormal d'organes tels que le cœur, le foie, les reins et les poumons, mais il interfère également avec le fonctionnement normal du cerveau. Cela diminue le rendement mental et entraîne une détérioration de la qualité. Un foie engorgé rend un homme grincheux. L'indigestion provoque le pessimisme. La douleur physique est si perturbante que la personne qui en souffre pense surtout à elle-même et est incapable de bien accomplir son travail. Nous ne faisons jamais de notre mieux lorsque nous sommes gênés. S'il y a une douleur intense, l'esprit ne peut accomplir aucun travail utile.

A l'inverse, la colère stoppe la digestion et empoisonne les sécrétions du corps. L'inquiétude fait la même chose. Cela détourne l'esprit des pensées et des actes constructifs et le centre sur nous-mêmes. Un esprit efficace doit être tranquille, sinon il perturbe le corps et ne parvient pas à donner la bonne direction à nos activités.

Pour réussir dans la vraie vie , nous avons besoin d'une bonne perspective. Nous devons être équilibrés, équilibrés et ajustés. La plupart d'entre nous sont trop limités mentalement. Nous vivons tellement par et pour nous-mêmes que nous nous considérons, individuellement, comme ayant une plus grande importance que les faits ne le justifient. D'autres ne sont pas d'accord avec nous sur ce point, et c'est une source de trouble. Je connais personnellement deux chirurgiens et plusieurs médecins qui se considèrent comme les plus grands du monde, et l'un d'entre eux se considère comme le meilleur médecin de tous les temps. Le reste du monde ne les apprécie pas autant, et certains de ces professionnels sont très contrariés par ce manque d'appréciation.

L'égoïsme et l'estime de soi sont jusqu'à un certain point des vertus. Au-delà de ce point, ils deviennent des vices. Nous devrions certainement avoir une bonne opinion de nous-mêmes, puis agir de manière à ce que cette bonne opinion soit méritée. L'intérêt personnel et l'égoïsme sont les principaux ressorts du progrès. La plupart d'entre nous ont besoin d'être incités à faire du bon travail. C'est bien qu'il en soit ainsi. Ceux qui méritent de grandes récompenses les obtiennent généralement, qu'elles soient mentales ou physiques.

Pour obtenir une bonne perspective de nous-mêmes, nous devons apprendre à penser de manière indépendante et honnête. Il est trop courant d'être conventionnellement honnête, mais malhonnête envers nous-mêmes. Il est trop fréquent de passer inaperçus en nous-mêmes des fautes que nous condamnons chez les autres. Nous devons être indulgents dans notre jugement, car souvent les erreurs commises par d'autres auraient été les nôtres si nous avions eu l'occasion de les commettre.

De même que les maladies physiques sont principalement causées par de mauvaises habitudes physiques, les maladies mentales et l'inefficacité sont principalement dues à diverses mauvaises habitudes mentales qui s'attachent à nous. Ceux-ci seront brièvement discutés afin d'attirer l'attention sur eux, car la première chose nécessaire pour corriger une mauvaise habitude est d'en reconnaître la présence. Il est aussi important de bien penser que de donner à son corps les soins appropriés. Un bon corps avec un esprit qui travaille dans la mauvaise direction ne sert à rien. Si nous permettons à notre esprit d'être perturbé et affligé par le moindre événement défavorable, nous n'aurons jamais assez de tranquillité pour bien penser.

Le moment idéal pour abandonner nos mauvaises habitudes est maintenant. Pourquoi attendre le premier du mois ou le premier de l'année ? Chaque jour où nous entretenons une mauvaise habitude, celle-ci grandit et s'enracine plus profondément et plus fort. Un enfant d'un an peut souvent se débarrasser d'une mauvaise habitude en une semaine ; un enfant de trois ans, dans un délai d'un mois ; un enfant de six ans, en quelques mois ; mais laissez cette habitude se développer jusqu'à l'âge de vingt ans, et cela peut prendre un an ou plus pour rompre les liens. Laissez cela continuer jusqu'à l'âge de trente ans, et la victime dira : « Je peux arrêter à tout moment », mais il y a de fortes chances que cette habitude perdure toute sa vie. Une fois qu'un individu atteint cinquante ou soixante ans, il est rarement capable de changer. S'il est victime d'une très mauvaise habitude, celle-ci a généralement tellement sapé ses forces physiques et mentales qu'il est incapable de s'en défaire.

Le bon moment pour arrêter les mauvaises habitudes, c'est maintenant.

Certaines personnes ont de nombreuses mauvaises habitudes envers leurs animaux de compagnie . Il est souvent préférable de les attaquer un par un. Ceux qui tentent de conquérir d'un seul coup échouent souvent. Ils rétrogradent, perdent confiance en eux, se découragent, se disent que cela ne sert à rien, car cela n'est pas possible. Commencez par l'habitude la moins redoutable. Une fois cette situation vaincue, surmontez-en une autre et, avec le temps, la plupart des mauvaises habitudes seront maîtrisées. La première conquête renforce la confiance, et avec confiance et détermination, il est possible d'acquérir la maîtrise de soi avec le temps.

Le plus grand mal des mauvaises habitudes, c'est qu'elles nous conquièrent. Ils deviennent maîtres, nous esclaves . Soyons libres. "Celui qui se conquiert est plus grand que celui qui prend une ville."

L'esprit se renforce en surmontant les obstacles, tandis que le corps gagne en force grâce au travail et à l'exercice.

Abandonner les mauvaises habitudes est très désagréable au début. Ceux qui ont vaincu l'habitude répandue de trop manger savent qu'ils se sont battus. Les fumeurs qui arrêtent souffrent. Ceux qui abandonnent l'alcool ont une lutte bien plus grande. Ceux qui tentent de vaincre leur dépendance à la drogue subissent les tortures des damnés. Ceux qui surmontent leurs mauvaises habitudes mentales ont du mal au début, mais même si c'est difficile, c'est possible. Il n'est pas facile de freiner une disposition enflammée ou de cesser de s'inquiéter. Cela demande du temps, de la persévérance et de la persévérance. L'inquiétude, l'envie, la rancune, la jalousie et la haine sont des locataires tenaces de l'esprit qu'ils occupent. Ces émotions néfastes sont des ennemis qui sapent notre force et nous devons les chasser de notre vie si nous voulons bien vivre. Il ne s'agit pas uniquement d'un égoïsme étroit, car lorsque nous avons acquis un calme mental pour nous-mêmes , nous sommes en mesure de transmettre la tranquillité d'esprit aux autres et d'être plus utiles qu'auparavant. Un esprit calme n'est pas un esprit stagnant. C'est un esprit qui est dans les meilleures conditions possibles pour travailler, penser clairement et efficacement.

L'apitoiement sur soi est une maladie mentale très courante. Ceux qui souffrent beaucoup de cette affliction ont généralement une très bonne imagination. Ils pensent qu'ils sont méprisés et maltraités. Ils savent qu'ils ne reçoivent pas leur dû. Ils envient les autres et sont sûrs que les autres prospèrent à leurs dépens. Ils minimisent leurs bénédictions et amplifient leurs malheurs. Cet état d'esprit conduit à la méchanceté et à la méchanceté. Ces personnes deviennent très nerveuses et irritables et constituent une nuisance, non seulement pour elles-mêmes, mais aussi pour ceux qui ont le malheur de devoir s'associer avec elles.

La conscience de soi et *l'égocentrisme* sont des maux jumeaux. Les malades manquent de recul. Ils amplifient leur propre importance. Ils croient qu'ils sont la cible de nombreux autres esprits et yeux. Le jeune refuse de se baigner dans l'océan parce qu'il sait que le reste des gens sur la plage surveillent ses tiges en fuseau ou peut-être que le maillot de bain révélerait sa poitrine étroite et sous-développée. Le jeune homme a peur d'entrer sur la piste de danse car tout le monde est sûr de voir ses girations disgracieuses. Il bégaie et bégaie lorsqu'il parle parce que les autres prêtent une attention particulière à ses paroles, alors qu'en réalité il n'attire que peu ou pas d'attention. Qu'ils travaillent ou jouent, ceux dont les bonnes opinions valent la peine d'avoir sont trop occupés pour passer beaucoup de temps à critiquer les autres et à découvrir des défauts qui ne les concernent pas. Il y a plus de plaisir à observer de beaux physiques et des mouvements gracieux qu'à observer les moins favorisés.

Nous faisons toujours de notre mieux lorsque nous sommes naturels. Lorsque nous devenons gênés, nous devenons artificiels et maladroits. Nous ne pouvons même pas respirer correctement. Ceux qui pensent constamment à eux-mêmes ne parviennent pas à faire les choses suffisamment bien pour retenir une attention soutenue, même s'ils parviennent à l'acquérir pendant un certain temps. Ceux qui font bien leur travail obtiendront avec le temps l'attention et l'appréciation dont ils ont besoin. Personne ne peut occuper longtemps une place élevée dans le cœur public sans ajouter au profit ou au plaisir du monde.

Voici une bonne ligne de pensée pour ceux qui sont trop égocentriques et suffisants : « Il existe des millions de systèmes solaires dans l'univers, certains d'entre eux bien plus grands que le nôtre. Il y a d'innombrables planètes dans l'espace, à côté de lesquelles certaines notre petite terre n'est qu'un simple jouet. Certaines de ces planètes sont sans aucun doute habitées. Même sur cette petite terre, il y a plus d'un milliard de personnes. Je fais partie d'un nombre si grand que mon esprit ne peut pas saisir une telle multitude. D'innombrables milliards ont disparu avant et ils s'entendaient très bien avant ma naissance. D'innombrables milliards vivront et mourront après mon décès, et s'ils entendent parler de moi , ce sera probablement par accident. Et ce sera ainsi pendant des siècles et des siècles, si étendus que mon cerveau ne peut pas saisir l'étendue du temps, qui est sans début ni fin. À combien s'élève-je, individuellement ? »

Et une réponse honnête *doit* être : « Personnellement, je n'ai qu'une très petite importance. »

Un individu ne peut pas vivre de lui-même, pour lui-même et par lui-même. Ce n'est que lorsqu'il ajoute ses efforts à ceux des autres que son travail compte. Lorsque nous réalisons que nous ne sommes que des atomes dans ce vaste univers, nous nous tournons vers une base commerciale. Il est alors facile de s'adapter. Pour pouvoir compter, nous devons être en harmonie avec certains des autres atomes et lorsque nous découvrons cela, nous sommes dans un état mental qui nous permet d'être réellement utiles. Construire pour la gloire individuelle est une vanité. Parfois, un individu construit si bien qu'il est choisi pour recevoir une attention et un honneur particuliers, mais cela est relativement rare. En règle générale, nous ne pouvons contribuer que peu à façonner les fins de course en ajoutant nos acariens, en tant que soldats, dans les rangs. Le temps que nous passons à soigner notre vanité est perdu.

Cela ne veut pas dire que nous sommes des vers dans la poussière. L'être humain est un paradoxe. Il est si petit, mais il a de grandes possibilités. Nos corps sont maintenus près de la terre, mais notre esprit peut être libre et sans entrave, planant à travers le temps et l'espace, explorant d'innombrables mondes de pensée.

Mais il ne faut pas être trop égocentrique ou se considérer comme étant d'une trop grande importance, car cela diminue les chances de mériter l'estime des autres.

L' homme équilibré n'est pas très affecté par de trop grands éloges ou par des censures excessives, car il se rend compte que, même si le public peut être parfois précipité et injuste, il rend finalement un verdict assez juste.

La peur est l'une des émotions négatives ou déprimantes nuisibles. La peur, comme toutes les autres émotions déprimantes, empoisonne le corps. Ceci n'est pas dit au sens figuré. C'est un fait scientifique réel ; cela a été démontré chimiquement. Si les poumons, la peau, les reins et les intestins n'éliminaient pas constamment les poisons du corps, une crise de peur aiguë s'avérerait fatale.

La peur ou l'effroi est en grande partie une habitude. Les parents sont souvent responsables de cette affliction. Il est bien trop courant qu'ils fassent peur à leurs enfants. Ils peuplent les ténèbres de toutes sortes de dangers et de formes horribles, et les enfants, avec leur imagination débordante, les amplifient. Les enfants devraient apprendre à affronter courageusement toutes les conditions de la vie et il ne faut pas instiller la peur dans leur esprit. Il y a une grande différence entre la peur et la prudence que tous doivent apprendre ou périr prématurément.

La prudence implantée dans le sein humain est notre héritage des âges et œuvre pour notre préservation. Cela était nécessaire au début de l'espèce humaine, lorsque l'homme devait lutter contre les animaux pour la suprématie. Au-delà de ce point, la peur est destructrice de la santé.

Il y a des gens qui cultivent la peur jusqu'à imaginer qu'ils sont en danger. Ils craignent de perdre leur santé, leur esprit, leur réputation. Certains ont peur de beaucoup de choses. D'autres ont une peur animale.

Aujourd'hui, la peur de l'invisible est très présente dans l'esprit du public. Je fais référence à la peur des germes, de ces petites plantes si petites que l'œil nu ne peut pas les voir. On montre aux enfants des images animées de ces êtres minuscules, énormément agrandis et d'apparence très redoutable. On leur dit de se méfier, car ces germes sont présents dans notre alimentation, dans nos boissons, sur la terre, dans l'air, en fait partout où vit l'homme.

Il est très dangereux d'effrayer ainsi les jeunes, car cela inhibe l'action physique et retarde l'esprit. Combien mieux serait d'enseigner aux enfants ces vérités sur les germes : « Oui, il y a des germes dans nos aliments et nos boissons. Ils sont sur la terre, dans l'eau et dans l'air. Ils sont nécessaires à notre existence. Si nous prenons bien soin de notre corps et dirigeons notre esprit dans les canaux appropriés, ces germes ne pourront en fait pas nous nuire. Si nous ne prenons pas soin de nous, mais laissons notre corps se remplir de débris, les germes essaient de nous envahir. nettoyez cela ; ils se multiplient et forment de grandes armées en le faisant, car ils prospèrent grâce aux déchets. C'est de notre faute, et non de la faute des germes, si nous permettons à notre corps de dégénérer. Les germes sont nos bons amis et si nous traitons-nous correctement, ils feront tout ce qu'ils peuvent pour aider à maintenir l'eau, la terre et l'air en bon état pour notre usage.

De tels enseignements ont l'avantage d'être vrais. Ils sont utiles et sains. Les enseignements populaires sont générateurs de maladies. La dépression mentale et l'inhibition corporelle provoquées par la peur sont nuisibles. Ceux qui craignent une certaine sorte de maladie s'attirent souvent ce mal, tant la suggestion est puissante. La peur est plus dangereuse que la chose redoutée.

La peur entraîne une perte de puissance physique et mentale. Non seulement les muscles volontaires deviennent impuissants, mais les muscles involontaires perdent en efficacité. La digestion est partiellement ou totalement suspendue. « Peur raide » est une expression populaire et véridique. Le rythme corporel se perd, la respiration devient saccadée et le cœur bat faux.

Gardez la peur hors de la vie des bébés. Si les enfants apprennent la vérité, les adultes n'auront guère peur. Les enfants ne devraient pas apprendre des prières dans lesquelles il y a un élément de peur. Il vaut bien mieux élever ses enfants dans l'amour des autres et de Dieu plutôt que dans la crainte.

Ceux qui ont cultivé la peur devraient essayer la suggestion. Une suggestion positive est toujours la meilleure. Qu'ils analysent les choses ainsi : "J'ai eu peur jour et nuit. Rien ne s'est produit. Je me suis attiré beaucoup d'inconfort inutile. Il n'y a rien à craindre et je serai courageux désormais." Ceux qui craignent Dieu ont une mauvaise conception de Lui. Qu'ils se souviennent du beau dicton selon lequel « Dieu est amour ». En les répétant assez souvent, ces suggestions positives s'enfoncent si profondément dans l'esprit qu'elles remplacent les doutes et les peurs.

Il y a environ 2 500 ans, Pythagore écrivait : « La haine et la peur engendrent un poison dans le sang qui, s'il continue, affecte les yeux, les oreilles, le nez et les organes digestifs. Par conséquent, il n'est pas sage d'entendre et de se souvenir des choses méchantes que les autres peut dire de nous. » Pythagore était un philosophe ancien, mais ses paroles expriment des vérités scientifiques modernes.

Inquiétude : L'inquiétude est peut-être le plus courant et le pire de nos péchés mentaux. L'inquiétude est comme un cancer : elle ronge l'intérieur et l'intérieur. Elle détruit à la fois le corps et l'esprit. Cela est dû en grande partie au manque de maîtrise de soi et constitue un symptôme de lâcheté. Une grande inquiétude est également le signe d'un grand égoïsme, ce que la plupart des personnes touchées nieront. Ceux qui s'inquiètent beaucoup sont toujours en mauvaise santé, et leur santé se détériore progressivement. La forme d'indigestion accompagnée d'une grande acidité et d'une formation de gaz est une source prolifique d'inquiétude, ainsi que d'autres troubles mentaux et physiques. L'acidité irrite le système nerveux et l'irritation provoque avec le temps une dépression mentale.

Les inquiets confirmés s'inquiéteront de la météo, du passé, du présent, de l'avenir, du travail et des loisirs, de la nourriture, des vêtements et des boissons, de ceux qui sont présents et de ceux qui sont absents. Rien ne leur échappe et ils apportent tristesse et malheur dans leur sillage.

S'inquiéter est un suicide lent.

Elbert Hubbard dit que nos problèmes les plus graves sont ceux qui n'arrivent jamais.

S'inquiéter est un emploi très futile, car cela ne fait jamais de bien et cela a des conséquences néfastes sur celui qui s'y livre et sur ceux avec qui il s'associe. C'est une perte de temps et d'énergie. L'énergie ainsi utilisée pourrait être dirigée vers des canaux utiles.

Que ceux qui sont affligés de cette mauvaise et ennuyeuse habitude se mettent en bonne condition physique. Ensuite, de nombreuses inquiétudes prendront leur envol. S'ils persistent, il serait bon d'affronter la question franchement et honnêtement, en exposant les avantages de l'inquiétude d'un côté et les inconvénients de l'autre. Ensuite, sachez qu'il n'arrive pas une chose sur mille qui vous inquiète, et si quelque chose de désagréable se produit, l'inquiétude ne peut pas l'empêcher. En outre, un événement désagréable de temps en temps ne causera pas la moitié de l'inconfort et des ennuis que provoque un esprit perturbé.

"Et cela aussi passera", est un dicton ancien qu'il serait bon de rappeler en conjonction avec "Et cela n'arrivera probablement jamais".

La colère est une forme de folie temporaire. C'est une émotion qui ne convient pas aux hommes forts, car c'est un signe de faiblesse, et les femmes qui s'y livrent fréquemment ne peuvent garder longtemps le respect des autres. Ceux qui se mettent en colère s'exposent à des blessures de toutes sortes, car ils perdent temporairement en partie leurs facultés mentales et physiques. Un homme colérique est facilement vaincu dans n'importe quel combat où l'esprit vif est nécessaire. Comme on dit, il se ridiculise. Être nerveux et prompt à se mettre en colère peut sembler une absurdité romantique, mais dans la vraie vie, c'est de la folie, car on peut accomplir bien plus en étant calme.

Tout comme la haine, la colère produit des poisons dans le système. On sait que le lait d'une mère en colère tue l'enfant allaité. Un accès de colère est si grave que les effets pervers peuvent se faire sentir pendant plusieurs jours, et ceux qui se livrent à des colères quotidiennes ou même hebdomadaires ne peuvent pas jouir de la meilleure santé possible, car la colère produit suffisamment de toxines pour empoisonner tous les fluides de l'âme. le corps.

Heureusement, la colère fait partie des émotions qui peuvent être vaincues dans un délai raisonnable, s'il existe une réelle envie de le faire. Cela ne devrait pas prendre plus d'un ou deux ans à un adulte pour se maîtriser.

Lors d'une colère, il y a une tension de différents muscles, ceux du visage et des mains par exemple. Si cette tension n'est pas autorisée, la colère ne durera pas longtemps. S'il y a une tendance à vous mettre en colère, détendez-vous et l'esprit se détendra. Un individu parfaitement détendu ne peut nourrir de colère, car cette émotion nécessite une tension du corps et de l'esprit. Une détermination à contrôler son humeur et des excuses sincères après chaque manifestation de colère se révéleront très efficaces pour réduire la fréquence et la force des attaques. La suggestion mentale n'est pas aussi puissante que certains le disent, mais elle est une telle force pour le bien ou le mal, selon son utilisation, que ceux qui sont sages ne la négligeront pas comme moyen de conquête de soi.

Les gens qui se sentent facilement offensés et qui « s'appuient sur leur dignité » ont une très mauvaise position. Ceux qui trouvent nécessaire d'informer les autres qu'ils sont des dames ou des messieurs sont très susceptibles d'avoir un préjugé en leur faveur. Les gentlemen n'ont pas besoin de faire de la publicité, et ils ne le font pas non plus. D'autres reconnaissent intuitivement leur valeur.

L'inquiétude est une colère à petite échelle. C'est une habitude qui se prend facilement. Le fretter et son entourage sont mis mal à l'aise. Ceux qui se respectent et respectent les autres ne se laissent pas aller.

La haine est l'une des émotions les plus nocives et les plus toxiques. Heureusement, la haine violente ne peut durer que peu de temps, sinon elle s'avérerait fatale. Certains sont des haineux chroniques. Celui qui hait se fait du mal. Les pensées s'intègrent dans la personnalité et forment le caractère.

La jalousie est l'une des émotions les plus désagréables. La personne jalouse insiste sur la souffrance. Une femme jalouse peut transformer une maison en enfer. La jalousie est sûre de tuer l'amour avec le temps. Le jaloux s'excuse souvent sous prétexte qu'il aime. Ce n'est pas vrai. Il y a plus de peur que d'amour à la base de la jalousie. Les personnes jalouses sont égoïstes et trop indolentes mentalement pour donner une direction positive à leurs pensées.

Ceux qui sont violemment jaloux souffrent d'aberration mentale. Le jaloux perd, car il chasse l'objet de son affection.

Il y a beaucoup d'hommes jaloux, mais ce sont les femmes qui en souffrent le plus. La mauvaise santé et l'oisiveté sont deux causes prolifiques de jalousie. Cela a probablement détruit plus de foyers que toute autre chose. C'est un désastre pour tout ce qu'il touche.

Les hommes et les femmes peuvent se sentir flattés pendant un certain temps en produisant de la jalousie, mais c'est une satisfaction de très courte durée. Ils se lassent vite des questions, des doutes et des reproches.

Ceux qui sont assez sensés pour donner librement aux autres la liberté dont ils rêvent pour eux-mêmes ne souffrent pas beaucoup de cette émotion. Il serait très utile que l'homme et la femme considèrent la relation conjugale davantage comme un partenariat et moins comme une forme de servitude.

L'un des partenaires ne peut pas forcer l'autre à être « bon ». Les gens font de leur mieux auprès des autres lorsqu'on leur donne une confiance totale, et même si la confiance était mal placée, il vaudrait mieux que de souffrir à tout moment de cette émotion corrodante.

Ce n'est pas une tâche facile de vaincre la jalousie, mais cela peut être fait dans un délai raisonnable s'il existe un réel désir. Obtenez d'abord la santé physique. Ensuite, occupez-vous d'un travail intéressant et utile. Obtenez quelque chose qui en vaut la peine pour occuper l'esprit et les mains. Déterminez à être maître de vous-même et non esclave de ce qui n'est souvent que le fruit de l'imagination. Malheureusement, la jalousie éclipse parfois tellement le jugement que les victimes ne cherchent qu'à régner ou à ruiner. L'amour et la haine sont si proches qu'il est difficile de trouver la ligne de démarcation.

Chagrin : Certains consacrent leur vie à un chagrin. Ils font d'eux-mêmes des martyrs. Ils ont subi une perte et y ressassent pendant toutes leurs heures d'éveil. Il se peut qu'il s'agisse d'un mari ou d'un enfant très ordinaire ou sans valeur. Après la mort, le pauvre réel se transforme en un idéal glorieux. Au fil des années, les vertus des défunts grandissent. Tout l'amour et la tendresse sont prodigués aux morts et les vivants sont négligés. Ce sont généralement les femmes qui souffrent de cette forme particulière de folie légère, mais les hommes n'en sont pas exemptés.

Il est naturel de ressentir la perte d'un être cher, mais tant que nous sommes mortels , nous devons accepter ces choses comme allant de soi.

Cette forme de chagrin est liée au fait de regretter ou de ruminer des actions passées, en particulier en relation avec les morts. Peut-être que quelque chose qui aurait dû être fait a été négligé, ou bien quelque chose qui aurait dû être laissé de côté a été fait. Le malade y réfléchit d'heure en heure, ce qui conduit à une forme de triste résignation plutôt irritante pour les gens normaux.

Pour ces personnes, un changement d'intérêt et un changement de décor s'avéreront souvent très bénéfiques.

L'envie et *la méchanceté* s'apparentent étroitement à la jalousie et à la colère. Ils ont le même effet dans une moindre mesure.

L'hésitation de l'esprit est un défaut courant. De nombreuses petites questions doivent être réglées, ainsi que quelques-unes d'importantes. Certains ont l'habitude de reporter de temps à autre leurs décisions, ou de prendre et de révoquer leurs décisions. Ensuite, ils décident à nouveau, après quoi il y a une autre révocation. Ceci est répété jusqu'à ce qu'il soit absolument nécessaire de prendre une décision finale. À ce moment-là, l'esprit est tellement confus qu'il y a de fortes chances que la dernière décision soit inférieure à la première. Personne qui mène une vie active ne peut avoir toujours raison.

Celui qui a raison six fois sur dix réussit plutôt bien, et celui qui peut prendre une décision correcte trois fois sur quatre peut obtenir un bon salaire en tant que cadre ou créer sa propre entreprise florissante, si son esprit est actif.

Le doute et l'incertitude qui résultent de questions non résolues, qui devraient être résolues rapidement, sont plus nuisibles qu'une erreur occasionnelle. L'esprit serein travaille plus rapidement et plus véritablement.

À cela s'ajoute, en mode mineur, l'état d'esprit douteux dans lequel l'individu doit faire les choses plusieurs fois avant d'être sûr qu'elles sont correctement faites. Par exemple, il y a l'homme qui doit essayer plusieurs fois la porte du bureau pour être sûr qu'elle est verrouillée et, après avoir été satisfait sur ce point, il est obligé de la déverrouiller et de vérifier l'état de la porte du coffre-fort. Ensuite, il faut à nouveau s'occuper de la porte du bureau deux ou trois fois. Ce type de doute prend plusieurs formes. Cela ne cause pas de préjudice particulier, sauf que cela entraîne une perte de temps considérable. De telles personnes devraient apprendre à se concentrer, à penser à une seule chose à la fois, jusqu'à ce qu'elles apprennent que lorsqu'une chose est faite, elle est bien faite.

Juger : Beaucoup insistent pour porter un jugement sur tout et sur tous ceux qui leur viennent à l'esprit. Chaque individu doit être placé avec les moutons ou les chèvres. C'est une grande perte de temps. Chacun de nous sait si peu de choses sur la majorité des individus que nous rencontrons et sur le vaste volume de connaissances disponibles que si nous essayons de juger tout le monde et tout, nos opinions perdent toute valeur. Les gens sages n'ont jamais peur de dire : « Je ne sais pas ». S'il faut juger, que la gentillesse soit.

Conseil du bénévolat : C'est une autre habitude ennuyeuse. C'est très bien de donner des conseils si on le désire et si on le demande, sinon c'est une perte de temps. Prenons l'exemple d'une personne enrhumée : s'il rencontre vingt personnes , on lui proposera quinze remèdes différents, allant de la graisse d'oie sur un chiffon rouge à des thérapies suggestives. S'il devait suivre tous les conseils reçus, il y aurait probablement des funérailles. Il vaut mieux être économe en conseils. Ceux qui en ont qui en valent la peine seront réclamés et payés pour leur peine. Les conseils gratuits valent généralement ce qu'ils coûtent.

Cranks : Beaucoup se laissent entrer dans une ornière mentale avec leurs pensées se concentrant presque entièrement sur un seul sujet. Il s'agit d'une forme légère de folie, car les gens normaux ont de nombreux intérêts. Ces gens sont des excentriques. Ils peuvent parler longuement de leur sujet favori, souvent sans importance. Il peut s'agir d'une religion ou d'une éthique particulière ; ou que Bacon a écrit les pièces de Shakespeare ; ou une mode de santé, ou presque n'importe quel sujet.

De tous les excentriques, celui qui suit un régime est l'un des plus ennuyeux, car il a trois bonnes occasions d'exprimer son point de vue chaque jour. Avec la meilleure intention du monde , il fait plus de mal à la cause de la réforme alimentaire que ne le font les partisans d'une vie à l'ancienne, de manger, de boire, d'être joyeux et de mourir jeune. Lorsque les gens deviennent possédés de trop de zèle et d'enthousiasme à l'égard d'un sujet, ils sont sûrs que leurs connaissances sont la vérité et ils insistent pour essayer d'imposer leur voie aux autres, n'aimant pas que leurs vieilles habitudes soient perturbées par la force. Ceux qui sont trop persistants et insistants produisent de l'antagonisme et des préjugés dans l'esprit des autres, et il est alors presque impossible de leur communiquer la vérité, car ils ne veulent ni voir ni entendre.

Pouvoir influencer les autres pour le mieux est une chose grande et glorieuse, mais il est bon de se rappeler que nous ne pouvons pas imposer soudainement aux autres une connaissance contraire à la pensée populaire. Ceux qui changent une opinion bien ancrée le font généralement progressivement. Lorsqu'ils entendent la vérité pour la première fois, ils trouvent que c'est ridicule. Au bout d'un moment, ils pensent qu'il y a peut-être quelque chose dedans. Finalement , ils voient sa supériorité sur leurs anciennes opinions et l'acceptent. Il faut une patience infinie de la part des éducateurs pour transmettre des connaissances impopulaires à d'autres adultes, quelle que soit la part de vérité qu'elles contiennent.

La vérité sur le bien-être physique est si simple et si évidente qu'il est extrêmement difficile d'attirer un public impartial. Depuis l'époque où les anciens prêtres païens étaient les guérisseurs jusqu'à aujourd'hui, l'impression a été que la santé et la guérison dépassent la compréhension de l'esprit commun et que, par conséquent, les gens sont prêts à se laisser mystifier. Le mystérieux a un tel attrait dans ce monde d'incertitudes qu'il est plus attractif que la simple vérité. Le mystère exige simplement la foi. La vérité oblige à réfléchir et les pensées sont souvent douloureuses.

Par tous les moyens, évitez d'être trop insistant en essayant de transmettre des connaissances en matière de santé aux autres. Tous ceux qui ont un peu de connaissances sur les principes fondamentaux de la santé et de la croissance savent que les hommes et les femmes utiles sombrent constamment dans la dégénérescence et la mort prématurée, à cause de la violation des lois sur la santé. Si on explique à ces gens au bord du gouffre, qui peuvent encore être sauvés par des moyens naturels, comment cela peut être fait, soit ils refusent d'y croire, soit ils ont mené une vie tellement complaisante qu'il leur est impossible de changer. La connaissance arrive souvent trop tard.

Ceux qui souhaitent faire le bien en diffusant leurs connaissances en matière de santé parmi leurs amis peuvent mieux servir en obtenant eux-mêmes la santé. Si une épave physique évolue vers une bonne santé, elle suscitera de nombreux commentaires et enquêtes. C'est l'occasion de dire ce que fera la nature et d'indiquer aux autres où obtenir une bonne interprétation de son fonctionnement.

Un peu de pratique vaut mieux que beaucoup de prédication. La vérité est la vérité, quelle qu'en soit la source, mais elle est plus efficace si elle vient de celui qui la vit.

J'ai abordé si profondément le sujet des manivelles de la santé parce qu'elles sont très nombreuses. Ils acquièrent un peu de connaissances et croient alors qu'ils maîtrisent le sujet. L'attitude juste à l'égard d'une vie convenable, et particulièrement d'une alimentation saine, est la suivante : "J'essaierai de me conduire de manière à être sain et efficace. Si d'autres désirent mon aide, j'essaierai de leur indiquer le chemin. Une vie juste n'est pas un signe". de bonté ou de mérite supérieur, étant une question d' égoïsme supérieur, je ne mérite donc aucun crédit pour cela. Bien que la santé soit très importante, je m'abstiendrai d'essayer d'imposer ma volonté aux autres.

Après nous être conquis nous-mêmes, il est temps de commencer à faire des conquêtes à l'étranger, mais à ce moment-là, on se rend compte qu'en fin de compte, il est préférable de laisser les autres libres de travailler à leur propre salut. Le désir est fort de façonner les autres selon notre modèle, mais ceux qui s'évaluent honnêtement arrivent vite à la conclusion qu'ils sont si imparfaits que peut-être un autre modèle est tout aussi bon.

Reporter le bonheur : Un état d'esprit particulier est de refuser d'être heureux à l'heure actuelle. La fille et le garçon romantiques pensent qu'ils ne peuvent pas être heureux tant qu'ils ne sont pas mariés. Après le mariage, ils découvrent qu'ils doivent acquérir une certaine richesse avant d'arriver au bonheur. Ensuite, ils doivent le reporter pour des raisons de position sociale. Ils continuent de retarder le bonheur de temps en temps et le résultat est qu'ils ne l'atteignent jamais. Le bonheur n'est pas une grande entité qui éclate sur nous, nous transformant en êtres rayonnants. C'est une sensation de confort qui apporte la paix et nous met en harmonie avec notre environnement. Le meilleur moyen d'y parvenir est de bien faire chaque jour le travail qui doit être accompli, en donnant joyeusement en échange de ce qui est reçu. Le bonheur est en grande partie une habitude. Il est aussi facile d'être brillant et joyeux que d'être triste et mélancolique, et c'est bien plus confortable. Si nous recherchons le meilleur, nous trouverons la beauté même dans les endroits les moins prometteurs. Si nous recherchons les larmes et le malheur, nous pouvons facilement les trouver.

On peut se passer du bonheur, mais il ajoute tellement de couleur et de beauté à la vie, il nous rend tellement meilleurs, il nous aide tellement à être utiles que c'est une folie de s'en passer. On ne l'obtient pas par un égoïsme étriqué.

Ceux qui s'oublient le plus et sont gentils et attentionnés le trouvent. En le donnant aux autres, nous l'obtenons pour nous-mêmes. L'extase et le ravissement sont des émotions de courte durée. Ils sont si exaltants qu'ils s'usent vite.

Nous avons tous nos petits ennuis et nos petits ennuis. Nous devrions les accepter comme inévitables, sans y penser ni en parler beaucoup. Ils aident à user les aspérités. Nous sommes parfois stupides, tout comme les autres, et des erreurs sont alors commises. Celles-ci devraient également être acceptées comme inévitables, et nous ne devrions pas être plus ennuyés par celles des autres que par les nôtres. Ceux qui se mettent en colère lorsque leurs subordonnés commettent des erreurs perdent beaucoup de temps et d'énergie et commettent eux-mêmes de graves erreurs.

Il n'est pas nécessaire de remarquer tous les détails sans importance qui ne plaisent pas. Les critiques, les critiques et les harcelements détruisent l'harmonie. Les désaccords sur des bagatelles conduisent souvent à une amitié brisée et à une inimitié. La plupart des querelles portent sur des bagatelles.

Si des erreurs sont commises, apprenez la leçon qu'elles enseignent, puis oubliez-les. Tous les êtres vivants et actifs font des erreurs. Parfois, nous en faisons des graves et ensuite viennent des regrets, mais il faut vite les écarter. La rumeur a envoyé de nombreuses personnes dans des asiles de fous.

Introspection : Il n'est pas bien de permettre à l'esprit de trop s'attarder sur soi-même. Réfléchissez suffisamment pour vous guider tout au long de la vie, puis pour le reste, appliquez votre esprit au travail et aux loisirs. Beaucoup de ceux qui sont trop égocentriques finissent par croire qu'ils sont quelque chose ou quelqu'un d'autre et se retrouvent alors coupés du public.

L'introspection est un emploi très inutile. Individuellement, nous sommes si petits et l'esprit a de si grandes possibilités que si nous le centrons sur notre petit être physique, les choses deviennent déséquilibrées et l'esprit cesse de fonctionner de manière avantageuse. Il est inutile d'approfondir notre introspection, car nous sommes de très mauvais juges de nous-mêmes. Un de mes voisins a fouillé si profondément son cœur et a essayé si fort de savoir s'il était apte à habiter au paradis qu'il a perdu la tête et a dû être enfermé pendant longtemps. Il a permis à sa vision de se limiter à un seul sujet. Il existe de nombreux sujets qui mènent à la folie s'ils se voient accorder la possession exclusive de l'esprit.

Après avoir pris soin de nous-mêmes, nous ne devrions plus penser à nous-mêmes. Le meilleur moyen est de s'occuper au travail, de jouer et de s'oublier. Il vaut bien mieux aimer les autres que de centrer notre amour sur nous-mêmes. Si nous nous conduisons bien, nous recevrons tout l'amour des autres dont nous avons besoin. S'il y a une tendance à l'introspection, guérissez-la en devenant actif mentalement et physiquement.

Ceux qui ont pris la mauvaise habitude de penser et de dire du mal des autres devraient s'en débarrasser. Arrêtez d'abord de dire du mal. Commencez ensuite à rechercher les points positifs et à les mentionner. Peu à peu, les pensées seront bonnes. Ceux qui manquent d'une vertu peuvent souvent la cultiver en l'assumant.

L'une des choses les plus utiles est le sens de l'humour. Le rire apporte la détente et la relaxation apporte une apaité au corps et à l'esprit. Celui qui peut voir ses propres faiblesses et leur sourire est sûrement sain d'esprit et en sécurité. Si l'esprit est trop austère, cultivez le sens de l'humour. Entraînez-vous à apprécier l'apparence ridicule que vous faites et au lieu d'être contrarié, souriez. Quand les autres se moquent de vous, rejoignez-les.

Quelle que soit la maladie mentale, la moitié de sa guérison dépendra de la santé physique.

Soyez charitable, tolérant et gentil, et les bonnes choses de la vie vous arriveront. Soyez lent à juger et encore plus lent à condamner les autres.

Celui qui donne de l'amour l'attire. Hypatie a dit : « Exprimez la beauté dans votre vie et la beauté coule vers vous et à travers vous. Aimer signifie être aimé, et mettre la haine derrière est la somme de tout l'amour qui sert à quelque chose. »

La meilleure « nouvelle pensée » est la meilleure vieille pensée. Si seulement nous pouvions mettre en commun certaines de ces belles connaissances, quel agréable lieu d'habitation ce monde serait ! Marc Aurèle nous a donné cette perle de sagesse : « Quand vous vous levez le matin, pensez quel précieux privilège c'est de vivre, de respirer, de penser, de jouir, d'aimer ! L'esprit de Dieu est proche de nous lorsque nous aimons . il vaut mieux ne pas ressentir de ressentiment, ne pas haïr, ne pas craindre. L'équanimité et la modération sont les secrets du pouvoir et de la paix.

CHAPITRE III.

NOURRITURE.

Le corps humain est si merveilleusement conçu que nous n'en avons encore qu'une mauvaise compréhension, mais nous en apprenons un peu chaque décennie et peut-être qu'avec le temps nous aurons une assez bonne connaissance à la fois du corps et de l'esprit. Le corps et l'esprit ne peuvent être considérés comme deux entités distinctes, car aucun des deux ne sert à rien sans l'autre.

Le corps n'est pas une machine. Ceux qui le considèrent comme tel font l'erreur de l'alimenter comme un moteur, pensant qu'il faut beaucoup de carburant pour continuer à fonctionner. L'organisme humain n'est peut-être jamais tout à fait pareil deux jours consécutifs, car le corps change avec nos pensées, nos actions et notre environnement, et les conditions ne se répètent jamais tout à fait et nous devons donc nous réajuster.

L'élément le plus important pour acquérir et conserver la santé physique est une bonne alimentation, et pourtant les médecins de ce pays accordent si peu d'attention à ce sujet que dans certaines de nos facultés de médecine les mieux équipées, la diététique n'est pas enseignée. Un total de seize à trente heures est considéré comme suffisant pour permettre aux futurs médecins de guider leurs patients dans le choix, la combinaison et la préparation des aliments. La diététique devrait être le principal sujet d'étude. Il convient de l'aborder à la fois du point de vue scientifique et du point de vue empirique. Ce n'est pas un sujet rigide, mais qui peut être traité de manière très élastique. La partie scientifique est importante, mais la partie pratique, qui est l'art, est bien plus importante. Une partie de l'art de se nourrir et de jeûner est scientifique, car nous obtenons les mêmes résultats à chaque fois, dans des conditions données.

Quand on considère le fait que le corps est composé de divers tissus, tels que le tissu conjonctif, le sang, les nerfs et les muscles ; que celles-ci sont à leur tour constituées de milliards de cellules, tout comme les divers organes glandulaires et membranes ; que ces cellules baignent constamment dans le sang et la lymphe, dans lesquels elles sélectionnent la nourriture dont elles ont besoin et jettent les déchets, il faut s'étonner qu'un organisme aussi complexe soit si résistant, stable et fort.

Tous les articles de bonne qualité sont fabriqués par des artisans de premier ordre à partir de matériaux nobles. Cependant, beaucoup de gens ne réalisent pas que pour avoir un corps de qualité, ils doivent manger des aliments de qualité, correctement cuits ou préparés, dans les bonnes proportions et combinaisons. Si nous nourrissons correctement notre corps, la nature a la gentillesse de faire un bon travail constructif sans aucune réflexion de notre part.

Vous ne trouverez pas de règles rigides dans ces discussions sur l'alimentation, mais vous trouverez des informations qui vous permettront de sélectionner les aliments qui vous conviendront. Les gens peuvent très bien ne pas être d'accord sur ce qu'il faut manger, car il y a tellement d'aliments qu'une personne pourrait se passer des neuf dixièmes d'entre eux tout en étant bien nourrie. En effet, nous consommons une alimentation trop variée pour notre bien-être physique. Une grande variété conduit à trop manger.

Un corps humain en bonne santé est composé des composés suivants, dans à peu près les proportions indiquées :

Eau, 60 à 65 pour cent.
Matière minérale, 5 à 6 pour cent. Protéines, 18 à 20 pour cent. Glucides, 1 pour cent. Graisse, 10 pour cent. C'est peut-être excessif.

Ces substances sont très complexes et bien réparties dans tout le corps. Ils sont composés d'environ seize ou dix-sept éléments, mais un élément pur se trouve très rarement dans l'organisme, à moins qu'il ne s'agisse d'une substance étrangère, comme le mercure ou le plomb. Environ 70 pour cent du corps est constitué d'oxygène, qui est également l'élément le plus abondant sur terre. Viennent ensuite par ordre de poids le carbone, l'hydrogène, l'azote, le calcium, le phosphore, le soufre , le sodium, le chlore, le fluor, le potassium, le fer, le magnésium et le silicium.

Parce que cela contribuera à donner une meilleure idée de la nécessité d'une bonne alimentation, je consacrerai quelques mots à chacun de ces éléments.

L'oxygène est un gaz incolore, insipide et inodore, qui constitue une grande partie de l'air atmosphérique, de l'eau, de la croûte terrestre et de nos aliments. Il est absolument essentiel à la vie, car sans oxygène il ne peut y avoir de combustion dans les tissus animaux, et sans combustion il ne peut y avoir de vie. L'union de l'oxygène avec les graisses, les glucides et les protéines dans le corps entraîne une combustion lente, qui produit de la chaleur et de l'énergie. Notre principal apport en oxygène provient directement de l'air, mais il est complété par l'apport de nourriture et d'eau.

Le carbone est le principal producteur d'énergie dans le corps, étant le principal constituant des amidons, des sucres et des graisses. C'est ce dont nous dépendons pour notre chauffage interne ainsi que pour chauffer nos habitations, car la partie essentielle du charbon est le carbone. Les substances carbonées sont nécessaires en plus grande quantité que toutes les autres, mais si elles sont prises pures, elles provoquent la famine plus rapidement que si aucune nourriture n'était consommée. Cela a été prouvé par des expériences consistant à ne nourrir que du sucre raffiné, qui est du carbone pratiquement pur. Les sels et les aliments azotés sont essentiels à la vie.

L'hydrogène est un gaz très léger, sans odeur, sans goût ni couleur. C'est un constituant nécessaire de tous les êtres vivants en croissance. Il est abondamment fourni en eau. Tous les acides contiennent de l'hydrogène, tout comme le protoplasme du corps.

L'azote est également un gaz incolore, insipide et inodore. C'est un constituant essentiel de l'organisme, présent dans tous les composés protéiques. Il est abondant dans l' air atmosphérique, d'où il est extrait par les plantes. Nous nous approvisionnons soit directement à partir d'aliments végétaux, soit à partir de produits d'origine animale, comme le lait, les œufs et la viande.

Le calcium est principalement nécessaire aux os et aux dents, mais il est également nécessaire au sang, où il participe à la coagulation. Les fruits, les céréales et les légumes contiennent suffisamment de sels de calcium, à condition qu'ils soient correctement préparés. La préparation conventionnelle des aliments entraîne souvent la perte des différents sels, ce qui provoque une dégénérescence des tissus. Si l'apport de calcium dans l'alimentation est trop faible, les os et les dents en souffrent, car le sang élimine le calcium de ces structures. Les enfants en pleine croissance ont proportionnellement besoin de plus de calcium que les adultes. C'est sans doute la raison pour laquelle les femmes enceintes souffrent autant du ramollissement des dents. Ils sont nourris avec des aliments privés de leur calcium, comme du pain blanc et des légumes égouttés.

Le phosphore, sous certaines formes, est un poison, qu'il soit pris sous forme de composés solides ou inhalé sous forme de fumées, produisant une mâchoire phossy. Sous d'autres formes, il est indispensable au développement corporel. Les composés du phosphore sont présents dans les graisses, les os et les protéines. Dans les aliments naturels, ils sont présents en abondance, mais lorsque ces aliments sont indûment raffinés ou trempés dans de l'eau qui est jetée, une grande partie du phosphore est perdue. Nous obtenons du phosphore provenant du lait, des œufs, des céréales, des légumineuses et d'autres aliments. Bien sûr, le poisson contient du phosphore, mais ceux qui mangent des fruits de mer pour se rendre intelligents seront probablement déçus. Les phosphates sont nécessaires au développement du cerveau, mais ceux qui consomment des aliments naturels n'auront jamais besoin de prendre des aliments spéciaux pour le cerveau. Si le reste du corps est bien nourri, le cerveau aura suffisamment de nourriture, et si le corps est mal nourri, le cerveau en souffrira.

Le soufre est présent dans les protéines et nous en obtenons un apport suffisant à partir du lait, de la viande et des légumineuses. L'élément soufre est tout à fait inerte et inoffensif, mais certains de ses acides et sels sont très toxiques. Le dioxyde de soufre est librement utilisé dans le processus de séchage des fruits, comme agent de blanchiment. Sous cette forme, il est toxique et c'est pour cette raison qu'il serait bon d'éviter les fruits secs blanchis. Nous avons besoin d'un peu de soufre , mais pas sous forme de dioxyde de soufre ou d'acide sulfureux concentré , qui sont tous deux utilisés dans la fabrication d'aliments.

Le sodium , à l'état élémentaire, qu'on ne trouve pas dans la nature, est un métal blanc et argenté. On le trouve en grande abondance dans les légumes succulents et est présent dans pratiquement tous les aliments. Sous forme de chlorure de sodium, ou sel de table commun, la plupart des gens en consomment en grande quantité. Ceux qui n'ont pas de sel s'en passent bien, ce qui montre qu'il n'est pas nécessaire en grande quantité. Si on en ajoute une petite quantité à la nourriture, cela ne cause aucun dommage perceptible, mais lorsqu'on en saupoudre sur tout ce qui est mangé, depuis les pastèques jusqu'à la viande, cela est sans aucun doute nocif. En trempant les aliments, ils sont privés d'une grande partie de leur soude : Les deux sels de sodium très abondants sont le chlorure de sodium, ou sel commun, et le carbonate de sodium, généralement appelé soude.

Le chlore est généralement combiné dans nos aliments avec le sodium ou la potasse, formant ainsi des chlorures. C'est essentiel à la vie. Celui qui consomme suffisamment de sodium reçoit également suffisamment de chlore. Sous sa forme élémentaire, c'est un gaz irritant, utilisé à des fins de blanchiment.

Le fluor est présent en petites quantités dans l'organisme, sous forme de fluorure dans les os et les dents. Il est apporté par les différents aliments. Sous sa forme élémentaire, c'est un gaz toxique.

Le potassium se trouve dans l'organisme en très petites quantités, mais il est très important. Il se présente principalement sous forme de phosphate de potassium dans les muscles et dans le sang. C'est nécessaire à l'activité musculaire. On le trouve dans la plupart des aliments en plus grande quantité que le sodium, ce qui indique qu'il joue un rôle important dans le développement. Comme le sodium, il se dissout facilement dans les aliments trempés dans l'eau, et c'est l'une des raisons pour lesquelles les légumes ne doivent pas être trempés ni l'eau jetée. Il est très particulier dans son état métallique, c'est un métal argenté, très léger, qui brûle lorsqu'on le jette sur l'eau. Autrement dit, il se décompose lui-même ainsi que l'eau en libérant tellement de chaleur qu'il enflamme l'hydrogène qui s'échappe, qui brûle avec une flamme violette. Le potassium pur ne se trouve pas dans la nature.

Le fer est présent en très petites quantités dans le corps humain, mais il est absolument indispensable à la vie. Les animaux privés de fer meurent en quelques semaines, et les humains feront de même dans des circonstances similaires. Le fer provient principalement des fruits et légumes, mais il est également présent dans d'autres aliments. L'homme ne peut pas utiliser le fer inorganique. Il doit s'approvisionner auprès des règnes végétal et animal. Donner du fer inorganique est une folie et contribue à ruiner les dents et l'estomac de celui qui le prend. Sous forme d'hémoglobine, cet élément est le principal agent de transport de l'oxygène des poumons vers les tissus du corps. Lors de la fabrication des aliments, une grande partie du fer est perdue. Par exemple, la farine de blé entier contient environ dix fois plus de fer que la farine blanche. Une carence en fer provoque, entre autres maladies, l'anémie, et si le taux de fer est très faible, une chlorose ou la maladie verte peut s'ensuivre.

Le magnésium se trouve principalement sous forme de phosphate dans les os. Il est présent aussi bien dans les aliments d'origine animale que végétale. Sa fonction dans l'organisme n'est pas bien comprise, mais il semble aider le phosphore.

Le silicium se trouve sous forme de traces dans le corps humain. Il est présent en petites quantités dans presque tous nos aliments et nous devons donc tenir pour acquis qu'il est nécessaire, même si nous ne connaissons pas ses utilisations. Il est très abondant dans diverses roches. Les céréales sont particulièrement riches en silicium. Dans le blé, on le trouve dans le son et est retiré de la farine blanche.

Les éléments mentionnés sont les plus importants dans l'organisme, même si d'autres se retrouvent sous forme de traces. On ne retrouve pas les éléments présents sous forme d'éléments, mais sous forme de composés très complexes. Dans nos conditions de vie actuelles, nous consommons généralement trop d'aliments carbonés et azotés, et nous consommons trop peu de sels, sauf le chlorure de sodium, qui est consommé en trop grande quantité. Pour la plupart des gens, le sel ne signifie qu'une chose : le chlorure de sodium ou le sel de table. Cependant, il existe des milliers de sels, et lorsque les sels sont mentionnés dans ce livre, il s'agit de tous ceux nécessaires aux processus de la vie, qu'il s'agisse de composés de fluor, de soufre, de phosphore, de calcium, de fer ou de magnésium ou d'autres métaux et minéraux .

Les sels ne sont généralement pas classés parmi les aliments, mais ils sont essentiels à la vie. Apportez au corps toutes les protéines, sucres, amidons et graisses dont il a besoin, mais retenez les sels, et ce n'est qu'une question de quelques semaines avant que la vie ne s'arrête. C'est pourquoi il est si important d'améliorer nos méthodes de cuisson. Une pomme de terre pelée, trempée dans l'eau froide et bouillie peut perdre jusqu'à la moitié de ses sels, selon l'un des bulletins envoyés par le ministère américain de l'Agriculture.

D'autres légumes perdent non seulement leurs sels par un tel traitement, mais jusqu'à 30 pour cent de leur valeur nutritive.

La leçon que nous devrions en tirer est qu'habituellement, s'il est nécessaire de faire tremper des aliments, comme les haricots, il faut les cuire dans l'eau dans laquelle ils ont été trempés. De plus, lorsque cela est possible, comme c'est le cas pour presque tous les légumes succulents, nous devrions prendre le liquide dans lequel les légumes ont été cuits dans le cadre du repas. Si les légumes sont bien cuits, il n'y aura pas beaucoup de liquide à prendre. Jeter l'eau dans laquelle les légumes ont été cuits signifie que peut-être un tiers de la valeur alimentaire et un tiers à la moitié des sels précieux sont perdus. Pourquoi continuer ainsi à appauvrir les aliments ?

Le Dr Charles Page mérite tout le mérite d'avoir attiré notre attention sur ce fait alors que la plupart des guérisseurs n'y pensaient ni n'en parlaient. Aujourd'hui, tous les guérisseurs modernes possédant des connaissances en diététique réalisent combien il est important de donner une bonne nourriture. Pour ceux qui souhaitent des informations plus détaillées sur la composition des sels, j'insère un tableau qui a été compilé par Otto Carque et publié dans "Brain and Brawn", février 1913. Ceux qui souhaitent des connaissances encore plus détaillées peuvent le trouver dans les volumes sur analyses alimentaires et dans certains rapports gouvernementaux.

MATIÈRE MINÉRALE DANS 1000 PARTIES DE PRODUITS ALIMENTAIRES SANS EAU.

===
======= =========================== P P M h
oao C
t C gs S S h
a S anpu i l
solehl l o
sdcs I op i r
            je je je je r r hc je
toi toi toi tu ou tu es sur
m m m m nsrne
Total| | | | | | | | | Sels| K2O |Na2O | CaO | MgO |Fe2O3|P2O5 | SO2 |SiO2 | Cl

____

________________Lait maternel 34,70|11,73| 3.16| 5,80| 0,75| 0,07| 7,84| 0,33| 0,07| 6.38Lait de vache 55.30|13.70| 5.34|12.24| 1,69| 0,30|15,79| 0,17| 0,02| 8.04Viande (moyenne) 40.00|16.52| 1.44| 1.12| 1.28| 0.28|17.00| 0,64| 0,44| 1,56
Oeufs 41,80| 6.27| 9.56| 4.56| 0,46| 0,17|15,72| 0,13| 0,13| 3,72
Poissons de mer 84,20|18,35|12,55|12,80| 3.28| ....|32.13| ....| ....| 9.60

Fromage Blanc 64.30| 8h50| 0,90|22,50| 1,50| 0,50|24,35| 0,10|
....|11.20 | | | | | | | | |Pommes 33,00|11,78| 8.61| 1,35| 2,89| 0,46|
4.52| 2.01| 1.42| ....Fraises 65,00|13,72|18,53| 9.23| ....| 3,73| 7,97|
2.05| 7.82| 1.10Groseilles 29.00|11.22| 2,87| 3.54| 1,70| 1.32| 5.71|
1,71| 0,75| 0,22Pruneaux 37,75|18,28| 3.41| 4.34| 1.36| 0,94| 6.03|
1.21| 1.19| 0,15Pêches 17,60| 9.63| 1,50| 1.41| 0,92| 0,18| 2,67| 1.00|
0,26| ....Cerises 34,60|17,94| 0,76| 2,60| 1,90| 0,69| 5.54| 1,76| 3.11|
0,46Raisins 25,20|14,16| 0,35| 2,72| 1.06| 0,45| 3,93| 1.41| 0,70|
0,38Fig. 41,00|11,63|10,77| 7,75| 3,78| 0,60| 0,53| 2,77| 2.43|
1.10Olives 33.40|27.02| 2.52| 2.49| 0,06| 0,31| 0,46| 0,36| 0,22|
0.06Abricots 33.60|19.68| 3,76| 1.08| 2,89| 0,46| 4.52| 2.01| 1.42|
....Poires 25.60|14.00| 2.17| 2.05| 1,52| 0,25| 3,90| 1,45| 0,38|
....Pastèques 40.00|18.00| 3,75| 16h00| 2.10| 1,75| 5,60| 2.10| 7h60|
1.10Bananes 32.40|16.20| 0,80| 0,25| 0,32| 0,10| 2.03| 0,21| ....|
2,47Oranges 38,15|18,62| 0,95| 8.65| 2.03| 0,38| 4,70| 2h00| 0,25| 0,29
| | | | | | | | | |Épinards 191.00|21.71|57.42|22.73|12.22|
6h40|19h58|13h18| 8.60|12.03Oignons 48.40|12.10| 1,55|10,65| 2,55|
2.20| 7h25| 2,65| 8.10| 1.35Carottes 69.00|25.46|14.63| 7,80| 3.04|
0,70| 8.83| 4.45| 1,66| 3.18Asperges 86.40|20.74|14.77| 9.33| 3,72|
2.94|16.07| 5.36| 9h50| 5.10Radis 110,40|35,33|23,37|15,45| 3.42|
3.09|12.03| 7.18| 1.00|10.10Chou-fleur 91.20|40.46| 5.38| 5.10| 3.37|
0,91|18,42|11,86| 3.37| 3.10Concombres 100.00|41.20|10.00| 7h30|
4.15| 13h40|20h20| 6,90| 8h00| 6.60
Laitue 180.70|67.94|13.55|26.56|11.20| 9h40|16h62| 6,87|14,64|13,82
Pommes de terre 44,20|26,56| 1.33| 1.15| 2.18| 0,48| 7.47| 2,89| 0,88|
1.55Chou 123.00|45.33|11.68|21.65| 4,90| 0,86|11,07|17,10|
1.10|10.45Tomates 176.00|82.50|32.90|11.35|13.55| 1h00|10h75|
5h00| 7.75|18.00Betteraves rouges 41.65| 8h45|21h60| 2,50| 0,10| 1.00|
2,55| 0,50| 2h00| 2.95Céleri 180.00|48.60|65.25|14.70| 6,75|
1h60|14h50| 6h50| 16h30|17h80 | | | | | | | | | |Noix 17h40| 2.20|
0,17| 0,97| 2,88| 0,61|10,10| 0,22| 0,12| 0.12Amandes 21.00| 2.31|
0,38| 3.04| 3,95| 0,23|10,10| 0,96| 0,04| 0.06Noix de coco 18.70| 8.21|
1,57| 8h60| 1,76| ....| 2.18| 0,95| 0,09| 2,50 | | | | | | | | | |Lentilles
34.70|12.08| 4.62| 2.18| 0,87| 0,69|12,60| ....| ....| 1.61Pois
30.03|13.06| 0,30| 1,45| 2.42| 0,24|10,87| 1.03| 0,27| 0,53Haricots
38,20|15,85| 0,42| 1,91| 2,73| 0,19|14,86| 13h30| 0,25| 0.69Cacahuètes
24.30| 9.27| 0,21| 0,95| 2.29| 0,27|10,60| 0,45| 0,05| 0,23 | | | | | | |
| |Blé entier 23.10| 7h20| 0,50| 0,75| 2,80| 0,30|10,90| 0,09| 0,46|
0,07Farine blanche 5,70| 1,82| 0,08| 0,43| 0,44| 0,03| 2,80| ....| ....|
....Seigle 21h30| 6,84| 0,31| 0,61| 2.39| 0,25|10,16| 0,28| 0,30|
0,01Orge 31,30| 5.10| 1.28| 0,02| 3,92| 0,53|10,27| 0,93| 8,98|
....Avoine 34,50| 6.18| 0,59| 1.24| 2.45| 0,41| 8.83| 0,62|13,52|
0,03Maïs 18,50| 5,50| 0,02| 0,04| 2,87| 0,15| 8.44| 0,15| 0,39| 0.35Riz

Entier 16.00| 3,60| 0,67| 0,59| 1,78| 0,22| 8h60| 0,08| 0,42| 0,02Riz poli 4,00| 0,87| 0,22| 0,13| 0,45| 0,05| 2.15| 0,03| 0,11| 0,01————

————

N'oubliez pas que la plupart des sels doivent être transformés pour nous en forme organique par la végétation, et que nous ne pouvons prélever que peu d'éléments qui n'ont pas été ainsi élaborés.

Nous avons besoin d'une quantité modérée de nourriture pour maintenir le corps en bonne santé, mais nous devons faire attention à ne pas en abuser.

Les erreurs les plus préjudiciables sont peut-être commises par les personnes qui mangent parce qu'elles souhaitent prendre du poids. Ils se considèrent en dessous de leur poids et tentent de forcer un gain en mangeant trop. C'est une erreur grave qui entraîne beaucoup de souffrance.

Il n'existe pas de poids qui puisse être qualifié d'idéal pour tout le monde. Pour me baser, je copie un tableau de la littérature d'une compagnie d'assurance. Ceci s'adresse aux personnes de vingt ans :

Taille   Poids
5—0...   114
1........117
2........121
3........124 4........128 5........132 6........136 7....... .140 8........144
9........149 10........153 11........158 6—0........162 1........167 2........172
3....... .177

Si le poids est bien supérieur à ce poids, c'est un signe certain que l'individu développe une maladie. Il peut s'agir de la maladie de Bright, d'une stéatose cardiaque, de l'artériosclérose, d'un cancer ou de toute autre maladie. La taille des muscles ne peut pas augmenter considérablement en mangeant et il existe une limite à la quantité de liquide qui peut être stockée. Les personnes corpulentes transportent généralement une grande quantité de graisse.

L'excès de graisse est un fardeau. Il remplace d'autres tissus et affaiblit les muscles. Il surcharge les cavités abdominales et thoraciques, rendant ainsi la respiration courte et le fonctionnement du cœur plus difficile, produisant également une tendance au prolapsus des différents organes abdominaux.

Les gens font l'erreur de penser que l'embonpoint est un signe de santé. Cela indique une maladie. Prendre du poids, c'est dégénérer. Les femmes aiment être rondes pour diverses raisons, dont certaines ne sont pas les plus honorables ni aux hommes ni aux femmes. Les gros ne sont pas beaux. Il n'y a pas une statue au monde sculptée sur des lignes corpulentes qui soit considérée comme belle.

Il est naturel que certaines personnes soient minces et d'autres plutôt rondelettes, mais l'embonpoint est anormal. Un double menton qui roule et un abdomen saillant sont des signes d'auto-abus en mangeant et en buvant. En règle générale , les femmes ont leur poids idéal à vingt ans et les hommes à vingt-deux ou vingt-trois ans. Ce poids, ils devraient le conserver. Si on y ajoute vingt ou trente livres, la vie sera sensiblement raccourcie.

Une santé parfaite est impossible pour les personnes obèses, mais elle est à la portée des personnes maigres. Pour guérir, il est souvent nécessaire de devenir assez mince, mais une fois que le système s'est nettoyé, il reprend du poids. Cela peut prendre de plusieurs mois à plusieurs années pour retrouver un poids normal après les ravages de la maladie. Un corps sain s'autorégule et sera aussi lourd qu'il devrait l'être.

Ceux qui mangent trop pour prendre du poids détruisent parfois leurs capacités digestives et assimilatrices à tel point qu'ils perdent beaucoup de poids, et plus ils mangent, plus ils en perdent. Il faut alors réduire la prise alimentaire jusqu'à ce que la digestion et l'assimilation rattrapent l'apport. Ensuite, si l'alimentation est bonne, l'individu atteint le poids approprié et le conserve.

Les personnes minces sont dans la condition physique la plus sûre. Les nombreuses statistiques recueillies par les compagnies d'assurance-vie le confirment. N'oubliez pas que la graisse est un tissu de faible qualité , qui évince parfois les tissus de qualité supérieure, qu'un excès indique une dégénérescence et que l'obésité est une maladie. Tous les gros mangent trop, même s'ils se considèrent comme de petits mangeurs. Ils doivent réguler leur alimentation et leur boisson afin de retrouver un poids normal. C'est le seul moyen sûr de réduire.

Ne faites pas attention à l'insuffisance pondérale. Mangez ce dont le corps a besoin et est capable de digérer et d'assimiler, sans causer de désagréments. L'organisme s'occupera du reste. Tenter d'imposer du poids à un corps au détriment de l'inconfort, de la maladie, d'une efficacité réduite et d'une mort prématurée fait preuve d'un manque de jugement.

Perdre du poids n'a aucune importance s'il n'y a pas d'inconfort ou de maladie. Il est normal d'être un peu plus léger en été qu'en hiver.

Lorsqu'on parle de nourriture et de son utilisation, deux mots sont fréquemment employés : digestion et fermentation. À proprement parler, la digestion est en grande partie un processus de fermentation, consistant en la décomposition de substances complexes en substances simples, au moyen de ferments. Cependant, dans l'esprit populaire, digestion et fermentation ne sont pas synonymes et ne seront pas abordées ainsi dans ce livre. Pour que mon propos soit clair, dans ce livre les mots auront la signification suivante :

Digestion : décomposition normale des aliments et formation de substances qui peuvent être utilisées par le sang pour construire, réparer et produire de la chaleur et de l'énergie.

Fermentation : dégradation anormale des aliments dans le tube digestif, produisant un inconfort et une mauvaise santé. Ce processus se manifeste de diverses manières, comme la production d'une grande quantité de gaz dans le tube digestif ou une hyperacidité du corps.

Nous considérerons la digestion comme un processus favorable à la santé, mais la fermentation, comme un processus conduisant à la maladie, étant un stade précoce d'un trouble digestif.

CHAPITRE IV.

TROP MANGER.

Tous conviennent qu'une indulgence excessive envers les alcooliques est nocive physiquement, mentalement et moralement. Nous condamnons l'usage trop libre du thé et du café et presque tous les autres excès. Cependant, une alimentation excessive est considérée comme respectable. Une grande partie de notre vie sociale consiste à manger trop.

Les manuels de médecine disent que nous devons manger de grandes quantités de nourriture pour conserver notre force et notre santé. L'humanité considère la question de l'alimentation sous un mauvais angle, et il faudra peut-être de nombreuses années avant que la majorité n'obtienne le bon point de vue. Nous devrions manger pour vivre, mais la plupart d'entre nous mangent pour mourir. Benjamin Franklin disait qu'on creusait nos tombes avec nos dents.

Des hommes et des femmes se regroupent en sociétés et en associations dans le but de diminuer ou d'éliminer l'usage du tabac et des boissons alcoolisées. Ils préconisent la tempérance et même l'abstinence dans l'usage des choses qui ne font pas appel à leurs propres sens ; mais la plupart d'entre eux sont loin d'être modérés dans leur alimentation. Ils ont une vision très perçante lorsqu'ils recherchent les faiblesses et les défauts des autres, mais sont assez myopes à l'égard des leurs.

Une consommation excessive d'alcool est-elle pire que de trop manger ? Pas selon la réponse de la nature. L'ivresse se détériore, tout comme le glouton. Les deux provoquent une détérioration de la race. La gourmandise est plus courante que l'ivresse et est responsable de plus de maux. La gourmandise est souvent la cause des habitudes de thé, de café, d'alcool et de drogues. Trop manger provoque souvent tellement d'irritation que la nourriture ne satisfait pas les fringales, et alors des médicaments sont utilisés.

Une mauvaise alimentation, principalement la suralimentation, est la cause de la plupart des maux dont l'homme est l'héritier. Si les gens apprenaient à être modérés en tout ce qui concerne la maladie, les décès prématurés seraient très rares.

Il est très important de bien combiner les aliments, mais les pires combinaisons d'aliments consommés avec modération sont inoffensives, comparées aux dommages causés par une suralimentation des meilleurs aliments. La suralimentation nous accompagne du berceau à la tombe. Cela raccourcit nos journées et les remplit de malheur.

Il existe une vieille croyance selon laquelle une femme enceinte doit manger pour deux. Les mères ont généralement obéi à ce dicton. Le résultat est que les femmes souffrent énormément pendant la grossesse et lors de l'accouchement. Les nausées matinales, les maux de dos, les maux de tête, les jambes enflées et tous les inconforts et maladies dont souffre la femme civilisée pendant cette période sont pour la plupart dus à une mauvaise alimentation . La grossesse et l'accouchement sont physiologiques et sont dépourvus de tout inconfort, douleur ou danger lorsque les femmes mènent une vie normale.

La suralimentation affecte à la fois la mère et l'enfant. Les mères sont souvent blessées ou perdent la vie lors de l'accouchement. Parfois, le travail est si long que l'enfant meurt et parfois, le bébé est si gros qu'il ne peut pas naître naturellement. La souffrance de la mère est souvent très grande. En fait, elle est parfois si grande qu'elle constitue pour beaucoup de femmes comme un nuage d'orage menaçant, et certaines d'entre elles refusent de devenir mères pour cette raison.

Les bébés nés de mères normales, qui ont vécu modérément avec un régime non stimulant pendant la gestation, sont petits. Ils pèsent rarement plus de six livres. Leurs os sont flexibles. Le crâne peut être facilement modelé car les os sont très cartilagineux. Le résultat est que l'accouchement est rapide et pratiquement indolore. Cependant, il existe très peu de mères normales et, par conséquent, les bébés normaux sont également rares.

Un bébé lourd n'est jamais en bonne santé. Sa croissance a été forcée par une alimentation maternelle excessive. Il n'est pas plus résistant que d'autres plantes cultivées en serre chaude. Ces bébés présentent des signes précoces d'affections catarrhales, d'indigestion ou de maladies de peau. Leurs corps sont remplis de poisons avant leur naissance.

Les mères qui mangent trop suralimentent invariablement leurs bébés. Et pourquoi devraient-ils faire autrement ? La famille, les amis et les médecins donnent le même conseil : la mère doit manger beaucoup pour pouvoir nourrir l'enfant, et l'enfant doit être nourri fréquemment pour grandir. Cela semble très plausible, mais cela ne fonctionne pas bien dans la pratique.

Pourquoi les bébés sont-ils contrariés ? Pourquoi présentent-ils rapidement des symptômes catarrhales ? Pourquoi vomissent-ils autant ? Pourquoi sont-ils si sujets aux troubles gastriques et intestinaux ? Pourquoi ont-ils des éruptions cutanées ? Parce qu'ils sont suralimentés.

Les maladies des bébés sont presque entièrement d'origine digestive et, dans presque tous les cas, la suralimentation en est la cause. Les statistiques montrent qu'environ un cinquième des bébés nés meurent avant l'âge d'un an. Dans presque tous les cas, les parents sont responsables. Les intentions peuvent être bonnes, mais les bonnes intentions associées à de mauvaises actions sont mortelles pour les nourrissons. Oscar Wilde a écrit : « Nous tuons ce que nous aimons ». L'amour parental prend trop souvent la forme de leur faire plaisir et il arrive ainsi que des centaines de milliers de petits soient placés chaque année dans leur cercueil par amour.

Chaque année, environ 280 000 bébés de moins d'un an meurent aux États-Unis, selon les estimations basées sur les chiffres du recensement. En dehors des décès accidentels, qui ne représentent qu'un faible pourcentage, la mortalité devrait être pratiquement nulle. Il est naturel que les enfants se portent bien et les enfants en bonne santé ne meurent pas. Si une armée d'environ 280 000 hommes et femmes périssait chaque année de manière spectaculaire, cela provoquerait une telle tristesse et une telle indignation qu'un remède serait bientôt trouvé. Mais nous sommes tellement habitués au cortège de petits cercueils jusqu'à la tombe qu'il ne suscite guère de commentaires. Il coûte trop cher à tous égards de produire de la vie pour la gaspiller si généreusement.

Pourquoi les petits enfants souffrent-ils autant de maladies éruptives, de coqueluche, d'amygdalite, de végétations adénoïdes, de diphtérie et de nombreuses autres maladies ? Parce qu'ils sont suralimentés. Plus l'enfant est jeune, plus le pourcentage est élevé. de maladies dues à une mauvaise alimentation. À l'âge adulte, la suralimentation et la mauvaise alimentation restent les principales causes de maladie. Mais à l'âge adulte, les causes de la maladie sont plus complexes que dans l'enfance, car les sens sont plus pleinement développés et, au lieu de limiter nos péchés physiques à la suralimentation, nous devenons la proie de l'abus de divers appétits et passions.

Les adultes vigoureux sont souvent victimes de pneumonie, de fièvre typhoïde et de tuberculose. La suralimentation est principalement à blâmer, et non les bactéries qui sont citées comme cause principale.

Les rhumatismes, les maladies rénales et les maladies qui se manifestent par un durcissement des différents tissus, qui constituent toutes des formes de dégénérescence, sont assez courants. Encore une fois, la cause principale est la suralimentation.

Il existe un grand nombre de personnes qui vivent de nombreuses années sans maladie particulière, mais qui sont toujours sur le point de tomber malade. Ils sont pleins de sang et trop corpulents. Bien qu'ils soient souvent considérés comme performants, ils ne sont jamais pleinement efficaces, ni physiquement ni mentalement. Ils ne savent pas ce qu'est une bonne santé, mais ils sont tellement habitués à leur état de tolérance qu'ils se considèrent en bonne santé. Ils sont plutôt fiers de leur corpulence et leurs amis confondent leur condition précaire avec leur santé. Ces personnes meurent souvent subitement et leurs amis et connaissances sont très surpris. Aucun homme en bonne santé ne meurt subitement et de manière inattendue, sauf par accident.

Au lieu de vieillir gracieusement, en possession de nos sens et de nos facultés, nous mourons prématurément ou entrons dans la décadence physique et mentale. Les yeux larmoyants, la mesquinerie, l'enfantillage et la perte des facultés mentales ne font pas partie du plan de la nature pour les années avancées. Ces manifestations résultent de l'amélioration de la nature par l'homme !

De la naissance à la mort nous sommes victimes de ce terrible ogre de la suralimentation. Cela nous prive d'amis et de parents. Cela nous enlève force et santé. Cela nous rend mentalement inefficaces et lâches. Enfin , cela nous prive de la vie lorsque notre travail n'est pas à moitié fait et que nos journées ne devraient pas être à moitié écoulées.

Comment est-il possible, demanderez-vous, que cela soit vrai ? Bien sûr, la suralimentation n'est pas la seule cause, mais c'est la cause la plus importante. C'est la cause fondamentale. Aidé par d'autres mauvaises habitudes, il nous conquiert. Nous sommes ce que nous sommes en raison de notre filiation, plus de ce que nous mangeons, buvons, respirons et pensons, et notre alimentation influence largement les autres facteurs de la vie.

Le choléra infantile provoque la mort de nombreux bébés. Cela ne se produit jamais chez les bébés nourris modérément avec des aliments naturels et propres, sans dépasser trois ou quatre fois par jour. L'enfant est contrarié. La mère pense qu'il est contrarié parce qu'il a faim et se nourrit en conséquence. La véritable cause de l'irritabilité est la suralimentation déjà présente. Le bébé a bu tellement de lait qu'il est incapable de tout digérer. Une partie du lait se détériore dans le tube digestif. Cette matière fermentée est en partie absorbée et irrite tout le système. Une partie reste dans le tube digestif où elle agit comme un irritant local direct pour les intestins. Lorsque ceux-ci sont irrités, les vaisseaux sanguins commencent à déverser leur sérum pour apaiser les intestins et il en résulte une diarrhée. L'enfant malade est souvent nourri. Le pouvoir digestif est pratiquement absent. La nourriture supplémentaire contenant des ferments et davantage de sérum doit être jetée pour protéger les parois intestinales. Bientôt, un cas bien établi de choléra infantile apparaît .

Si seulement suffisamment de nourriture avait été donnée pour satisfaire les besoins corporels, aucun lait ne se serait gâté dans le tube digestif. Si toute alimentation avait été arrêtée dès que l'enfant devenait irritable et pincé en regardant autour de la bouche et du nez, si toute l'eau désirée avait été donnée et si l'enfant avait été maintenu au chaud, il n'y aurait pas eu de maladie grave.

Dans ces cas-là, moins on donne de nourriture, plus les guérisons sont rapides et moins il y a de décès.

Les végétations adénoïdes sont une autre maladie courante chez l'enfant. Parler de ces maladies comme de maladies est plutôt trompeur, car ce ne sont que des symptômes d'une alimentation pervertie, mais nous sommes obligés de tirer le meilleur parti de notre langage médical.

Les végétations adénoïdes sont dues à une indigestion. L'indigestion est due à une suralimentation. Voici comment cela se produit : un enfant mange plus que ce qu'il peut digérer, en général en éliminant la nourriture, qui est souvent pâteuse. La quantité excessive de nourriture ne peut pas être digérée et, comme les intestins et l'estomac sont humides et ont une température de 100 degrés Fahrenheit, la fermentation a rapidement lieu. Certains des résultats de la fermentation dans le tube digestif sont des acides, des gaz et des poisons bactériens. Ces substances nocives sont absorbées dans la circulation sanguine et se propagent dans toutes les parties du corps, agissant comme des irritants. Nous ne savons pas pourquoi ils provoquent des végétations adénoïdes chez un enfant et du catarrhe chez un autre. Il est assez facile de dire que les enfants sont prédisposés à cela, ce qui ne constitue aucune information. Il semble que nous ayons tous un point faible et que la maladie a tendance à se localiser. Quel rôle joue le système nerveux sympathique, nous ne le savons pas. Le tissu glandulaire est plutôt instable et devient donc facilement malade et les végétations adénoïdes sont donc assez fréquentes.

Une langue enduite ou une langue irritée, toutes deux dues à une indigestion, est concomitante des végétations adénoïdes. De telles maladies ne surviennent pas simplement. Il y a de bonnes raisons à leur apparition. Ce ne sont pas des réflexions sur l'enfant, mais sur les parents qui devraient avoir les connaissances appropriées et devraient consacrer suffisamment de temps et d'efforts pour éduquer et former l'enfant à la santé.

La tuberculose est l'une des conséquences d'une mauvaise alimentation. Il y a d'abord la suralimentation. Cela provoque une indigestion. Les produits irritants des aliments fermentant dans le tube digestif sont absorbés par le sang. Le sang va vers les poumons où il irrite la délicate muqueuse. En autoprotection, il commence à sécréter un excès de mucus et si l'irritation est suffisamment importante, du pus. Les différentes bactéries sont fortuites. Le bacille tuberculeux n'est jamais capable de prendre pied dans les poumons sains, mais après la dégénérescence du tissu pulmonaire, les poumons fournissent un splendide foyer à ce bacille. Le bacille tuberculeux est un charognard et ne se développe donc pas dans un organisme sain. C'est le résultat d'une maladie, pas sa cause.

Les sujets tuberculeux n'ont jamais d'organes digestifs sains. Malheureusement, presque tous sont persuadés de manger beaucoup plus de nourriture qu'ils ne peuvent en digérer, et ils n'ont donc aucune possibilité de récupérer, car la suralimentation détruit les capacités digestives et assimilatrices au-delà de leur capacité de récupération. Un grand pour cent. de la race humaine périssent misérablement de cette maladie, qui résulte principalement de l'ingestion d'une trop grande quantité de nourriture. L'utilisation généreuse d'aliments dévitalisés comme le lait stérilisé, le sucre raffiné et la farine de blé finement mélangée est sans aucun doute un facteur important dans la réduction de la résistance corporelle au point que l'organisme devient une proie facile aux maladies. Une respiration insuffisante et un air pauvre et dévitalisé sont également des facteurs importants.

Il existe de nombreuses causes de rhumatisme, mais la suralimentation est la principale et il est très douteux qu'un cas de rhumatisme puisse se développer sans cette cause principale. L'exposition est souvent évoquée comme cause, mais un homme en bonne santé et au corps propre ne développe pas de rhumatismes.

Les rhumatismes sont dus à des saletés internes. Un tube digestif sale produit du sang sale. Certains disent que le poison des rhumatismes est l'acide urique, et c'est peut-être le cas, mais il n'y a pas de dépôts d'acide urique dans le corps d'un mangeur prudent. L'élimination de cette maladie est imparfaite. La peau, les reins, les intestins et les poumons ne rejettent pas les débris comme ils le devraient. Peut-être que seulement un ou deux de ces organes fonctionnent de manière inadéquate. Les débris sont stockés dans le système.

Pourquoi les organes d'élimination n'agissent-ils pas ? Parce qu'on leur impose tellement de travail qu'ils deviennent las et épuisés ; de plus, une partie du matériel qui leur est fourni est le produit de la décomposition du tube digestif, et ils ne peuvent pas prospérer avec un matériel pauvre. On mange trop de nourriture. Un excès de matière nutritive, mal digéré, est absorbé. On revient donc à la cause principale, la suralimentation .

Lorsque les organes d'élimination ne remplissent pas leur fonction, les déchets se déposent dans les parties du corps qui sont affaiblies. L'irritation causée par ces substances étrangères provoque une inflammation et le résultat est une douleur. L'ampleur de ce dépôt de matière est bien illustrée dans certains cas de rhumatismes articulaires multiples, ou arthrite déformante, où les dépôts sont si importants que de nombreuses articulations se fixent (anchylosées).

Nous pourrions passer en revue toutes les maladies, et presque chaque fois nous reviendrions aux troubles de la nutrition comme facteur principal, et cela est vrai non seulement des maladies physiques, mais aussi des maladies mentales.

Divers aliments ne se combinent pas bien, mais s'ils sont consommés avec modération , ils ne font que peu de mal. Si nous mangeons trop, les conséquences néfastes se manifesteront inévitablement, quelle que soit la qualité de la nourriture, même s'il faut parfois des années avant qu'elles soient perceptibles. Les effets sont cumulatifs. Chaque jour il y a une petite fermentation avec absorption des produits toxiques. Chaque jour, le corps dégénère un peu. Il arrive toujours un moment où le corps ne peut plus continuer son travail, et alors l'individu doit choisir entre la réforme d'un côté et la souffrance ou la mort de l'autre.

Il est très difficile de convaincre les gens qu'ils mangent trop. En effet, la personne moyenne est un petit mangeur, selon sa propre estimation. Nous avons été éduqués à consommer de si grandes quantités de nourriture que nous savons à peine ce qu'est la modération. Dans le passé, les physiologistes et les observateurs surveillaient la quantité de nourriture que les gens pouvaient avaler et appelaient cela la quantité normale de nourriture. C'est loin d'être la vérité. L'Américain moyen mange au moins deux fois plus qu'il ne peut digérer, assimiler et utiliser avantageusement. Beaucoup mangent trois ou quatre fois trop. Cependant, la nature est très tolérante pendant un certain temps. La plupart d'entre nous commencent avec une certaine résistance et peuvent ainsi vivre jusqu'à quarante ou cinquante ans malgré les abus. Si seulement nous pouvions nous passer de nos excès, nous pourrions doubler ou tripler notre durée de vie, vivre mieux, profiter davantage de la vie et donner au monde un travail plus important et meilleur que ce que nous pouvons faire dans les conditions actuelles.

On parle beaucoup de pénurie alimentaire. La quantité de nourriture consommée et gaspillée chaque année aux États-Unis est suffisante pour nourrir 200 000 000 de personnes. Même avec nos connaissances actuelles, nous pouvons facilement produire deux fois plus par acre que notre moyenne, et nous ne labourons qu'environ un quart des terres qui pourraient être rendues productives. Si nous utilisons notre cerveau, il y a peu de risque de mourir de faim. Ce qu'il faut maintenant, ce n'est pas davantage de nourriture, mais une distribution et une consommation intelligentes de ce que nous produisons.

On entend parler de cas de sous-alimentation. Cela se produit sans doute parfois dans les zones encombrées des grands centres de population. Mais il n'y a pas tant de cas qui souffrent d'un manque de nourriture en quantité suffisante que d'un manque de nourriture de qualité. Le pain de farine blanche finement boulonnée est un aliment de famine, quelle que soit la quantité, à moins que d'autres aliments riches en sels organiques ne soient également consommés.

L'habitude de trop manger est si courante et si insidieuse que les personnes qui en souffrent ne se rendent pas compte qu'elles mangent trop. Les malaises qui en résultent sont imputés à d'autres facteurs. Les bébés sont nourris toutes les deux heures ou plus souvent. Ils ne doivent être nourris que trois ou quatre fois par jour au maximum, et jamais la nuit. Lorsqu'ils sont capables de manger des aliments solides , ils reçoivent trois repas par jour et généralement deux déjeuners ou plus. Certains enfants semblent déjeuner à toute heure. Ils ont presque tout le temps des fruits ou du pain et du beurre avec de la gelée ou de la confiture à la main. Ils sont encouragés à manger beaucoup et souvent pour produire croissance et force. Ce type d'alimentation produit souvent des enfants de grande taille, lourds, mais qui ne sont pas en bonne santé. Malheureusement, cet excès provoque des maladies et la mort.

Une alimentation aussi fréquente ne laisse aucun repos aux organes digestifs. Le surmenage qui leur est imposé et la fermentation provoquent des irritations. Cette irritation se manifeste par un désir constant et presque irrésistible de nourriture, tout comme la consommation excessive d'alcool provoque un désir d'en consommer davantage, tandis que la consommation de morphine ou de cocaïne produit un appétit dominateur et ruineux pour davantage de ces drogues. Ces appétits grandissent en fonction de ce dont ils se nourrissent. L'homme cesse d'être maître et devient l'esclave abject de ses envies anormales.

Les esclaves de l'alcool et des diverses drogues addictives manquent généralement de force physique et mentale pour s'affirmer et reprendre la maîtrise d'eux-mêmes. Le café et le thé ont leurs victimes, même s'ils ne sont généralement pas très fermement asservis. Personne ne se rend compte à quel point il est lié par ses envies excessives de nourriture jusqu'à ce qu'il essaie de briser ces liens. De telles personnes peuvent manger modérément pendant des jours, voire des semaines, puis le vieil appétit reprend ses droits dans toute sa force et, à moins que le malade n'ait une volonté très forte, une débauche alimentaire s'ensuit. J'ai vu des hommes aller d'un restaurant à l'autre, consommant d'énormes quantités de nourriture pour effacer leur terrible envie, tout comme des hommes vont d'un saloon à un autre pour satisfaire leur désir d'alcool. Les gloutons regardent souvent avec le plus grand mépris les esclaves des boissons alcoolisées. Mais quelle est la différence? Peu importe l'appétit, l'habitude, la passion qui ont pris le dessus, nous sommes des esclaves. L'important est de ne pas tomber dans l'esclavage, ou de rompre les liens et de retrouver la liberté.

Ceux qui mangent trop mangent souvent plus de trois fois par jour. Ils prennent un peu de bonbons maintenant, un peu de fruits ensuite, ou ils vont à la pharmacie pour un verre de lait malté ou de babeurre, qu'ils appellent boissons, ou ils prennent un plat de glace. La ménagère grignote du gâteau ou du pain. Si une personne est en bonne santé et souhaite évoluer vers la maîtrise de soi et une bonne santé, elle doit se décider à ne jamais manger plus de trois fois par jour. Rien d'autre que de l'eau claire ne doit entrer dans sa bouche, sauf au moment des repas.

Ensuite, il doit limiter le nombre d'articles consommés lors d'un repas. Le petit-déjeuner et le déjeuner ne doivent pas contenir plus de deux ou trois variétés d'aliments. Le dîner ne doit pas dépasser cinq ou six variétés, et si autant de variétés sont consommées, elles doivent être compatibles. Moins serait mieux. Moins nous avons de variété, mieux les aliments se digèrent. De plus, manger dix, douze sortes d'aliments ou plus, comme le font beaucoup de gens, conduit toujours à trop manger. Un peu de ceci ajouté à un peu de cela fait bientôt un trop grand total. Il est facile de manger tout ce qu'on devrait d'un certain aliment et de se sentir satisfait, puis de passer à autre chose et avant d'avoir fini, on a mangé trois ou quatre fois plus que nécessaire. Si le repas doit être composé de féculents, il n'y a pas de grande objection à une petite quantité de pain, de pommes de terre, de riz, de macaronis et de châtaignes. Cependant, une personne normale n'a pas besoin d'amadouer sa nourriture en utilisant une grande variété. Ceux qui mélangent leurs aliments de cette façon mangent invariablement avec excès. En outre, les différents amidons nécessitent des périodes de digestion différentes. Le riz se jette plus facilement que le pain. Chaque nouvel article stimule le désir de manger davantage. Il est préférable, lorsqu'on mange des pommes de terre, de ne pas avoir d'autres féculents dans ce repas ; ou quand on mange du pain, de ne pas manger de pommes de terre ni d'autres féculents. L'habitude de manger de la viande, des pommes de terre et du pain au cours d'un même repas est très courante et provoque de nombreuses maladies.

Ensuite, le chercheur de santé devrait apprendre à manger des aliments naturels, cuisinés simplement et avec un minimum d'assaisonnements et de vinaigrettes. Les différentes épices et sauces irritent les organes digestifs et créent une envie de manger trop. La nourriture doit être modifiée le moins possible car les aliments dénaturés comme la farine blanche, le riz poli, le lait pasteurisé et de nombreux fruits et légumes en conserve manquent tellement de sels naturels qu'ils ne satisfont pas le désir de sels organiques. Résultats de la suralimentation.

Les conserves, gelées et confitures se heurtent à la même objection. Ils provoquent un désir anormal de nourriture. Il convient donc de les utiliser rarement et avec parcimonie. Tant qu'on pourra manger des pommes, des oranges, des figues, des dattes, des raisins secs, des pruneaux sucrés et divers autres fruits, il n'y aura aucune excuse pour consommer de grandes quantités de ces préparations très sucrées qui sont maintenant si populaires.

La simplicité et le naturel sont de grandes aides pour sortir de l'esclavage alimentaire. Ils sont discutés plus en détail ailleurs. Dans le chapitre suivant, nous trouverons des conseils sur la solution à apporter à la quantité normale de nourriture à consommer.

CHAPITRE V.

PRISE ALIMENTAIRE QUOTIDIENNE.

On croit généralement que plus on mange, mieux c'est. Les médecins disent qu'il est nécessaire de manger copieusement quand on se porte bien pour conserver la santé et la force. Lorsqu'on est malade, il est nécessaire de consommer beaucoup de nourriture pour retrouver la santé et la force perdues. « Mangez tout ce que vous pouvez de nourriture nourrissante » est une prescription gratuite courante, et cela semble très raisonnable. Les médecins d'aujourd'hui ne sont pas responsables de cette croyance en la suralimentation, car c'est ce qu'on leur a enseigné à l'université, et très peu d'hommes, dans quelque domaine que ce soit, ont une pensée originale. C'est une croyance raciale depuis des siècles et personne d'aujourd'hui n'en est responsable. Lorsqu'un médecin prône ce qu'il croit honnêtement, il fait de son mieux, « et les anges ne peuvent pas faire plus ».

Lorsqu'un enfant perd l'appétit, les parents s'inquiètent, car ils pensent qu'il est très nocif pour les jeunes de rester sans nourriture pendant quelques repas. La perte d'appétit est un signal naturel qui vous incite à arrêter de manger et il faut toujours y prêter attention. Si tel est le cas, cela évitera de nombreuses maladies et souffrances et sauvera de nombreuses vies.

La façon actuelle de préparer les aliments conduit à trop manger. Le sens du goût est gâché par les stimulants introduits dans les aliments. Les plats sont si nombreux et si alléchants qu'on en mange plus que ce qui peut être digéré et assimilé. Le sucre raffiné, le sel, les diverses épices, les cornichons, les sauces et les conserves conduisent tous à trop manger en raison de la stimulation. Il en va de même pour l'alcool pris immédiatement avant les repas. Si seulement nous donnons une chance à la nature et sommes parfaitement francs et honnêtes avec nous-mêmes, elle nous protégera contre la surconsommation alimentaire. Ceux qui mangent peu de variétés d'aliments simples à un repas ne sont pas trop tentés de trop manger. Mais quand un plat salé est servi après l'autre, il faut beaucoup de volonté pour être modéré.

Les gens en ont généralement eu largement assez avant que le dernier plat ne soit servi. Cependant, les différents plats ont des saveurs différentes et pour cette raison le palais est débordé et accepte plus de nourriture que ce qui est bon pour nous.

Les hommes qui aiment qualifier leur travail de scientifique calculent la quantité de nourriture dont nous avons besoin pour fournir un certain nombre d'unités thermiques : les calories. La chaleur est bien entendu une forme d'énergie. Baser les besoins alimentaires du corps sur les unités thermiques dépensées ne résout pas le problème. Plus on ingère de nourriture, plus il faut fabriquer d'unités de chaleur, et souvent la quantité de nourriture ingérée est telle que le corps est obligé de se consacrer au chauffage. Ensuite, nous avons de la fièvre.

Une grande partie de la chaleur est dégagée par la peau. Ceux qui mangent trop sont obligés de rayonner beaucoup. Cette quantité excessive de carburant absorbée dans le système sous forme de nourriture use l'organisme. Selon les experts, cela donne un résultat de besoin alimentaire au moins deux fois supérieur à ce qui est nécessaire. L'expérience est la seule indication correcte des besoins alimentaires, et chacun doit régler la question par lui-même. Le corps humain n'est pas exactement un laboratoire de chimie, ni un moteur qui peut être alimenté avec autant de carburant, ce qui produit telle ou telle quantité de chaleur et d'énergie. Certains organismes sont plus efficaces que d'autres. Il en est chez les êtres humains comme chez les animaux inférieurs, certains ont besoin de plus de nourriture que d'autres.

Nous avons besoin de suffisamment de nourriture pour réparer les déchets, effectuer notre travail et fournir de la chaleur. Chaque contraction musculaire consomme un peu d'énergie. Chaque respiration nous prive de chaleur et emporte le dioxyde de carbone, ce dernier étant formé par l'oxydation des tissus du corps. Chaque minute, nous perdons de la chaleur par rayonnement cutané. Chaque pensée nécessite une petite quantité de nourriture. Si nous nous inquiétons, la fuite d'énergie nerveuse est énorme, mais en même temps nous nous mettons dans une situation où nous ne pouvons pas reconstituer nos stocks, car l'inquiétude ruine la digestion. Toutes ces dépenses d'énergie et pertes de chaleur doivent être compensées par l'apport alimentaire. Seule une petite quantité de surplus de nourriture peut être stockée dans l'organisme. Certaines graisses peuvent être stockées sous forme de graisse. Une partie de l'amidon et du sucre peuvent être mis de côté sous forme de glycogène (sucre animal) ou transformés en graisse. Cette conservation des excédents alimentaires est très limitée, sauf en cas d'obésité, qui est une maladie.

La suralimentation provoque invariablement des maladies. Cela peut prendre deux ou trois ans, voire vingt ou trente ans, avant que la suralimentation n'entraîne une maladie grave, mais les résultats sont certains, et pendant ce temps, l'individu n'est jamais à la hauteur. Il ne peut utiliser ni son corps ni son esprit au mieux.

Pour souligner et illustrer ces propos, je copierai quelques listes de régimes, que leurs auteurs jugent raisonnables et correctes pour une personne moyenne pendant une journée, et je donnerai mes commentaires. Le premier est tiré de Kirke's Physiology, qui a été largement utilisé comme manuel dans les facultés de médecine :

340 grammes de viande maigre crue,
600" de pain, 90" de beurre, 28" de fromage, 225" de pommes de terre,
225" de carottes.

Une once contient 28,3 grammes ; une livre, 453 grammes. Il est facile de calculer ces quantités de nourriture en onces ou en livres, ce qui donne une meilleure idée à la personne moyenne.

Il va de soi que c'est trop de nourriture. Plus de douze onces de viande maigre non cuite, plus de vingt et une onces de pain, près d'une demi-livre de pommes de terre et de carottes, environ une once de fromage et plus de trois onces de beurre fournissent suffisamment de nourriture pour deux jours, même pour un gros mangeur. Celui qui essaie de se conformer à un tel régime est assuré de souffrir de maladies et de mourir prématurément.

La miche de pain moyenne pèse environ quatorze onces. Ici, on nous dit de dévorer une demi-livre de carottes (auxquelles d'autres légumes comme les navets, les panais, les betteraves ou le chou peuvent être substitués), une demi-livre de pommes de terre, trois quarts de livre de viande maigre. la viande crue, qui perd un peu de poids à la cuisson, une miche et demie de pain, outre le beurre et le fromage. La grande majorité des gens ne peuvent pas manger plus d'un tiers de cette quantité et conserver leur efficacité et leur santé, mais beaucoup en mangent encore plus.

Le tableau suivant est tiré du livre du Dr I. Burney Yeo sur l'alimentation et représente la nourriture dont a besoin quotidiennement un « travailleur bien nourri » :

151,3 grammes de viande,
48,1 " de blanc d'œuf, 450,0 " de pain, 500,0 " de lait, 1065,9 " de bière, 60,2 " de suif, 30,0 " de beurre, 70,0 " d'amidon, 17,0 " de sucre, 4,9 " de sel.

Cet ouvrier est trop bien nourri. Souvent, ceux qui sont si bien nourris le sont mal, car une quantité excessive de nourriture ruine la nutrition, après quoi la nourriture est mal digérée et assimilée. Cet ouvrier mange tellement qu'il sera obligé d'effectuer un travail manuel toute sa journée, car une telle alimentation l'empêche de penser efficacement.

Le régime alimentaire quotidien moyen suivant est tiré du livre « Régime et diététique » de A. Gauthier, une autorité bien connue en matière de besoins nutritifs du corps. M. Gauthier a fait la moyenne de la ration alimentaire quotidienne des habitants de Paris pour les dix années allant de 1890 à 1899 inclusivement. Il tient pour acquis qu'il s'agit des besoins alimentaires quotidiens moyens d'une personne :

420,0 grammes de pain et gâteaux,
216,0 " de viande désossée, 24,1 " d'œufs (pesés avec coquille), 8,1 " de

fromage (sec ou à la crème), 28,0 " de beurre, d'huile, etc., 70,0 " de fruits frais, 250,0 " de légumes verts, 40,0 " légumes secs, 100,0" pommes de terre, riz,

40,0" sucre,

20,0" sel, 213,0 CC de lait, 557,0 CC d'alcools divers, contenant 9,5 CC d'alcool pur.

Tant que les Parisiens consommeront de telles quantités de nourriture, ils continueront à souffrir et à mourir avant d'avoir atteint la moitié de l'âge qui devrait être le leur. Les Français ne mangent pas plus que les autres ; en fait, ils semblent modérés dans leur alimentation par rapport à certains Allemands, Anglais et Américains, mais ils mangent trop pour leur bien-être physique et mental.

Les listes données ci-dessus proviennent de sources qui imposent le respect de la profession médicale. Ce sont les opinions orthodoxes et populaires. Il serait facile de donner beaucoup plus de tableaux, mais ils sont si proches que ce serait une perte de temps et d'espace.

Les tableaux quantitatifs provenant de sources végétariennes ne sont pas si courants. Les végétariens disent que manger de la viande est une mauvaise chose car contraire à la nature. Qu'ils aient raison ou tort, ils commettent les mêmes erreurs que les prescripteurs orthodoxes, c'est-à-dire qu'ils prônent la suralimentation. Les manuels de médecine prescrivent un apport trop abondant en féculents et en viande notamment. Les végétariens prescrivent une surabondance de féculents. Lisez les magazines prônant le végétarisme et notez leurs menus, donnant de nombreuses céréales, tubercules, pois, haricots, lentilles, ainsi que d'autres légumes, pour un même repas. Il est aussi facile de trop manger de noix et de protéines contenues dans les légumineuses que de trop manger de viande.

L'intoxication à l'amidon est aussi grave que l'intoxication à la viande et les résultats sont tout aussi mortels.

Voici les suggestions proposées par un fruitarien. Ils donnent la nourriture pour deux jours :

120 grammes de cacahuètes décortiquées, crues,
1000 " pommes, 500 " de pain de blé entier non fermenté.

120 grammes d'avelines décortiquées,
450 " raisins secs, 800 " bananes.

est recommandé de consommer plus de deux livres de pommes et plus d'une livre de pain de blé entier , ainsi que plus de quatre onces d'arachides crues. L'auteur précise que cet aliment doit être pris de préférence en deux repas. Très peu de personnes ont suffisamment de pouvoir digestif et assimilatif pour prendre soin de plus d'une demi-livre de pain de blé entier deux fois par jour, surtout lorsqu'il est pris avec des cacahuètes crues, qui sont plutôt difficiles à digérer . Le problème est aggravé par l'ajout de plus d'une livre de pommes à chaque repas, car lorsque les pommes sont consommées en grande quantité avec de grandes quantités d'amidon, la tendance des aliments à fermenter est si forte que très peu d'entre elles s'en échappent . Le gaz est produit en grande quantité, ce qui est à la fois contre nature et désagréable. Ni l'estomac ni les intestins ne produisent de quantité perceptible de gaz s'ils sont en bon état et qu'une quantité modérée de nourriture est prise.

Le pain de blé entier se digère assez facilement lorsqu'il est consommé avec modération, mais il est très difficile à digérer lorsqu'on en prend jusqu'à huit onces à un repas. On peut habituer le corps à accepter cette quantité de nourriture, mais cela n'est jamais nécessaire dans des conditions ordinaires et les résultats à long terme sont mauvais.

La nourriture prescrite pour le deuxième jour est plus facile à digérer, mais elle est trop abondante. Les raisins secs sont un excellent aliment de force, mais aucun individu ordinaire n'a besoin d'une livre de raisins secs par jour, en plus d'environ une livre et trois quarts de bananes, qui sont également un aliment de force et sont à peu près aussi nourrissantes que la même quantité d'aliments irlandais. patates.

Dans toutes mes lectures, je n'ai pas eu la chance de trouver un tableau de régime pour des personnes en bonne santé, donnant des quantités modérées de nourriture. Les listes de régimes semblent scientifiques, elles s'adressent donc à l'esprit qui n'a pas appris à considérer le sujet du bon point de vue. Les tableaux de régime quantitatifs ne valent rien, car une personne peut avoir besoin de plus qu'une autre. Certains sont petits et certains sont grands. Certains sont naturellement minces et d'autres de constitution trapue. Il existe autant de différences dans les besoins alimentaires des individus que dans leur apparence. Essayer de donner à tous la même quantité et le même type de nourriture est aussi insensé que de s'habiller tous avec des vêtements de taille et de coupe identiques.

Si nous mangeons avec modération , ce que nous mangeons ne change pas beaucoup, à condition que notre alimentation contienne soit des fruits crus, soit suffisamment de légumes crus pour fournir les différents sels minéraux et que la nourriture soit assez bien préparée. Il existe des combinaisons qui ne sont pas idéales, mais elles font très peu de mal si l'on ne mange pas trop. Les personnes qui mangent modérément apprécient généralement les aliments simples. Malheureusement, il y a peu de modération dans l'alimentation. Dès l'enfance, l'idée selon laquelle il est nécessaire de manger généreusement est toujours devant nous. Les médecins, les grands-parents, les parents et les voisins pensent et parlent de la même manière. Si les parents croient à la modération, les voisins offrent gentiment des déjeuners aux enfants. Il est vraiment difficile d'élever correctement les enfants, surtout dans les villes.

Après une telle formation, nous apprenons à croire à la suralimentation et nous transmettons cette croyance à la génération suivante, comme elle a été transmise de génération en génération dans le passé. Finalement, nous mourons, beaucoup d'entre nous martyrs de la surconsommation de nourriture. Demandez à n'importe quel guérisseur d'intelligence qui s'est débarrassé des œillères mises à l'université et qui s'est permis de penser sans crainte, et il vous dira qu'au moins les neuf dixièmes de nos maux proviennent de mauvaises habitudes alimentaires . Il n'est pas difficile de composer des menus d'aliments compatibles. Personne ne sait quelle quantité un autre devrait manger, et celui qui prépare des tableaux de régimes quantitatifs pour la multitude échouera.

Cependant, chaque individu d'intelligence ordinaire peut rapidement connaître ses propres besoins alimentaires et la clé en est donnée par la nature. Il n'est pas bien de penser beaucoup ou souvent à soi. Il n'est pas bon d'être introspectif, mais chacun devrait se connaître, apprendre à se connaître suffisamment pour se traiter avec la considération qui lui est due. On nous apprend la gentillesse envers les autres. Nous devons apprendre la gentillesse envers nous-mêmes. La personne moyenne devrait être capable de connaître ses besoins alimentaires normaux en trois ou quatre mois, et un délai plus court suffit souvent.

Les observations suivantes s'avéreront utiles au lecteur attentif :

Les aliments doivent avoir un goût agréable au moment où ils sont consommés, mais ne doivent pas avoir de goût après. Si tel est le cas, c'est le signe d'une indigestion suite à une suralimentation, ou bien cela indique des combinaisons inappropriées ou une très mauvaise cuisson. Peut-être que la nourriture a été prise alors qu'on n'en avait pas envie, ce qui est toujours une erreur. Peut-être que trop d'aliments ont été combinés dans le repas. Ou il se peut qu'il n'y ait pas eu suffisamment de préparation buccale. Cela est généralement dû à une suralimentation. Le chou, les oignons, les concombres et divers autres aliments qui se répètent souvent ne le seront pas s'ils sont correctement préparés et consommés avec modération, si d'autres conditions sont réunies.

Les éructations de gaz et les gaz dans les intestins sont des indications de suralimentation. On consomme plus de nourriture qu'on ne peut en digérer. Une partie fermente et le gaz est un produit de fermentation. Une très petite quantité de gaz dans le tube digestif est naturelle, mais lorsqu'il y a des éructations ou des grondements de gaz dans les intestins, c'est un signe d'indigestion, qui peut être si légère que l'individu n'en est pas conscient, ou cela peut être le cas. tellement mauvais qu'il ne peut penser à rien d'autre. Lorsqu'il se produit une formation importante de gaz, il est toujours nécessaire de réduire la consommation alimentaire et d'accorder une attention particulière à la mastication de tous les aliments contenant de l'amidon. De plus, si des féculents et des fruits aigres ont été habituellement combinés, cette combinaison doit être abandonnée. L'amidon se digère en milieu alcalin, et s'il est pris avec beaucoup d'acide par ceux dont les facultés digestives sont faibles, il en résulte une fermentation au lieu d'une digestion.

Les gens ne devraient jamais manger suffisamment pour ressentir une sensation de langueur. Ils devraient arrêter de manger avant de se sentir rassasiés. S'il y a un désir de dormir après les repas, c'est que trop de nourriture a été ingérée. Lorsque la somnolence nous envahit après les repas , nous avons tellement mangé que les organes digestifs ont tellement besoin de sang qu'il n'en reste plus assez pour le cerveau. C'est une indication que si nous avons un travail ou des études qui nécessitent une clarté d'esprit exceptionnelle, nous devrions manger très modérément ou pas du tout juste avant. Les organes digestifs s'approprient la quantité de sang nécessaire et le cerveau refuse de faire de son mieux lorsqu'il est privé de son apport normal en oxygène et en nourriture.

Les serpents, certaines bêtes de proie et les sauvages dévorent parfois de si grandes quantités de nourriture qu'ils entrent dans la stupeur. Il n'y a aucune excuse pour nous inspirer d'eux maintenant qu'il est facile d'obtenir à tout moment un approvisionnement en nourriture.

Un mauvais goût dans la bouche est généralement le signe d'une suralimentation. Il provient de la décomposition suite à une prise alimentaire trop libérale. Si l'eau a mauvais goût le matin ou à tout autre moment, cela indique une suralimentation. Cela peut être dû à une bouche sale ou à la consommation d'alcool.

Les brûlures d'estomac sont également dues à une alimentation excessive, tout comme le hoquet ; les deux proviennent de la fermentation des aliments dans le tube digestif.

Une langue très enduite le matin indique une consommation alimentaire excessive. Si la langue est ce qu'on appelle une couleur gris sale, cela montre que le propriétaire a trop mangé depuis des années. La membrane muqueuse normale est propre et rose. La membrane muqueuse de la bouche, de l'estomac et de la première partie des intestins ne doit pas être obligée d'agir comme un organe d'excrétion, car sa fonction normale est sécrétoire et absorbante. Cependant, lorsque la quantité de nourriture consommée est telle que la peau, les poumons, les reins et l'intestin inférieur ne peuvent pas éliminer tous les déchets et excès, la membrane muqueuse de la partie supérieure du tube digestif doit aider. Le résultat est une langue enduite, mais la langue n'est pas dans un état pire que la membrane muqueuse de l'estomac. Une langue enduite indique une alimentation surchargée et constitue une demande de la nature de réduire la consommation alimentaire. Combien? De quoi nettoyer la langue. Si le revêtement est chronique , plusieurs mois peuvent être nécessaires avant que la langue ne redevienne propre.

Une peau boueuse, peut-être boutonneuse, est un autre signe de suralimentation. Cela montre que l'apport alimentaire est si important que le corps essaie d'éliminer trop de solides à travers la peau, qui s'irrite à cause de cette cause et de l'état trop acide du système et il y a alors une inflammation. De nombreuses formes d'eczéma et de nombreuses autres maladies de peau sont causées par des troubles de l'estomac et une alimentation surchargée. Il existe une limite à la capacité d'excrétion de la peau, et lorsque celle-ci est dépassée, des maladies cutanées surviennent. Certaines des maladies cutanées dites incurables guérissent en peu de temps avec un régime alimentaire approprié et sans aucun traitement local.

Des yeux ternes et une teinte verdâtre du blanc des yeux indiquent des troubles digestifs dus à un excès de nourriture. La couleur verte provient de la bile projetée dans le sang lorsque le foie est surmené. Le foie n'est jamais surmené sauf si la consommation alimentaire est excessive.

Un autre signe très courant d'une alimentation trop généreuse est le catarrhe, et peu importe où se situe le catarrhe. Il est vrai qu'il existe d'autres causes de catarrhe, en effet, tout ce qui irrite la muqueuse pendant un certain temps le provoquera, mais une alimentation surchargée provoque les cas ordinaires. C'est la même vieille histoire : la membrane muqueuse est obligée d'assumer la fonction d'éliminer les matières superflues qui ont été absorbées par l'organisme sous forme de nourriture. De nombreuses personnes consacrent leur vie à transformer une surabondance de nourriture en déchets et, par conséquent, surchargent leur corps, de sorte qu'ils ne sont jamais bien physiquement et rarement efficaces mentalement.

De nombreuses personnes, en particulier les femmes, déclarent que s'ils sautent un repas ou le prennent plus tard que d'habitude, ils souffrent de maux de tête. Cela indique que l'alimentation est mauvaise, généralement trop généreuse et souvent trop stimulante. Une personne normale peut sauter une douzaine de repas sans aucun signe de mal de tête.

Je le répète : personne ne peut dire quelle quantité de nourriture un autre devrait manger, mais chacun peut apprendre par lui-même quelle est la quantité appropriée de nourriture. Assez est donné ci-dessus pour aider à résoudre le problème. Les interprétations présentées ne sont pas les plus populaires, mais elles sont vraies car elles donnent de bons résultats lorsqu'elles sont mises en pratique.

Si de mauvais résultats suivent un repas, il y a eu des excès alimentaires, soit au dernier repas, soit avant. La sous-mastication accompagne généralement une suralimentation et provoque d'autres problèmes. Ceux qui mastiquent bien ont généralement un apport alimentaire assez modéré.

Beaucoup disent qu'ils mangent beaucoup parce qu'ils aiment tellement leur nourriture. Celui qui mange trop vite ou en excès ne sait pas ce qu'est le véritable plaisir de la nourriture. Une alimentation excessive provoque une intoxication alimentaire, et une intoxication alimentaire émousse tous les sens particuliers. Pour avoir un odorat, un goût, une ouïe et une vision normaux, il faut être pur de part en part, et ceux qui sont rassasiés de nourriture ne sont pas purs intérieurement.

L'individu moyen ne connaît pas le goût naturel de la plupart des aliments. Il les assaisonne si fortement que le goût normal est caché ou détruit. Ceux qui souhaitent connaître la saveur exquise d'aliments courants comme les oignons, les carottes, le chou, les pommes et les oranges doivent les manger sans assaisonnement ni vinaigrette pendant un moment. Pour profiter pleinement de la nourriture, il est nécessaire de manger lentement et avec modération.

Je sais par expérience personnelle et par celle des autres que l'assaisonnement n'est pas nécessaire. Au lieu de donner aux aliments une meilleure saveur, leur goût est inférieur. Un peu de sel ne fera de mal à personne, mais l'utilisation constante de beaucoup d'assaisonnements entraîne une irritation des organes digestifs et une suralimentation. Une consommation excessive de sel contribue également à provoquer un vieillissement prématuré. Il est excellent pour le marinage et la conservation, mais la santé et la vie en abondance sont les seuls conservateurs nécessaires au corps. Le sucre raffiné doit être classé parmi les condiments. Les gens qui vivent normalement en perdent le désir. Le pamplemousse, par exemple, a meilleur goût lorsqu'il est consommé nature que lorsque du sucre est ajouté.

Les personnes qui dorment sept ou huit heures et se réveillent sans sensation de fraîcheur souffrent d'une ingestion excessive de nourriture. Une personne intoxiquée par la nourriture ne peut pas se reposer correctement. Pour avoir un sommeil réparateur et se sentir en pleine forme, il est nécessaire d'avoir du sang propre et un tube digestif doux.

On a beaucoup parlé de la suralimentation. De temps à autre, une personne aura tendance à sous-alimenter, mais de tels cas sont extrêmement rares. Sous-alimenter est insensé. À tout moment, nous devons faire preuve de bon sens. C'est un sujet sur lequel aucune règle fixe ne peut être promulguée. Laissez-vous guider par les sentiments, car une santé parfaite est impossible à celui qui manque d'équilibre.

Ceux qui pensent avoir besoin d'une orientation scientifique peuvent s'adresser à l'une des tables de régime orthodoxes. S'il contient des alcooliques, supprimez-les de la liste. Consommez ensuite environ un tiers de l'amidon recommandé et environ un tiers des protéines. Utilisez plus de fruits et de légumes frais que ceux indiqués. Au lieu de manger du pain à base de farine blanche, utilisez du pain de blé entier. N'essayez pas de manger chaque jour tout ce qui figure sur la liste scientifique des régimes. Par exemple, le riz, les pommes de terre et le pain figurent dans plusieurs de ces tableaux. Choisissez un de ces féculents un jour, un autre le lendemain, etc. Si un tiers de la quantité recommandée est trop, et c'est parfois le cas, réduisez encore davantage.

Veuillez garder à l'esprit que la voie orthodoxe, la voie dite scientifique, a été essayée pendant une longue période et a donné de très mauvais résultats. La modération a toujours donné de bons résultats et donnera toujours de bons résultats.

CHAPITRE VI.

CE QU'IL FAUT MANGER.

Il est très important de manger le bon type d'aliment, mais il est encore plus important d'être équilibré et de faire preuve de bon sens. Ceux qui sont modérés dans leurs habitudes et joyeux peuvent manger presque n'importe quoi avec de bons résultats. Bien sûr, les gens qui vivent presque entièrement d'aliments dénaturés comme le riz poli, les produits à base de farine de blé finement assemblés, le lait stérilisé et la viande avariée à la cuisson, le sucre raffiné et les pommes de terre privées de la plupart de leurs sels à cause du trempage et de la cuisson en souffriront.

Il existe de nombreux systèmes alimentaires différents, et certains d'entre eux sont très bons. Si leurs défenseurs prétendent que leur voie est la seule, ils ont tort. Beaucoup essaient d'imposer leurs idées aux autres. Ils trouvent leur bonheur en rendant les autres malheureux. Ils sont affligés d'un zèle de prosélytisme qui rend les gens fous. Ce n'est pas la bonne façon de résoudre le problème alimentaire. Laissez chaque individu choisir sa propre voie et permettez à ceux qui diffèrent de continuer selon l'ancienne voie.

Beaucoup ont modifié leurs habitudes alimentaires à leur grand bénéfice. Après cela, ils deviennent tellement enthousiastes et désireux que les autres fassent de même qu'ils s'épuisent eux-mêmes et les autres à les exhorter à partager la nouvelle découverte. Cela ne sert à rien, mais cela fait souvent du mal, car cela amène le fanatique à trop penser à lui-même et à lui-même, et cela ennuie les autres.

Beaucoup sont comme mon ami qui déjeunait quotidiennement avec du zwieback et des carottes crues. "Je pense que tout le monde devrait manger des carottes crues tous les jours, n'est-ce pas ?" dit-elle. Nous ne pouvons pas façonner tout le monde à notre goût et nous ne devrions pas essayer. Si nous nous conquérons nous-mêmes, nous avons à peu près tout ce que nous pouvons faire. Si nous réussissons ce grand travail, nous développerons suffisamment de tolérance pour être disposés à permettre aux autres de façonner leurs propres objectifs. Donner volontairement des informations indésirables ne sert à rien, car cela crée une opposition dans l'esprit des auditeurs. Si l'information est recherchée, il y a de fortes chances qu'elle puisse, avec le temps, être utile. Il suffit d'indiquer comment et où de meilleures connaissances peuvent être obtenues. Nous devrions à tout moment essayer de conserver notre énergie et de l'utiliser uniquement lorsque et là où cela nous est utile. Une telle conduite mène à la tranquillité d'esprit, à l'efficacité, au bonheur et à la santé.

La tendance à devenir trop enthousiaste à l'égard d'un régime alimentaire qui a apporté des bénéfices personnels doit être évitée, car cela jette une haine inutile sur le sujet important de la réforme alimentaire. Les gens n'aiment pas changer leurs vieilles habitudes, même si le changement serait pour le mieux, et lorsqu'un enthousiaste essaie de forcer le changement , ses actions suscitent du ressentiment. Il ne fait pas de véritables convertis, mais en récompense de ses efforts, il acquiert la réputation d'être un excentrique.

Ceux qui souhaitent être utiles d'une manière éducative doivent être patients. La course est en préparation depuis des lustres. Ses bonnes habitudes, comme ses mauvaises, se sont acquises progressivement. Si jamais nous nous débarrassons de nos mauvaises habitudes, ce sera par une évolution progressive et non par une révolution précipitée. Nous avons besoin d'un changement dans nos habitudes alimentaires, mais ceux qui deviennent des fous de la nourriture, insistant pour que les autres soient comme eux, retardent ce mouvement. Seuls quelques-uns changeront soudainement leurs habitudes physiques et mentales. Si ceux qui savent se contentent de montrer les bénéfices plus par des résultats que par des mots, leur influence positive sera grande.

Qu'est ce qu'on mange? Comment pouvons-nous connaître la vérité parmi tant d'idées contradictoires ? Nous pouvons connaître la vérité parce qu'elle mène à la santé. L'erreur conduit à la souffrance, à la dégénérescence et à la mort prématurée. Comme le dit le dicton : « La preuve du pudding est dans le fait de le manger ».

Examinons certaines théories sur l'alimentation devant le public et réfléchissons-y de manière réfléchie.

Le regretté Dr JH Salisbury préconisait l'utilisation de l'eau pour boire et de la viande pour manger, et rien d'autre. L'eau devait être prise tiède et en grande quantité, mais pas au moment ou à proximité du repas. La viande, de préférence du bœuf, devait être grattée ou hachée, transformée en gâteaux et cuite dans une poêle très chaude jusqu'à ce que les gâteaux deviennent gris à l'intérieur. Ces galettes de viande devaient être consommées trois fois par jour, assaisonnées de sel et d'un peu de poivre.

Le médecin avait une pratique très réussie, attestée par de nombreuses personnes qui en ont bénéficié lorsque les compétences médicales ordinaires échouaient. Son alimentation n'était pas bien équilibrée. Dans les viandes, il y a un manque de sels cellulaires et de nourriture forcée. Les sels cellulaires font particulièrement défaut lorsque la chair est vidée de son sang. Les animaux de proie boivent le sang et croquent de nombreux os de leurs victimes, obtenant ainsi presque tous les sels. Mais malgré son alimentation si déséquilibrée, le médecin a eu une pratique satisfaisante et un bon succès. Pourquoi? Parce que ses patients ont dû arrêter de consommer des stupéfiants et des stimulants et qu'ils ont été contraints de consommer des aliments si simples qu'ils ont arrêté de trop manger. C'est un fait bien connu qu'une mono-alimentation oblige à la modération, car il n'y a pas d'envie de trop manger, comme c'est le cas lorsqu'on vit avec une alimentation très variée.

Un autre fait que le plan de Salisbury rappelle est que l'amidon et le sucre ne sont pas nécessaires à l'alimentation des adultes, bien qu'ils soient des aliments pratiques et bon marché et ordinairement consommés en grandes quantités. La graisse de la viande remplace l'amidon et le sucre. Sur le plan atomique, l'amidon, le sucre et la graisse sont presque identiques et peuvent se substituer l'un à l'autre. La nature prévoit de larges dispositions.

La carrière du Dr Salisbury nous rappelle également qu'une alimentation mixte n'est pas nécessaire au bien-être physique de ceux qui mangent pour vivre. Les végétariens insistent sur la toxicité de la viande. Mais le Dr Salisbury ne nourrissait ses patients que de viande et d'eau, et le pourcentage de guérisons des maladies chroniques était considéré comme remarquable. La viande est très facile à digérer et, préparée de la manière simple prescrite par le médecin et consommée seule, elle conviendra à presque tout le monde. Mais lorsqu'il est consommé avec de la soupe, du pain, des pommes de terre, des légumes cuits et crus, du poisson, du pudding, des fruits, du café, des craquelins et du fromage, il y aura une suralimentation suivie d'une indigestion et de son cortège de maux. Cependant, il n'est pas juste de blâmer entièrement la viande, car tout le mélange se décompose et empoisonne le corps.

Les guérisons résultant du plan du Dr Salisbury contribuent également à réfuter la théorie tant annoncée du Dr Haig, selon laquelle l'acide urique provenant de la consommation de viande est la cause des rhumatismes. La consommation excessive de viande est souvent une cause contributive. On nous dit que les rhumatismaux qui ont suivi le plan du Dr Salisbury se sont rétablis. Ils ont retrouvé du tonus physique. Ils ont perdu la goutte et les rhumatismes. Ils se séparèrent avec leurs boutons et leurs taches. Tout cela indiquerait que le sang est devenu pur.

La principale leçon tirée du plan et de l'expérience du Dr Salisbury est l'utilité d'une vie simple et modérée. Un régime exclusivement carné n'est pas bien équilibré. L'énergie produite à partir de la viande est trop chère. Les bons résultats sont venus du fait de substituer des habitudes de simplicité et de modération à l'habitude de trop manger des aliments trop variés. Les mêmes résultats peuvent être obtenus en mettant un patient au pain et au lait.

Les patients du Dr Salisbury avaient des désirs insatisfaits, sans doute pour divers sels tissulaires. L'ajout de fruits ou de légumes frais et crus améliorerait son alimentation, car les pommes, les pêches, les poires, la laitue, le céleri et le chou sont riches en sels dont les viandes sont déficientes.

Le Dr Emmet Densmore a recommandé d'omettre complètement les féculents, c'est-à-dire d'éviter les aliments tels que les céréales, les tubercules et les légumineuses. Il croyait qu'il valait mieux vivre de fruits et de noix. Il a recommandé les fruits sucrés – figues, dattes, raisins secs, pruneaux – plutôt que les féculents. Le médecin a fait beaucoup de bien, comme le fait tout homme qui fait simplifier ses patients. Il a également obtenu de bons résultats avant de découvrir que l'amidon est un aliment nocif, lorsqu'il donnait à ses patients du pain et du lait.

L'amidon doit être transformé en sucre avant de pouvoir être utilisé par l'organisme. Le sucre est ce qu'on appelle le dextrose, et non le sucre raffiné du commerce. Les fruits sucrés contiennent ce sucre sous forme de sucre de fruit, qui nécessite peu de préparation pour être absorbé par le sang. Le Dr Densmore raisonne ainsi : Seuls les oiseaux sont équipés de moulins (gésiers) ; c'est pourquoi les céréales ne sont qu'une nourriture qui leur convient. Les autres féculents doivent être évités car ils sont difficiles à digérer, écrit le médecin.

Les féculents crus sont difficiles à digérer, mais lorsqu'ils sont bien cuits , ils sont digérés dans un temps raisonnable sans surcharger le système, à condition qu'ils soient bien mastiqués, que la quantité ingérée ne soit pas trop importante et que la combinaison soit correcte. Le riz, qui contient beaucoup d'amidon, se digère en peu de temps.

On peut très bien se passer d'amidon. Nous pouvons également prospérer grâce à elle si nous n'en abusons pas. Les deux principaux aliments de base riches en amidon, le riz et le blé, contiennent une quantité considérable de protéines et de sels à l'état naturel. En fait, le blé naturel maintiendra la vie pendant longtemps. L'homme a amélioré la nature en polissant le riz et en fabriquant de la farine de blé finement boulonnée et blanchie, dépourvue de presque tous les sels contenus dans les grains de blé. Le résultat est que tous deux sont devenus des aliments très pauvres. Plus nous consommons de ces produits raffinés, plus notre situation se détériore, à moins de consommer librement d'autres aliments riches en sels minéraux.

Il n'y a pas si longtemps, en Angleterre, est décédée une dame qui était une ardente défenseure d'un « régime cérébral ». Son régime alimentaire se composait en grande partie de quantités excessives de viande, le porc étant son préféré. Elle est morte relativement jeune, disent ses amis, à cause du surmenage. Un tel régime contribuait sans doute pour une grande part à son épuisement. Manger trop de viande est dangereux.

Un monsieur préconise désormais un régime composé uniquement de noix de coco. C'est une mode, car ils ne constituent pas un aliment équilibré. Il a publié un livre sur le sujet. Peut-être que son plaidoyer est influencé par son intérêt pour la vente de noix de coco.

Les végétariens condamnent l'utilisation de la viande. Certains d'entre eux sont appelés fruitariens. Il est très difficile de décider lesquels sont les plus représentatifs d'entre eux. Certains préconisent de n'utiliser que des fruits et des noix. D'autres y ajoutent des céréales. D'autres utilisent des légumes en plus. Certains autorisent même l'utilisation de produits laitiers et d'œufs, c'est-à-dire tous les aliments sauf la chair.

Ils affirment que la viande est un aliment contre nature pour l'homme et condamnent son utilisation pour des raisons morales. Il est difficile de décider ce qui est naturel, car nous constatons que l'homme est très adaptable, pouvant vivre de fruits sous les tropiques et presque exclusivement de nourriture carnée, en grande partie grasse, dans les régions arctiques. Dans la nature, les forts vivent de faibles et les intelligents de ce qui est ennuyeux. Il n'y a pas de sentiment dans la nature. Dans son domaine, la force, physique ou mentale, fait le bien. Les sentiments de droit et de justice ne sont pas très développés sauf chez les êtres humains, et même là, ils sont si faiblement implantés qu'il suffit de peu de provocation pour que l'homme civilisé montre les dents dans un grognement de loup.

Pour certains, le végétarisme est en grande partie une question d'esthétique, d'éthique et de moralité. La moralité est basée sur l'opportunité, la question est donc de savoir si la viande est un aliment avantageux ou non.

Un autre argument végétarien est que l'anatomie de l'homme prouve que la nature ne l'a pas destiné à manger de la viande. De bons arguments ont été avancés des deux côtés, mais ils ne sont ni très convaincants ni concluants. Il est difficile de tracer des lignes équitables.

Une autre objection à la viande est qu'elle est impure et pleine de poisons, et que ces poisons produisent diverses maladies, comme le cancer. Nous savons également que le sucre raffiné provoque le cancer et que la croyance dans les tomates en tant que facteur causal n'est pas morte. Le cancer est sans doute causé principalement par des indiscrétions alimentaires mais il est impossible de distinguer un aliment en particulier.

Quels que soient les aliments que nous mangeons, nous sommes obligés d'être prudents, sinon ils seront impurs. Ceux qui souhaitent de la viande propre peuvent l'obtenir. La quantité de poison ou de déchets dans une bonne portion de viande est si petite que nous n'avons pas besoin d'y penser. Ceux qui mangent avec modération peuvent manger de la viande une fois par jour par temps froid et jouir d'une excellente santé. Par temps chaud, il faut en consommer plus rarement.

En revanche, la viande n'est pas nécessaire. Nous avons besoin d'une certaine quantité de protéines, que nous pouvons obtenir à partir de noix, d'œufs, de lait, de fromage, d'arachides, de pois, de haricots, de lentilles, de céréales et d'autres aliments en plus petites quantités. La quantité de protéines nécessaire est faible – environ un cinquième de ce que les physiologistes recommandaient auparavant.

Ceux qui pensent que manger de la viande est une mauvaise chose ne devraient pas en consommer. Ils peuvent très bien s'en passer. Nous consommons vraiment trop de viande en Amérique. L'organisme peut le supporter si la vie est active à l'air frais, mais cela ne le fera pas pour les personnes hébergées. La consommation excessive de viande provoque une dégénérescence physique. Le corps perd du tonus. Des expériences ont montré que les végétariens ont plus de résistance et d'endurance que les mangeurs de viande, mais ces derniers reçoivent tellement de stimulation de leur nourriture qu'ils peuvent accélérer par à-coups. Les excrétions des mangeurs de viande sont plus toxiques que celles des végétariens.

Les œufs produits par des poules nourries en grande partie avec des restes de viande ne se conservent pas aussi bien que ceux pondus par des poules se nourrissant davantage de céréales. En bref, la consommation de viande entraîne une instabilité ou une dégénérescence, si elle est poussée à l'excès. Les jeunes enfants ne devraient pas en manger et il serait très facile pour la génération montante de se développer sans consommer de viande, et je crois que ce serait mieux que notre régime alimentaire actuel. Cependant, accordons à la nourriture charnelle le mérite qui lui est dû. Lorsque les mangeurs de viande sont affaiblis, aucun autre aliment ne semble agir aussi bien que la viande, donnée avec des fruits ou des légumes. Lorsqu'elle est correctement préparée et consommée avec modération, la viande se digère facilement et est complètement assimilée.

Beaucoup font l'erreur de vivre exclusivement de féculents et d'en consommer en excès. Le résultat est une fermentation et un état acide du tube digestif. Le Dr Daniel S. Sager déclare que « tout ce que nous devons craindre en mangeant, c'est l'utilisation excessive de protéides ». L'expérience et l'observation ne confirment pas cette affirmation, car il est aussi facile de trouver des personnes blessées par l'amidon que par les protéines. Une forme d'empoisonnement est aussi grave que l'autre. Le médecin met également en garde contre presque tous les légumes succulents, affirmant qu'en raison de leurs fibres non digestibles , la plupart d'entre eux sont impropres à la consommation humaine.

Le Dr EH Dewey a condamné la pomme comme étant un producteur de maladies et, par conséquent, d'autres fruits.

Le Dr Charles E. Page s'oppose à l'utilisation du lait par les adultes, au motif qu'il constitue un aliment propre aux veaux pour lesquels la nature l'a destiné. De nombreux auteurs ont repris cette opinion.

La plupart des médecins réguliers ont une idée très vague de la diététique et de l'alimentation adéquate. Lorsqu'on leur demande quoi manger, ils répondent généralement : « Mangez beaucoup d'aliments nourrissants, du type qui vous convient ». Ils ne montrent pas les principes fondamentaux à leurs patients. Parfois, ils conseillent d'éviter les combinaisons de lait et de fruits. Parfois, ils disent que tous les féculents doivent être évités et, dans la respiration suivante, prescrivent du pain grillé, l'un des aliments les plus féculents. Parfois, ils interdisent le porc et les cornichons, mais ils sont rarement en mesure de prescrire un bon régime. Ce dont les gens ont besoin, c'est d'une bonne connaissance de ce qu'il faut faire et ceux qui ne le font pas prendront soin d'eux-mêmes.

Tous les aliments ont été déclarés impropres à la consommation humaine par des personnes qui devraient le savoir. Cependant, ceux qui examinent ces questions avec les yeux et l'esprit ouverts arriveront à la conclusion que l'homme est un animal très adaptable ; qu'en cas de besoin il peut se passer de presque tous les aliments, pouvant subsister avec une très petite variété ; qu'il peut vivre pendant une longue période uniquement avec de la nourriture animale ; qu'il peut vivre toute sa vie sans goûter à la chair ; qu'il peut vivre avec un régime mixte ; qu'il peut adopter un grand nombre de régimes alimentaires et vivre en bonne santé et dans le confort pour presque tous, à condition de ne pas se priver des sels naturels et d'obtenir un peu de protéines ; et enfin et surtout, que la modération est le principal facteur pour se maintenir en bonne santé, car les meilleurs aliments produisent des maladies à la longue s'ils sont consommés en excès.

Ceux qui s'opposent à la viande, aux produits laitiers, aux céréales, aux tubercules, aux légumineuses, aux sucres raffinés, aux fruits ou aux légumes devraient se passer de la classe qui leur paraît répréhensible, car il est facile de les substituer à d'autres classes. Des œufs, du lait ou des légumineuses peuvent être consommés à la place des aliments à base de viande. Les sels contenus dans les fruits peuvent être obtenus à partir de légumes. L'amidon, qui est l'ingrédient principal des céréales, est facilement obtenu à partir de tubercules et de légumineuses ; les graisses et les sucres prendront sa place. Le sucre commercial n'est pas une nécessité. La force et la chaleur qui en découlent peuvent être obtenues à partir d'amidons et de graisses.

En dehors du lait pendant la petite enfance, il n'existe pas un seul aliment indispensable. Certaines personnes ont des particularités qui les empêchent de manger certains aliments, comme le porc, les œufs, le lait et les fraises, mais avec ces exceptions, une personne en bonne santé peut manger n'importe quelle nourriture qu'elle veut, à condition qu'elle soit modérée. Nous mangeons trop de chair, de sucre et de féculents et nous en souffrons. Cela ne prouve pas que ces aliments sont nocifs, mais que la suralimentation l'est.

Parfois, la question de l'alimentation devient une question très éprouvante à la maison. Un individu a appris que de bons résultats s'obtiennent en faisant preuve de bon sens et de jugement dans la combinaison et la consommation des aliments, et il essaie de forcer les autres à faire comme lui. C'est malheureux, car la plupart des gens s'opposent à de telles actions, et bien que l'intention soit bonne, elle n'accomplit rien, mais préjuge les autres d'une vie raisonnable. La meilleure façon est de faire le bien soi-même et de laisser les autres pécher contre eux-mêmes et souffrir jusqu'à ce qu'ils soient fatigués. Ensuite, voyant comment vous vous en êtes sorti, peut-être qu'ils viendront vers vous et accepteront ce que vous avez à offrir.

Tenter de forcer les gens à être bons ou en bonne santé n'est qu'un effort inutile.

Le chapitre consacré aux menus donne des informations précises sur la bonne manière de combiner les aliments et de disposer les repas. De telles informations sont également fournies lors du traitement des différentes classes d'aliments.

CHAPITRE VII.

QUAND MANGER.

Trois repas par jour est le plan commun. C'est une question d'habitude. Trois repas par jour suffisent et ne doivent pas être dépassés par un homme, une femme ou un enfant. Il ne faut jamais se permettre de déjeuner ou de « découper ». Les enfants nourris avec des aliments simples et nutritifs contenant les éléments alimentaires nécessaires n'ont pas besoin de déjeuner. Déjeuner est aussi une question d'habitude, et on peut affirmer sans se tromper que c'est une mauvaise habitude.

Si trois repas par jour sont pris, deux devraient être légers. Celui qui souhaite travailler efficacement ne peut pas manger trois repas copieux par jour. S'il s'agit d'un travail cérébral, les organes digestifs absorberont tellement de sang qu'il ne restera plus assez de sang pour nourrir le cerveau. Le travailleur ressent le manque d'énergie. Il n'est pas enclin à faire un travail approfondi, c'est-à-dire à aller à la racine des choses, et il fait donc un travail indifférent. Une règle à laquelle il n'y a pas d'exception est que le cerveau ne peut pas faire de son mieux lorsque les organes digestifs travaillent dur. S'il y a un travail à faire ou un problème à résoudre qui requiert toutes ses forces, il est préférable de l'aborder l'estomac vide ou après un repas très léger.

Si le travail est physique, il n'est pas nécessaire de tracer une ligne aussi fine. Mais il ne faut pas oublier que le travail physique pénible empêche la digestion. Toutes les expériences le prouvent. Ainsi , si le travail est très éprouvant, l'alimentation doit être légère. Ceux qui mangent beaucoup parce qu'ils travaillent dur s'épuiseront bientôt, car un travail dur retarde la digestion, et si la digestion est affaiblie, plus on mange, moins on en extrait de nourriture. Ceux qui travaillent dur devraient prendre un petit-déjeuner léger et le même type de repas à midi. Une fois la journée de travail terminée, prenez un repas copieux. Ceux qui effectuent un travail physique pénible, ainsi que ceux qui travaillent principalement avec leur cerveau, devraient se détendre un peu après le repas de midi. Une sieste de dix à vingt minutes est très bénéfique, mais pas nécessaire si l'on souhaite se détendre.

Pendant le sommeil, les activités du corps ralentissent. La plupart des personnes qui prennent un repas copieux et prennent leur retraite immédiatement après se sentent mal à l'aise au réveil le matin. La raison en est que la nourriture n'était pas bien digérée. Il est toujours bon de rester éveillé au moins deux heures après avoir mangé un repas copieux.

La plupart des gens s'en porteraient mieux s'ils ne prenaient que deux repas par jour. Ceux qui ont des occupations sédentaires ont besoin de moins de carburant que les travailleurs manuels et pourraient très bien se débrouiller avec deux repas par jour. Cependant, si l'on fait preuve de modération, manger trois fois par jour ne fera aucun mal.

Autrefois, de nombreuses personnes vivaient d'un seul repas par jour. Certains le font aujourd'hui et s'entendent très bien. Il est facile d'obtenir suffisamment de nourriture en un seul repas, et cela présente l'avantage de ne pas prendre trop de temps. La plupart d'entre nous passent trop de temps à préparer les repas et à manger. Une fois, alors qu'il n'était pas pratique d'avoir plus de repas, j'ai vécu pendant dix mois avec un seul repas par jour. J'ai beaucoup apprécié ma nourriture et j'étais bien nourri. Depuis douze ans, je vis de deux repas par jour, l'un d'eux étant souvent composé de quelques fruits juteux. Beaucoup d'autres font de même, non pas parce qu'ils ont des préjugés contre trois repas par jour, mais parce qu'ils trouvent la formule à deux repas plus pratique et très satisfaisante.

La viande, les pommes de terre et le pain, ainsi que d'autres aliments, trois fois par jour constituent une combinaison courante. Aucun mortel ordinaire ne peut vivre en bonne santé avec un tel régime. Une telle alimentation entraîne des inconforts et des maladies, et si elle n'est pas modifiée, un vieillissement prématuré et la mort. Le corps n'a besoin que d'une certaine quantité de matière. Une quantité suffisante peut être prise en deux repas. Si l'usage est de trois repas , il faut consommer moins de nourriture par repas. Cependant, la règle générale est que ceux qui prennent trois repas par jour mangent des repas aussi copieux que ceux qui n'en prennent que deux.

En règle générale, les horaires des repas doivent être réguliers. Nous avons besoin d'une certaine quantité de nourriture et il est bon de la prendre régulièrement. Cela réduit les frictions et est favorable à la santé, car le corps apprend facilement à adopter des habitudes de régularité et fonctionne mieux lorsqu'elles sont observées.

Il devrait y avoir un intervalle d'au moins quatre heures et demie à cinq heures entre les repas. Il faut autant de temps au corps pour préparer un repas. La digestion gastrique n'est que le début du processus, et cela prend à lui seul de deux à cinq heures.

Dans le cas de la formule à deux repas, le fait que le petit-déjeuner ou le déjeuner soit omis ne fait aucune différence. Après être resté sans petit-déjeuner pendant une semaine ou deux, on ne le manque pas. Manquez le repas qu'il est le plus difficile d'obtenir. Le Dr Dewey a ravivé l'intérêt pour le plan sans petit-déjeuner dans ce pays. Il considérait cela comme très bénéfique. Le médecin n'a pas accordé à César ce qui est à César, car il a insisté pour ne pas prendre de petit-déjeuner. Omettre le déjeuner ou le dîner revient au même résultat. Il a obtenu ses résultats bénéfiques en réduisant le nombre de repas, et par conséquent la quantité de nourriture prise, mais peu importe quel repas est omis.

Les petits déjeuners copieux sont très courants en Angleterre et dans notre pays. Sur le continent européen, ils ne mangent pas beaucoup au petit-déjeuner, une tasse de café et un petit pain y étant leur repas préféré le matin. Mieux vaut ne rien manger le matin plutôt que de prendre du café et des petits pains. Manger suffisamment pour voler son cerveau est une mauvaise façon de commencer la journée. Un bien meilleur travail pourrait être fait avec des fruits ou un verre de lait, ou des céréales et du beurre qu'avec des œufs, des pommes de terre au steak, du pain chaud et du café, ce qui n'est pas un petit-déjeuner rare.

Lorsque nous considérons le meilleur moment pour manger, nous revenons à notre vieil ami la modération et constatons que c'est la meilleure solution à la question, car si les repas sont modérés , nous pouvons avec avantage prendre trois repas par jour, mais pas plus. , car il n'y a pas assez de temps dans la journée pour digérer plus de trois repas. Toutefois, il n'est pas nécessaire de manger trois fois par jour.

CHAPITRE VIII.

COMMENT MANGER.

Il semble que nous devrions tous savoir manger, car nous avons beaucoup de pratique ; Pourtant, les individus qui connaissent les véritables principes de l'alimentation du corps sont relativement peu nombreux. Très peu de guérisseurs sont capables de donner des directives complètes et explicites sur ce sujet important. Certains peuvent donner des instructions partielles, mais nous avons besoin d'une connaissance pratique complète.

À une époque de notre histoire raciale, il fut un temps où il était difficile d'obtenir de la nourriture, comme c'est le cas aujourd'hui chez certains peuples sauvages. A cette époque, il était sans doute d'usage de se gaver, comme c'est le cas aujourd'hui chez certains sauvages lorsqu'ils reçoivent une abondance de nourriture, surtout de chair. Même parmi les peuples dits civilisés, la distribution de la nourriture est si inégale que certains sont dans le besoin quelque part, presque tout le temps. Dans certaines régions de Russie, nous apprend-on, les paysans entrent dans un état de semi-hibernation pendant une partie de l'hiver, vivant de très petites quantités de nourriture de qualité inférieure.

Avec des transports rapides et l'utilisation intensive de machines à propulsion électrique, la famine devrait être inconnue dans les pays civilisés. Dans notre pays, il y a une quantité suffisante de nourriture et les gens souffrent rarement parce qu'ils n'en ont pas assez, mais des souffrances considérables sont dues à une consommation excessive et à une nourriture de mauvaise qualité. À poids égal, le pain blanc n'a pas autant de valeur que le pain de blé entier, bien qu'il contienne autant d'amidon. Mesure pour mesure, le lait bouilli est un aliment inférieur au lait non traité, qu'il soit frais ou battu. De tels faits nous obligent à savoir comment manger.

Les principes corrects pour tirer le meilleur parti de la nourriture sont assez bien connus depuis longtemps, et peut-être ont-ils été discutés en détail il y a des années par certains auteurs, mais autant que je sache, le Dr EH Dewey est le premier à les avoir regroupés. et leur a donné l'importance qu'ils méritent. Il a consacré de nombreuses pages à expliquer clairement et avec force ces principes, qui peuvent être brièvement énoncés comme suit :

Tout d'abord, laissez-vous guider par l'appétit en mangeant. Mangez seulement quand vous avez faim.

Deuxièmement, pendant une maladie aiguë, jeûnez, c'est-à-dire vivez sur l'eau.

Troisièmement, soyez modéré dans votre alimentation.

Quatrièmement, mastiquez soigneusement vos aliments.

Le Dr JH Tilden enseigne la même chose à ses patients en ces termes :

"Ne mange jamais quand tu te sens mal.

"Ne mange jamais quand tu n'en as aucune envie.

"Ne mange pas trop.

"Mastiquez et insalivez soigneusement toute votre nourriture."

Parce que ces véritables principes diététiques sont si importants, et constituent probablement l'information la plus précieuse donnée dans ce livre, accordons-leur suffisamment d'attention pour les fixer dans l'esprit. Ils devraient faire partie de l'éducation de chaque enfant. Il faut les apprendre si minutieusement qu'ils deviennent une seconde nature, car si on les observe, la maladie est pratiquement impossible. Des accidents peuvent survenir, mais aucune maladie grave ne peut se développer, et encore moins aucune maladie chronique, si ces règles sont respectées, à condition que l'individu se donne une demi-chance par d'autres moyens. Lorsque l'alimentation est correcte, il est difficile de tomber mentalement dans de mauvaises habitudes. Une alimentation correcte est une aide puissante pour la santé. La santé tend à produire une pensée appropriée, qui à son tour conduit l'individu à agir correctement.

Premièrement, ne mangez que quand vous avez faim : La faim est de deux sortes, normale et anormale. La faim réelle ou normale nous a été donnée par la nature pour nous rendre suffisamment actifs pour obtenir de la nourriture. S'il n'y avait pas la faim, les jeunes ne seraient pas particulièrement incités à se nourrir et, par conséquent, beaucoup mourraient confortablement de faim, peut-être suffisamment pour mettre en danger la vie de la race. La faim normale demande de la nourriture, mais pas de nourriture particulière. Il se contente de tout ce qui est propre et nourrissant. Il est assez fort pour formuler une demande décidée de nourriture, mais s'il n'y a pas de nourriture disponible, il se contentera pour le moment d'un verre d'eau et ne causera pas de grand inconvénient.

La faim anormale est complètement différente. C'est un besoin très insistant et s'il n'est pas satisfait, il produit une gêne corporelle, voire des maux de tête. Le rongement demeure et ne laisse aucun repos à la victime. Très souvent, il faut le chouchouter. Il réclame un steak de bœuf, ou des toasts et du thé, ou des friandises, ou tout autre aliment spécial. Si vous n'êtes pas satisfait, les résultats peuvent être de la nervosité, de la faiblesse, des maux de tête ou tout autre symptôme désagréable.

Lorsque manquer un repas ou deux entraîne un inconfort, c'est toujours le signe d'un corps dégénéré ou dégénéré. Une personne en bonne santé peut passer une journée sans nourriture sans aucun inconvénient. Il ressent un vif désir de nourriture au moment des repas, mais dès qu'il a décidé qu'il ne pourra pas en obtenir ou qu'il n'en mangera pas, la faim disparaît. La faim normale est un serviteur. La faim anormale est un maître difficile.

Une personne en bonne condition physique ne s'affaiblit pas en manquant quelques repas. C'est le cas pour une personne en mauvaise condition physique, même si cela est plus apparent que réel. Chez la personne anormale, une partie de la nourriture est utilisée comme nourriture, mais à cause du mauvais fonctionnement des organes digestifs, une partie se décompose et cela agit comme un irritant ou un stimulant. Plus l'irritation est grande, plus la demande de nourriture est importante. La stimulation temporaire est suivie d'une dépression et le patient est alors misérable. Cette dépression est soulagée par davantage de nourriture. Veuillez noter qu'il est soulagé et non guéri. Le soulagement n'est que temporaire.

Tous les aliments stimulent, mais seulement légèrement. C'est lorsque la nourriture se décompose qu'elle devient suffisamment stimulante pour causer des ennuis. Il est bon de rappeler qu'une fermentation alcoolique importante peut avoir lieu dans un tube digestif maltraité. La stimulation obtenue par une trop grande quantité de nourriture ressemble beaucoup à la stimulation dérivée de l'alcool, du tabac ou de la morphine. Au début, il y a un sentiment de bien-être, suivi d'un misérable sentiment de dépression qui nécessite de la nourriture, de l'alcool, du tabac ou de la morphine pour le soulager, selon le cas, et quelle que soit l'habitude qui s'empare, pour s'y adonner. court au désastre. Lorsqu'une habitude commence à s'imposer fortement, rompez-la, car plus tard, cela sera très difficile, si difficile que la plupart des gens n'ont pas la volonté de la surmonter.

En cas de faim anormale, réduisez la consommation alimentaire. Au lieu de manger cinq ou six fois par jour, réduisez les repas à deux ou trois. Il est assez courant que ces personnes prennent des déjeuners qui peuvent être composés de bonbons, de glaces, de gâteaux, de lait ou de babeurre et de diverses autres choses que la plupart des gens ne considèrent pas comme de la vraie nourriture. Prenez deux ou trois repas par jour et faites en grande partie des légumes et des fruits frais. Mangez avec modération et la faim anormale et gênante disparaîtra bientôt. En vous y livrant, vous l'augmentez.

Beaucoup de gens ont des ennuis parce qu'ils croient qu'ils doivent consommer des protéines, des féculents et des graisses à chaque repas. Cela n'est pas nécessaire, car le sang absorbe suffisamment de nourriture pour durer un certain temps. Un apport quotidien des différents éléments alimentaires est suffisant, ce qui signifie que les protéines ne doivent être consommées qu'une fois par jour, les féculents une fois par jour et les graisses une fois par jour. L'amidon et la graisse ont le même objectif et l'un peut être remplacé par l'autre.

Cultivez une faim normale, puis fixez-vous deux ou trois périodes pour vous nourrir et ne consommez que de l'eau en dehors de ces périodes. S'il n'y a aucune envie de manger à l'heure du repas, ne mangez rien, mais buvez toute l'eau désirée et attendez le prochain repas.

Deuxièmement, pendant une maladie aiguë, jeûner : c'est si évidemment correct que nous devrions nous attendre à ce que tout individu normal soit guidé par cela. Même les animaux inférieurs le savent et agissent en conséquence.

Selon cette règle, nous devrions nous priver de nourriture quand nous sommes malades, mais cela est contraire aux enseignements des médecins. Ils enseignent que quand les gens sont malades, il y a beaucoup de gaspillage, ce qui est vrai, et que pour cette raison il est nécessaire de manger une quantité généreuse de nourriture nourrissante, c'est pourquoi ils donnent du lait, du bouillon, de la viande, du pain grillé et d'autres aliments, ainsi que stimulants. Se nourrir pendant une maladie serait acceptable si le corps pouvait prendre soin de la nourriture, ce qu'il ne peut pas faire . Dans toutes les maladies graves, la digestion est presque ou tout à fait au point mort et la nourriture donnée dans ces circonstances se décompose dans le tube digestif et fournit un poison supplémentaire que le système peut excréter. Dans ces circonstances, la nourriture est un inconvénient et un fardeau pour le corps. En cas de fièvre, la température augmente après le repas. Cela montre que davantage de poison est entré dans le sang. En cas de fièvre, peu ou pas de liquide digestif n'est sécrété, mais le tube digestif est si chaud que la nourriture se décompose rapidement. L'alimentation pendant les crises aiguës de maladie est l'une des erreurs les plus graves et les plus mortelles. Il existe une aversion pour la nourriture, qui est la demande de la nature de n'en prendre aucune.

Lorsqu'un animal tombe gravement malade, il veut jeûner, et il le fait à moins que l'homme n'intervienne. Ici, nous pourrions avec avantage faire comme les animaux. La nature ne s'est pas trompée lorsqu'elle a éliminé la faim lors de maladies aiguës, et si nous négligeons ses désirs, nous en souffrons invariablement.

Nous devrions avoir pour règle de ne prendre aucune nourriture, liquide ou solide, en cas de maladie aiguë.

Ceux qui n'ont pas eu l'occasion d'observer la rapidité avec laquelle les gens guérissent d'une maladie grave peuvent estimer que les malades mourraient de faim s'ils étaient traités ainsi, car certaines de ces maladies aiguës durent longtemps. La fièvre typhoïde, par exemple, dure parfois deux ou trois mois. Elle ne dure jamais aussi longtemps lorsqu'elle est traitée par des moyens naturels et elle est généralement très douce. La fièvre disparaîtra au bout de sept à quatorze jours dans la grande majorité des cas, puis l'alimentation pourra reprendre.

Les maladies chroniques sont souvent dues à une maladie aiguë négligée, parfois à la création d'anomalies par des erreurs de la vie qui n'ont pas abouti à des troubles aigus. Lorsqu'il contracte une maladie chronique, l'individu peut se sentir assez à l'aise, mais il n'est jamais à la hauteur. La plupart des maladies chroniques peuvent être guéries rapidement en jeûnant, mais il n'est généralement pas nécessaire de jeûner complètement. Le désir de nourriture n'est généralement pas absent et la capacité de digestion est généralement assez bonne. L'une des méthodes les plus satisfaisantes, sinon la plus satisfaisante, pour traiter les maladies chroniques est de réduire la consommation alimentaire et, au lieu de donner autant de produits de base concentrés, de donner davantage de légumes succulents et de fruits frais, cuits et crus. , en utilisant mais de petites quantités de chair, de pain, de pommes de terre et de sucre. Cela donne au corps une chance de se débarrasser des impuretés. Il y a toujours beaucoup d'impuretés dans un corps dérangé.

Troisièmement, soyez modéré dans votre alimentation : C'est souvent très difficile, car la plupart des gens ne savent pas ce qu'est la modération. Dès la petite enfance, les tétées trop fréquentes et la suralimentation commencent. La croyance commune selon laquelle les nourrissons doivent être nourris toutes les deux heures, ou plus souvent, est mise en pratique. Le résultat est que l'enfant perd rapidement sa faim normale, qui est remplacée par une faim anormale. Lorsqu'on refuse de manger longtemps, il commence à s'inquiéter. La mère se nourrit à nouveau et le calme règne pendant environ une heure. Lorsque les mères apprendront à nourrir leurs enfants trois fois par jour et pas plus, il y aura une grande diminution des maladies infantiles et une baisse de la mortalité infantile. Les enfants les plus en bonne santé que j'ai vus ne sont nourris que trois fois par jour. Ils s'y habituent et n'en attendent plus.

Une autre chose qui rend difficile la modération est l'appauvrissement de la nourriture par le raffinement et la mauvaise cuisson. Ces processus éliminent une grande partie des sels minéraux présents dans les aliments sous forme organique. Ces sels ne peuvent pas être remplacés par du sel de table, car le chlorure de sodium n'est qu'un des nombreux sels dont l'organisme a besoin et un excès de sel de table ne compense pas une carence en les autres.

Les enfants nourris avec des aliments raffinés et pauvres ne se contentent pas d'une quantité raisonnable. Il y a quelque chose qui manque et cela se manifeste dans les fringales, qui exigent plus de nourriture qu'il n'en faut pour se nourrir. J'ai remarqué à plusieurs reprises que les enfants se contentent moins de pain complet que de pain blanc, et que le riz brun non poli les rassasie plus rapidement et plus complètement que le riz poli. En d'autres termes, priver les aliments de leurs sels est l'un des facteurs qui conduisent à trop manger.

La simplicité est une grande aide à la modération. Il est également nécessaire d'exercer une mesure conservatrice, la maîtrise de soi. Certains auteurs suggèrent de manger tout ce que l'on désire, puis de jeûner à différents intervalles pour surmonter les effets d'une suralimentation. En d'autres termes, ils conseillent de manger suffisamment pour tomber malade, puis de jeûner pour guérir le problème. C'est mieux que de continuer à manger lorsque les mauvais résultats d'une consommation alimentaire excessive se font sentir, mais cela n'apporte pas les meilleurs résultats. Ces personnes ont leurs périodes de maladie, qui sont inutiles. S'ils arrêtent de manger dès que la maladie se manifeste, celle-ci ne dure pas longtemps. En faisant preuve de maîtrise de soi, la maladie sera évitée. En utilisant quotidiennement la volonté, elle devient plus forte et ceux qui se forcent à être modérés au début sont récompensés avec le temps en faisant de la modération une seconde nature.

Les gens devraient toujours arrêter de manger avant d'être rassasiés. Ceux qui mangent jusqu'à se sentir mal à l'aise sont des gloutons. Ils doivent être classés parmi les ivrognes et les toxicomanes.

Si un inconfort suit un repas, c'est le signe d'une suralimentation. Il serait bon de lire ceci en relation avec le chapitre qui traite de la suralimentation.

Quatrièmement, bien mastiquer tous les aliments : Horace Fletcher a écrit un livre très enthousiaste sur ce sujet. L'enthousiasme a tendance à induire en erreur, et même si une mastication approfondie ne fera pas tout ce que croyait M. Fletcher, elle est très importante, et nous devons à M. Fletcher des remerciements pour avoir attiré notre attention sur le sujet avec force.

Une mastication complète contrôle partiellement la suralimentation.

Nos aliments doivent être finement divisés et subdivisés, sinon ils ne peuvent pas être complètement traités par les sucs digestifs. L'estomac est bien musclé et brasse la nourriture, aidant à la broyer, mais il ne peut pas remplacer les dents. Tous les aliments doivent être soigneusement mastiqués. Pendant la mastication, la salive se mélange à la nourriture. Dans la salive se trouve la ptyaline, qui commence à digérer l'amidon. L'amidon bien mastiqué n'est pas aussi susceptible de fermenter que celui qui suscite peu d'attention en bouche. Les féculents et les noix nécessitent une mastication la plus approfondie. Si une mastication complète était la règle, les gloutons de viande seraient moins nombreux, car lorsque la chair est bien mâchée, de grandes quantités provoquent des nausées.

Le lait se digère mieux lorsqu'il est roulé dans la bouche suffisamment longtemps pour être mélangé à la salive. Considérer le lait comme une boisson est une erreur, car c'est un aliment très nourrissant.

Toutes sortes de noix doivent être bien mâchées. S'ils ne le sont pas , ils ne peuvent pas être bien digérés, car les organes digestifs sont incapables de décomposer les gros morceaux de chair dure des noix.

Les légumes succulents contiennent beaucoup d'amidon. Si la mastication est négligée , ils fermentent souvent suffisamment pour produire une quantité considérable de gaz.

Les fruits sont généralement consommés trop rapidement et donnent donc souvent de mauvais résultats. Même les fruits verts peuvent être consommés en toute impunité s'ils sont très soigneusement mastiqués.

Ceux qui aiment suffisamment les boissons alcoolisées pour en consommer des excès devraient siroter leurs boissons alcoolisées très lentement, en goûtant chaque goutte avant de les avaler. Cela diminuerait considérablement leur consommation d'alcool.

Même l'eau ne doit pas être avalée. Il doit être pris assez lentement, surtout par temps chaud. Par temps chaud, beaucoup boivent trop d'eau. Cette tendance peut généralement être surmontée en évitant l'eau glacée et en buvant lentement.

Ces quatre règles devraient faire partie de vos connaissances vitales. Si vous oubliez tout le reste de ce livre, souvenez-vous-en et essayez de les mettre en pratique :

Mangez seulement quand vous avez faim.
Pendant une maladie aiguë, je jeûne. Soyez modéré dans votre alimentation. Mastiquez soigneusement tous les aliments.

CHAPITRE IX.

CLASSIFICATION DES ALIMENTS.

La nourriture est tout ce qui, lorsqu'il est absorbé par le corps dans des conditions appropriées, est décomposé et absorbé dans le sang et utilisé pour la construction, la réparation ou la production de chaleur ou d'énergie.

Il existe différentes formes d'aliments, qui peuvent être divisés en deux classes : Premièrement, les aliments azotés ou protéinés. Deuxièmement, les aliments carbonés, sous lesquels figurent les sucres, les amidons et les graisses. Les sels et l'eau ne sont généralement pas classés parmi les aliments, alors qu'ils devraient l'être, car la vie est impossible sans l'un ou l'autre.

Les principales protéines sont : Premièrement, les albuminoïdes, représentés par l'albumine des œufs, la caséine du lait et du fromage, la myosine des muscles et le gluten du blé. Deuxièmement, les gélatinoïdes , représentés par l'osséine des os, qui peut être transformée en colle, et le collagène des tendons. Troisièmement, les extraits azotés, qui sont les principaux ingrédients du thé au bœuf. Ils s'enlèvent facilement de la chair en la trempant crus dans de l'eau froide. Ils sont riches en saveur et stimulants. Ils n'ont absolument aucune valeur alimentaire. Le thé de bœuf et les autres extraits apparentés ne sont pas des aliments. Ce sont des stimulants. En réalité, ils n'ont aucune valeur et ceux qui achètent de telles préparations paient un prix élevé et n'obtiennent rien en retour.

Les sucres et les amidons sont regroupés sous le nom de glucides, ce qui signifie qu'ils sont une combinaison d'eau et de carbone. Il existe différentes formes de sucre. Environ 4 pour cent du lait est constitué de sucre de lait, qui convient mieux aux jeunes que tout autre type de sucre. Il n'est pas aussi soluble dans l'eau que le sucre de canne raffiné, et donc moins sucré, mais il est tout aussi nourrissant. Le miel est un mélange de différents types de sucres. Le sucre de canne provient principalement de la betterave sucrière et de la canne à sucre. Il n'y a aucune différence chimique entre les produits de la canne et de la betterave. Les sucres ne peuvent pas être utilisés par le sang tant qu'il ne les a pas transformés en d'autres formes de sucre.

L'utilisation du sucre augmente rapidement. Il y a plusieurs siècles , il était utilisé comme drogue. Il était sans aucun doute aussi efficace comme agent curatif que nos médicaments le sont aujourd'hui. Jusqu'à ces soixante ou soixante-dix dernières années, il n'était pas utilisé comme aliment de base. C'est désormais l'un de nos principaux aliments. Il n'y a pas si longtemps, dix livres de sucre par personne étaient consommées chaque année, mais maintenant nous en consommons environ quatre-vingt-dix livres par an, soit environ quatre onces par jour. Beaucoup de gens considèrent le sucre comme un arôme, ce qui est le cas dans une certaine mesure, mais c'est aussi l'un de nos aliments les plus concentrés.

Que cette grande consommation de sucre soit nocive, cela ne fait aucun doute. Les médecins qui exerçaient à une époque où l'usage du sucre augmentait très rapidement ont attiré l'attention sur la carie dentaire croissante. Le sucre, tel qu'il apparaît sur la table, est un composé insatisfait. Il n'apparaît pas dans la nature sous forme concentrée, mais mélangé avec des matières végétales et minérales, et lorsque le sucre pur est mis en solution, il recherche ces matières. Il est particulièrement avide de calcium et prive donc les os, les dents et le sang de ce sel important, s'il ne peut être obtenu autrement. L'effet le plus visible est la carie dentaire.

J'ai lu récemment une littérature considérable accusant le sucre d'être à l'origine de nombreuses maladies, parmi lesquelles la tuberculose et le cancer. Une mauvaise alimentation est la cause principale de ces maladies, mais imputer au sucre tous les maux de ce genre est loin d'arriver à la vérité. Le cancer et la tuberculose ont tué un grand nombre de personnes avant que le sucre ne devienne un aliment de base. Si nous souhaitons aller à la racine d'un problème, il est nécessaire d'enterrer nos préjugés et de faire preuve d'ouverture d'esprit.

Les personnes qui consomment beaucoup de sucre devraient également consommer généreusement des fruits et légumes frais crus, afin de fournir les sels dont le sucre est déficient. Le sucre en morceaux est pratiquement pur et constitue donc un article de régime plus pauvre que toute autre forme de sucre, car l'homme ne peut pas vivre de carbone sans sels.

Le sucre de raisin et le sucre de fruit sont chimiquement identiques. Un autre nom pour eux est dextrose, et sous forme de dextrose, le sucre est prêt à être absorbé par le sang.

Les enfants aiment les sucreries, mais il est tout aussi facile de leur donner des fruits sucrés, comme de bonnes figues, des dattes et des raisins secs, que de leur donner du sucre et des bonbons du commerce, et c'est bien meilleur pour leur santé. Les enfants qui s'habituent aux fruits sucrés n'aiment pas beaucoup les bonbons. Le sucre contenu dans ces fruits n'est pas suffisamment concentré pour être irritant et contient les sels nécessaires à l'organisme. Par conséquent, il ne prive le corps d'aucun de ses constituants nécessaires. Parce que le sucre des fruits, pris sous forme de fruit, n'est pas aussi concentré et irritant que le sucre ordinaire, l'enfant se contente de moins.

Le sucre est un irritant pour les muqueuses et stimule donc l'appétit. Cela n'est vrai que lorsqu'il est consommé en excès sous sa forme artificielle, et peu importe qu'il s'agisse de sucre, de gelée ou de confiture. C'est pour cette raison que les gelées et les confitures doivent être utilisées avec parcimonie, car elles ne sont pas nécessaires pour stimuler l'appétit. Ceux qui recourent à la stimulation mangent trop. Lorsqu'on consomme beaucoup de sucre, non seulement cela irrite l'estomac, mais cela enflamme même cet organe.

Le sucre est un conservateur et, comme tous les autres conservateurs, il retarde la digestion s'il est pris en grande quantité, et quatre onces par jour en font une grande quantité. Les organes digestifs se rebellent si on leur donne autant de sucre qu'ils peuvent tolérer d'amidon. Lorsqu'il est pris en excès, le sucre fermente facilement, produisant beaucoup de gaz, ce qui entraîne de graves résultats.

Le sucre est transformé en formes moins sucrées par les acides et la chaleur. Le ferment invertine agit également sur les sucres.

Le sucre est un aliment précieux, mais nous en abusons et nous cause donc des dommages physiques. La quantité devrait être réduite et les familles qui consomment quatre onces par personne et par jour, comme les statistiques indiquent que la plupart le font, devraient réduire leur consommation à environ un tiers de cette quantité. Il serait bon de prendre autant de sucre que possible sous forme de fruits sucrés.

C'est un fait que le sucre est facile à digérer et qu'on peut rapidement en tirer de l'énergie, mais se nourrir n'est pas seulement une question de donner des aliments digestibles, mais une question d'utiliser des aliments bénéfiques à long terme. L'usage modéré de cette nourriture est une bonne chose, mais l'excès est toujours mauvais. Les féculents nécessitent plus de transformation que les sucres avant de pouvoir être absorbés par le sang, mais ils donnent de meilleurs résultats. Chimiquement, il n'y a qu'une petite différence entre l'amidon et le sucre. L'amidon doit être transformé en dextrose, une forme de sucre, avant de pouvoir être utilisé par l'organisme.

Le corps humain contient une petite quantité d'une substance appelée glycogène, qui est un amidon ou un sucre animal. Ce glycogène est brûlé. Le sucre est un aliment de force. Il se combine avec l'oxygène et donne de la chaleur et de l'énergie. Le déchet est du gaz acide carbonique, qui est transporté par le sang vers les poumons puis expiré.

Le miel et le sucre d'érable sont de bons aliments, mais leur surconsommation est nocive.

Manger du sucre est en grande partie une habitude. Parce que le sucre a éliminé une grande partie de la vie et une grande partie des sels nécessaires lors de son raffinement, il n'est un bon aliment que lorsqu'il est pris en petites quantités. La nature exige de nous que nous ne soyons pas trop raffinés dans nos habitudes, car un raffinement excessif entraîne la décadence. Il est facile de surmonter la tendance à trop manger de sucre.

Certains gâtent la pastèque la plus délicieuse en y ajoutant du sucre ou du sel, ou les deux. De cette façon, la saveur est perdue. Il n'existe pas de fruit cru sur le marché qui soit aussi finement aromatisé après avoir été sucré qu'avant. Certes, ceux qui ont ruiné leur sens du goût s'opposent à l'acidité et à l'acidité naturelle de divers aliments, mais ils ne sont pas des juges et ne peuvent le faire tant qu'ils n'ont pas retrouvé un goût normal, ce qui ne peut être obtenu qu'en vivant d'aliments naturels pendant un certain temps. alors que.

Les graisses proviennent en grande partie des noix, des légumineuses, des produits laitiers et des aliments d'origine animale. Ce sont les aliments les plus concentrés de tous, produisant plus de deux fois la quantité de chaleur ou d'énergie que nous pouvons obtenir avec le même poids de sucre pur, d'amidon ou de protéines. Beaucoup de ceux qui pensent être des mangeurs modérés consomment suffisamment de beurre pour les classer dans la classe des gloutons.

Les sels sont présents dans tous les aliments naturels dont nous consommons.

L'eau est indispensable, car le corps a besoin de liquides pour remplir ses fonctions.

Les aliments sont brûlés dans le corps. Leur valeur est proportionnelle à la complétude avec laquelle ils sont digérés et assimilés et à la facilité avec laquelle ce processus est accompli. Il faut de l'énergie pour digérer les aliments et si les aliments sont très indigestes, cela demande trop d'énergie.

Les remarques suivantes sur la digestibilité sont conformes aux meilleures connaissances que nous avons en la matière :

En règle générale, les protéines de la viande et du poisson sont digérées plus complètement et plus rapidement que les protéines des aliments végétaux. La raison en est que la protéine végétale se trouve dans les cellules qui sont protégées par la cellulose non digestible qui recouvre chaque cellule. Cette enveloppe n'est pas toujours rompue et les sucs digestifs sont alors pratiquement impuissants.

Les légumineuses, riches en protéines, sont relativement difficiles à digérer. S'ils sont correctement préparés et consommés, ils ne posent que peu ou pas de problèmes, mais ils sont généralement cuits mous et la mastication est minime. Le résultat est une fermentation. Les haricots, les pois et les lentilles doivent être très bien mâchés et consommés avec modération, car ils sont riches à la fois en amidon et en protéines.

Les noix ne sont généralement pas aussi complètement digérées que les viandes et les graisses animales, et la principale raison en est qu'elles sont consommées trop rapidement et trop peu mastiquées. Les noix correctement mastiquées, prises dans les bonnes combinaisons et les quantités s'accordent très bien. Il n'est pas nécessaire, comme beaucoup le croient, de les saler pour éviter l'indigestion.

Dans les pages suivantes, vous trouverez un certain nombre de tableaux diététiques, donnant les compositions et les valeurs énergétiques de divers aliments qui ont été regroupés par souci de commodité, car les aliments de chaque groupe sont assez similaires. Ces tableaux ne sont pas complets, car énumérer chaque aliment prendrait trop de place. J'ai simplement sélectionné une liste représentative des différentes classes d'aliments. Sous la chair se trouvent du poisson, de la viande et des œufs. Sous les légumes succulents, on donne à la fois des légumes-racines et des légumes de tête, en raison de leur similitude. Les noix, les céréales, les légumineuses, les tubercules et les fruits sont chacun regroupés car il est ainsi facile de les comprendre. Le lait fait l'objet d'un chapitre assez long en raison de sa grande importance au matin de la vie.

Permettez-moi de répéter qu'il est impossible de calculer les calories d'une quantité donnée de nourriture et de donner ensuite suffisamment de nourriture pour fournir autant de calories et ainsi obtenir de bons résultats. J'ai déjà donné la clé de la quantité de nourriture à manger, et c'est la seule sorte de clé qui fonctionne bien. Cependant, il est très utile de connaître les valeurs des aliments.

La calorie est l'unité de chaleur et la chaleur est convertible en énergie. Une calorie est la chaleur nécessaire pour élever la température d'un kilogramme d'eau d'un degré C. Pour traduire en termes courants, c'est la chaleur nécessaire pour élever une livre d'eau de quatre degrés F.

Une livre de protéines produit 1 860 calories.
Une livre de sucre produit 1 860 calories. Une livre d'amidon produit 1 860 calories. Une livre d'huile ou de graisse produit 4 220 calories.

Pour les faits scientifiques concernant les aliments, j'ai consulté divers ouvrages, notamment les suivants : Régime et Diététique, de Gauthier ; Aliments, par Tibbles ; Inspection et analyses des aliments, par Leach ; Les aliments et leur falsification, par Wiley ; Analyse organique commerciale, par Allan. Cependant, je dois beaucoup aux nombreux bulletins publiés par le Département américain de l'Agriculture. Tous ceux qui étudient les aliments et leur valeur doivent beaucoup à l'adj Atwater et à Chas. D. Wood, qui ont travaillé si longtemps et fidèlement pour accroître nos connaissances sur les aliments.

Lorsque nous considérons les différents groupes d'aliments, des instructions sont données pour la meilleure façon de cuisiner, mais aucune cuisine sophistiquée n'est envisagée. Ceux qui souhaitent des plats raffinés et indigestes devraient consulter les livres de cuisine populaires.

Les femmes ont le pouvoir d'élever le niveau de santé de cinquante à cent pour cent en cuisinant pour la santé au lieu de nourrir des palais gâtés et en apprenant à combiner les aliments de manière plus judicieuse que par le passé. L'art de la cuisine s'adresse presque entièrement au palais. Cet art n'est pas d'un niveau aussi élevé que la science de la cuisine, qui donne des aliments qui construisent un corps sain. La bonne façon de cuisiner est plus simple, plus rapide et plus facile que la méthode conventionnelle et donne des aliments d'une saveur supérieure. Une fois que le goût normal a été détruit, il faut quelques mois pour retrouver un goût naturel afin que les bons aliments puissent être appréciés.

CHAPITRE X.

ALIMENTS DE CHAIR.

===
======= ====================
Pro- Glucides - Calories
Eau téine Graisses Cendres par lb.

——————————— Bœuf, moyenne 72,03 21,42 5,41 …. 1.14…. Veau, maigre 78,84 19,86 ,82 …. .50…. Mouton, moyenne 75,99 17,11 5,77 …. 1,33…. Porc, gras moyen 47,40 14,54 37,34 …..72 …. Porc, maigre moyen 72,57 20,25 6,81 …. 1.10…. Lapin 66,80 22,22 9,76 …. 1.17…. Poulet, gras 70,06 19,59 9,34 …. .91 …. Turquie 65,60 24,70 8,50 …. 1h20…. Oie 38,02 15,91 45,59 …. .49 …. Pigeon 75,10 22,90 1,00 …. 1h00…. Canard sauvage 69,89 25,49 3,69 …. .93 …. Basse noire 76,7 20,4 1,7 …. 1,2 450 Bar 79,3 18,8 ,5 …. 1,4 370 Morue, steaks 82,5 16,3 ,3 …. .9 315 Flétan, steaks 75,4 18,3 5,2 …. 1,1 560 Hareng 74,67 14,55 9,03 …. 1,78…. Maquereau 73,4 18,2 7,1 …. 1,3 640 Perche blanche 75,7 19,1 4,0 …. 1,2 525 Brochet 79,8 18,6 ,5 …. 1,1 365 Saumon 71,4 19,9 7,4 …. 1,3 680 Truite saumonée 69,1 18,2 11,4 …. 1,3 820 Alose 70,6 18,6 9,5 …. 1,3 745 Esturgeon 78,7 18,0 1,9 …. 1,4 415 Truite de ruisseau 77,8 18,9 2,1 …. 1,2 440 Palourdes longues 85,8 8,6 1,0 2,00 2,6 240 Palourdes rondes 86,2 6,5 ,4 4,20 2,7 215 Homard 79,2 16,4 1,8 ,40 2,2 390 Huîtres en coquille 86,9 6,2 1,2 3,70 2,0 230 ——————

—

La valeur alimentaire de la viande dépend de la quantité de graisse et de protéines qu'elle contient. La viande maigre peut contenir moins de quatre cents calories par livre, tandis que la viande très grasse peut contenir plus de mille cinq cents calories.

Ces aliments sont consommés car ils sont riches en protéines. La protéine est le grand constructeur et réparateur du corps. Il forme la charpente des os et des muscles. On peut très bien se passer de féculents, ni de sucres, ni de matières grasses, mais il faut absolument avoir des aliments protéinés . Ce sont les seuls à contenir de l'azote, indispensable à la vie animale.

Les aliments azotés ne sont pas seulement utilisés pour construire et réparer, mais ils sont finalement brûlés, fournissant autant de chaleur que le même poids de sucre ou d'amidon.

protéinés sont généralement consommés à outrance. Pour la plupart des gens, ils sont très savoureux et ils sont généralement préparés de manière à faciliter une consommation rapide. De plus, les viandes contiennent des principes aromatisants et stimulants, appelés extractifs, qui en augmentent l'envie. La conséquence est que ceux qui mangent de la viande ont souvent tendance à en manger trop. Une consommation excessive de viande conduit souvent à la consommation de grandes quantités d'alcool. Les stimulants ont soif de compagnie.

Comme on le verra, la plupart des poissons et des viandes en contiennent environ 20 pour cent. de protéines, tandis qu'environ 75 pour cent. c'est de l'eau. Plus la viande est grasse, moins elle contient d'eau et plus elle a de valeur énergétique. Plus la viande est maigre, plus l'animal est aqueux et plus la chair est facilement digérée. Le bœuf est plus gras que le veau et plus difficile à digérer. De plus, la chair des vieux animaux est plus savoureuse que celle des jeunes, car elle contient plus de sels. C'est pour cette raison que les gens qui ont tendance à former des dépôts étrangers, comme c'est le cas de ceux qui souffrent de rhumatismes, de goutte ou de durcissement des artères, devraient prendre la chair des jeunes animaux lorsqu'elle est disponible.

Dans le passé, on nous a appris à consommer des quantités excessives de protéines. La quantité prescrite pour l'adulte moyen est d'environ cinq onces. Si nous devions obtenir toutes les protéines de la viande, cela nécessiterait de manger environ vingt-cinq onces de viande par jour. Cependant, dans la mesure où les céréales et le lait contiennent une quantité considérable de protéines, ainsi qu'un peu de protéines dans la plupart des fruits et légumes, une livre de viande suffirait probablement dans l'ancien régime. Quelques médecins savaient qu'un tel apport en protéines était excessif, et maintenant les physiologistes apprennent la même chose. Il a récemment été déterminé expérimentalement que le corps n'a besoin que d'environ une once de protéines par jour, qui sera fournie par environ cinq onces de chair. Trois ou quatre onces de chair par jour constituent une allocation généreuse, car elle est complétée par des protéines contenues dans d'autres aliments.

Les travailleurs mangent de grandes quantités de chair parce qu'ils pensent qu'ils en ont besoin de beaucoup. Le fait est que ceux qui effectuent un travail physique pénible ont besoin de très peu plus de protéines que les travailleurs du cerveau. L'énergie supplémentaire nécessaire nécessite davantage de glucides, pas de protéines.

Lorsque l'organisme est approvisionné en sucre, en amidon et en graisses, ou l'un de ces éléments, les protéines du corps sont conservées, seule une très petite quantité étant utilisée pour remplacer les déchets dus à l'usure. Bien que les protéines puissent être brûlées dans l'organisme, elles ne constituent pas un carburant économique, que ce soit d'un point de vue physiologique ou financier. L'énergie obtenue à partir de la chair coûte beaucoup plus cher que la même quantité d'énergie obtenue à partir d'aliments carbonés. Dix acres de terrain bien cultivé peuvent produire suffisamment de céréales et de légumes pour subvenir aux besoins d'un certain nombre de personnes, mais si cette superficie de terre est utilisée pour l'élevage d'animaux, elle ne permettra de nourrir que quelques-uns. Les protéines obtenues à partir des pois, des haricots et des lentilles sont bon marché, mais ces aliments ne plaisent pas autant au palais populaire que la chair.

La viande immédiatement après avoir été tuée est molle. Après un certain temps, il entre dans un état de rigidité appelé rigidité cadavérique. Puis il recommence à se ramollir. Cette troisième étape est en réalité une forme de pourriture, appelée maturation. On pense que l'acide lactique formé est l'un des principaux agents produisant cet adoucissement. Certains apprécient leurs viandes, surtout celles des volailles et du gibier, suffisamment mûres pour mériter le nom de pourries. La maturation produit de nombreux changements chimiques dans la viande, qui donnent plus de saveur à la chair. Par conséquent, ceux qui se livrent à des gourmandises sont très enclins à trop manger. C'est un fait que ceux qui mangent beaucoup de chair dégénèrent plus rapidement que ceux qui mangent modérément de la viande et dépendent largement du règne végétal pour se nourrir.

Si un excès de bonne viande provoque la dégénérescence, il n'y a aucune raison de douter que la consommation d'aliments trop mûrs soit encore pire.

Toute viande contient des déchets. Si la chair provient d'animaux sains et est consommée avec modération, ces déchets sont si minimes qu'ils ne causeront aucun inconvénient, car un corps sain est capable d'en prendre soin. Si l'on en mange trop, les conséquences sont graves. Une consommation excessive de chair est suivie d'une production excessive de produits à base d'urée et d'acide urique. Certains d'entre eux peuvent se déposer dans diverses parties du corps, tandis que l'urée est principalement excrétée par les reins. Les reins ne prospèrent pas plus que d'autres organes en cas de surmenage. La grande majorité des cas de diabète et de maladie de Bright sont causés par un surmenage des organes digestifs. Trop de nourriture est absorbée dans le sang et les organes excréteurs doivent travailler des heures supplémentaires pour se débarrasser de l'excès.

Les viandes se gâtent facilement. Ils doivent être conservés dans un endroit frais et pas très longtemps. La viande et le poisson frais sont plus faciles à digérer que ceux qui sont salés ou conservés de toute autre manière. Les viandes marinées doivent être rarement utilisées. Il en va de même pour le poisson.

Les ptomaïnes , ou poisons animaux, se forment facilement dans les aliments carnés. Ceux-ci sont très dangereux et il n'est pas prudent de manger de la chair avariée, même après la cuisson. Le poisson se décompose rapidement et l'intoxication par le poisson est probablement encore plus grave que l'intoxication par la viande. Les poissons doivent être tués immédiatement après leur capture, car des expériences ont montré que la chair des poissons gardés en captivité à la manière des pêcheurs dégénère très rapidement. Le poisson doit être consommé frais. Même lorsque les meilleures précautions ont été prises, il est quelque peu risqué de manger du poisson expédié de loin.

Les aliments à base de chair sont plus facilement et complètement digérés que les protéines dérivées du règne végétal.

Le tableau montre que certains poissons sont gras et d'autres maigres. Ceux contenant plus de 5 pour cent de graisse doivent être considérés comme des poissons gras. Ceux-ci sont un peu plus difficiles à digérer que les maigres, mais ils sont plus nutritifs.

Les crustacés ont généralement une faible valeur nutritive et, s'ils sont consommés comme nourriture, ils coûtent très cher. Cependant, la plupart des gens consomment cet aliment pour sa saveur.

CUISSON.

La cuisine est un art qui doit s'apprendre selon des principes corrects. Chaque médecin devrait être un bon cuisinier. Il devrait pouvoir aller dans la cuisine et montrer à la ménagère comment préparer correctement les aliments. Les médecins qui connaissent bien la préparation des aliments et sont capables de prescrire de bons aliments n'ont pas besoin de médicaments.

La chair des animaux est composée de fibres . Ces fibres sont entourées de tissu conjonctif résistant. La cuisson ramollit et décompose ces tissus, permettant ainsi aux sucs digestifs de pénétrer plus facilement et de les dissoudre. Autrement dit, une bonne cuisine fait cela. Une mauvaise cuisson rend généralement les viandes indigestes.

Plus la cuisson est simple, plus les aliments seront digestes. Les saveurs se développent au cours du processus, mais elles sont cachées si les viandes sont très assaisonnées.

Ebullition : Lorsque les viandes sont bouillies , elles perdent du sucre musculaire, des extraits aromatiques, des acides organiques, de la gélatine, des matières minérales et de l'albumine soluble. Autrement dit, ils perdent à la fois leur saveur et leur valeur nutritive. Il faut donc utiliser le liquide dans lequel ils sont cuits.

La bonne façon de faire bouillir la viande est de la plonger dans de l'eau bouillante. Laissez l'eau bouillir fort pendant dix ou quinze minutes. Cela coagule la partie externe du morceau de viande. Baissez ensuite la température de l'eau à environ 180 degrés F. et faites cuire jusqu'à ce qu'elle convienne au goût. Si on le laisse bouillir longtemps à haute température, il devient dur, car l'albumine coagule partout.

Le sel extrait l'eau de la viande. Par conséquent, rien ne doit être utilisé en ébullition. La viande doit être cuite dans de l'eau claire, sans aucun ajout. Aucun légume ni aucune céréales ne doivent être ajoutés. Toutes les viandes contiennent un peu de graisse, qui se retrouve dans l'eau et agit sur les légumes et les féculents, les rendant indigestes. Assaisonnez la viande après la cuisson, ou mieux encore, laissez chacun l'assaisonner selon son goût après le service.

Les viandes qui doivent être bouillies ne doivent jamais être trempées, car l'eau froide dissout une partie des sels et une partie des extraits aromatisants, ainsi qu'une partie des substances nutritives. Il est préférable de simplement laver la viande si elle n'a pas l'air suffisamment fraîche et propre pour attirer l'œil, ce qu'elle devrait toujours être.

Ragoût : Si la viande doit être mijotée, coupez-la en petits morceaux et faites-la mijoter ou laisser mijoter à une température d'environ 180 degrés F. jusqu'à ce qu'elle soit tendre. Il doit être cuit dans de l'eau claire. Si vous désirez un ragoût de viande et de légumes, faites mijoter les légumes dans un plat et la viande dans un autre. Quand les deux sont cuits, mélangez. En cuisinant ainsi, on obtient un ragoût qui ne se « répétera » pas s'il est correctement mangé. Les aliments doivent avoir un goût lorsqu'ils sont mangés et non après.

Bouillons : Si un bouillon est souhaité, sélectionnez une viande maigre. Soit le broyer, soit le hacher finement. Il n'y a aucune objection à faire tremper la viande dans de l'eau froide, à condition que cette eau soit utilisée pour faire le bouillon. N'utilisez aucun assaisonnement. Laissez-le mijoter ou mijoter à environ 180 degrés F. jusqu'à ce que la force de la viande soit en grande partie dans l'eau.

Lorsque le bouillon est cuit, laissez-le refroidir. Retirez ensuite toute la graisse, réchauffez-la et utilisez-la. Une livre de viande maigre produira un litre de bouillon assez fort.

Griller : Coupez la viande à l'épaisseur désirée. Placer près d'un feu intense, en retournant de temps en temps, jusqu'à cuisson complète. Attention à ne pas brûler la chair. Un steak ordinaire doit être grillé en dix minutes environ. Bien sûr, le temps dépend de l'épaisseur de la coupe et du fait qu'elle soit saignante, moyenne ou bien cuite, et en cela, laissez chacun faire ce qu'il veut, car il digérera mieux la viande comme il l'apprécie le plus.

Le steak de bœuf recouvert d'oignons est un plat préféré. Ce n'est pas une bonne façon de préparer ni les oignons ni le steak. Une meilleure façon est de faire griller le steak et les oignons, ou de faire griller le steak, de couper les oignons en tranches d'environ un demi à trois quarts de pouce d'épaisseur, d'ajouter un peu d'eau et de les faire cuire au four. Le steak de bœuf et les oignons ainsi préparés sont à la fois savoureux et faciles à digérer.

Rôtir, c'est comme griller, c'est-à-dire cuire un morceau de viande devant un feu ouvert. Ici, nous utilisons un morceau de viande plus gros et cela prend donc plus de temps. Autrefois, le rôtissage était assez courant, mais maintenant on rôtit rarement la viande dans ce pays.

Cuisson : Ici, nous plaçons la viande dans un four fermé. La plupart de nos viandes dites rôties sont cuites au four. Le four pendant les dix ou quinze premières minutes doit être très chaud, environ 400 degrés F. Cette chaleur scelle assez bien l'extérieur de la viande. Ensuite, laissez la chaleur être réduite à environ 260 degrés F. Si elle est maintenue à une température élevée , elle produira un morceau de viande coriace. Le temps que la viande doit passer au four dépend de la taille du morceau de viande et de la qualité de cuisson souhaitée.

Pendant la cuisson, une partie des jus et une partie de la graisse s'échappent. Toutes les quinze minutes environ, arrosez la viande de son jus. Quelques minutes avant de sortir la viande du four, elle peut être saupoudrée d'une petite quantité de sel, de même que les viandes grillées et rôties un peu avant qu'elles ne soient cuites. Cependant, beaucoup préfèrent assaisonner leurs propres aliments ou les manger sans assaisonnement et ils devraient être autorisés à le faire.

Cuisson à la vapeur : C'est une excellente façon de cuisiner. Aucune valeur alimentaire n'est perdue. Mettez la viande dans le cuiseur vapeur et laissez-la reposer jusqu'à ce qu'elle soit cuite. Les morceaux de viande les moins chers et les plus durs, qui sont tout aussi bons que les plus chers et souvent mieux aromatisés, peuvent être rendus très tendres par la cuisson à la vapeur. Les oiseaux coriaces peuvent être traités de la même manière. Une excellente façon de cuire une vieille poule ou une vieille dinde est de la cuire à la vapeur jusqu'à ce qu'elle soit tendre, puis de la mettre au four chaud pendant quelques minutes pour la faire dorer. Certains oiseaux sont si coriaces qu'ils ne peuvent être rendus comestibles ni par la cuisson ni par la cuisson, mais la cuisson à la vapeur les rend tendres.

Il est préférable d'éviter les vinaigrettes féculentes, en fait les vinaigrettes de toutes sortes. Un oiseau bien cuit n'en a pas besoin, et la vinaigrette ne sauve pas un oiseau mal cuit. La plupart des vinaigrettes sont très difficiles à digérer.

Cuisson sans feu : Chaque foyer devrait disposer soit d'un bon cuiseur vapeur, soit d'une cuisinière sans feu. Les deux permettent d'économiser du temps, du carburant et de la nourriture. Ils émancipent les femmes. Ceux qui disposent de cuisinières sans feu et planifient correctement leurs repas n'ont pas besoin de passer beaucoup de temps en cuisine.

Placez la viande dans la mijoteuse sans feu en suivant les instructions qui l'accompagnent. Cependant, s'ils vous disent d'assaisonner la viande, omettez cette partie.

L'étouffement est une modification de la cuisson. N'importe quel type de viande peut être étouffé, mais c'est particulièrement bon pour les poulets. Prenez un jeune oiseau, séparez-le en morceaux, placez-le dans une casserole, ajoutez un litre d'eau bouillante. Si le poulet est maigre, mettez un peu de beurre, mais s'il est gras, n'utilisez pas de beurre. Couvrez bien le moule, placez-le au four et laissez cuire. Un poulet pesant deux livres et demi une fois habillé nécessitera une cuisson d'une heure et quinze minutes. Gardez le couvercle sur le plat de cuisson jusqu'à ce que le poulet soit cuit, sans le soulever une seule fois. La sauce se retrouvera dans la poêle.

Le poulet pressé est très bon. Obtenez une poule d'environ un an. Placez-le dans un cuiseur vapeur ou un cuiseur sans feu jusqu'à ce qu'il soit si tendre que la chair se détache facilement des os. Retirez les os, mais gardez la peau avec la viande. Hachez-le. Placer dans un plat ou un bocal en salant très légèrement. Sur la viande hachée, placez une assiette et dessus un poids et laissez presser toute la nuit . Ensuite, il est prêt à trancher et à servir. C'est très pratique pour les sorties.

Le poisson doit être de préférence cuit au four ou grillé. On peut aussi le faire bouillir, mais il se fragmente assez facilement et perd une partie de sa valeur alimentaire. Il faut le manipuler avec beaucoup de précautions. Aucun assaisonnement ne doit être utilisé. Au moment de servir, un peu de sel et du beurre ou de l'huile peuvent être ajoutés comme vinaigrette.

La friture est une méthode de cuisson répréhensible. On pense généralement, et avec raison, que lorsque la graisse à haute température est introduite dans la chair, elle devient très indigeste. En effet la croûte formée à l'extérieur de la chair ne peut pas être digérée. C'est une folie de préparer de la nourriture de manière à ce qu'elle se révèle nuisible.

Cependant, il existe un moyen d'utiliser la poêle à frire de manière à ne causer pratiquement aucun dommage. Beurrer très légèrement la poêle, juste assez pour éviter que la chair ne colle. Faites chauffer la poêle et placez-y la viande. Retournez fréquemment la viande. Les frites (jeunes poulets) peuvent être cuites de cette manière avec de bons résultats. Il en va de même pour les steaks et les côtelettes.

Évitez la cuisine grasse. C'est une abomination qui contribue à tuer des milliers de personnes chaque année.

La cuisson dans des sacs en papier est acceptable si cela est pratique. Ceux qui possèdent de bons cuiseurs à vapeur ou des cuisinières sans feu n'y trouveront pas un avantage particulier.

Les sauces à base de farine brune ne sont pas bonnes à la consommation. S'il y a de la sauce, servez-la telle qu'elle vient de la poêle sans la mélanger avec de la farine ou d'autres féculents. Il peut être mis sur la viande ou utilisé comme assaisonnement pour les légumes. Les sauces au lait sont également à éviter. Utilisez uniquement les sauces naturelles.

Les huîtres peuvent être consommées crues ou en compote. Faites revenir les huîtres dans un peu d'eau. Faites chauffer le lait et mélangez. Mangez avec des légumes succulents cuits et avec des légumes crus en salade. Il est préférable de laisser les crackers de côté. Les huîtres elles-mêmes contiennent très peu de nutriments, mais lorsqu'elles sont transformées en ragoût de lait, le résultat est très nutritif.

Les œufs doivent être frais. Certains boulangers achètent des œufs gâtés et les utilisent pour leurs gâteaux et biscuits raffinés. Il s'agit d'une pratique très répréhensible et c'est peut-être l'une des raisons pour lesquelles les biscuits des boulangers n'ont jamais le goût de ceux que « ma mère préparait ». Les œufs remplacent le poisson, la viande ou les noix, car ils sont riches en protéines. Ils peuvent être consommés crus, saignants ou bien cuits.

Les œufs peuvent être bouillis, pochés, cuits à la vapeur ou cuits au four. Les œufs à la coque nécessitent environ trois minutes et demie. Les bouillis durs nécessitent de quinze à vingt minutes. L'albumine d'un œuf cuit six ou sept minutes est dure. Lorsqu'il est bouilli plus longtemps, il devient moelleux. Les œufs peuvent être transformés en omelettes ou brouillés, mais la poêle doit être légèrement graissée et bien chaude pour que la cuisson soit rapide. Les œufs sont traités de différentes manières pour une omelette . Certains cuisiniers n'ajoutent que de l'eau, ce qui donne un plat délicat. D'autres utilisent du lait, de la crème ou du beurre et battent.

Le bacon est une condiment et peut être pris occasionnellement avec tout autre aliment. Il doit être bien cuit, frit ou grillé jusqu'à ce qu'il soit bien croustillant. C'est un endroit où la friture n'est pas répréhensible.

Le porc devrait rarement être utilisé. Il est trop gras et riche et nécessite trop de temps pour être digéré. Lorsqu'il est consommé, il doit être pris dans la combinaison la plus simple, comme du porc et des légumes succulents ou des fruits juteux, cuits ou crus, et rien d'autre.

La chair peut être consommée plus librement en hiver qu'en été. La viande, en particulier, doit être consommée avec parcimonie par temps chaud, car elle est trop stimulante et trop échauffante. Les noix, les œufs et le poisson constituent alors de meilleures formes d'absorption des protéines.

COMBINAISONS.

Les aliments à base de chair se marient mieux avec les légumes succulents et les légumes en salade ou avec les fruits juteux. Il est plus courant de prendre des légumes avec de la chair que des fruits, mais ceux qui préfèrent les fruits peuvent en prendre avec des résultats tout aussi bons. Les fruits et les légumes sont riches en sels tissulaires, dont les aliments carnés sont plutôt déficients. Les légumes succulents contiennent un peu d'amidon et les fruits juteux du sucre, mais pas assez pour nuire. Ils agissent tous deux comme des charges.

La chair est assez concentrée et il est d'usage de la consommer avec d'autres aliments concentrés, comme le pain et les pommes de terre. En conséquence , trop de nourriture est ingérée. Ce serait une excellente règle d'éviter le pain et les pommes de terre lorsque l'on consomme des aliments à base de viande, mais si cela semble trop rigide, fixez-vous pour règle de ne jamais manger les trois au même repas. Il est préférable de manger les aliments à base de viande sans pain ni pommes de terre, mais si vous désirez des féculents, n'en prenez qu'un seul à la fois.

La plupart des gens ont besoin d'une certaine quantité de nourriture pour se nourrir et ont pris l'habitude d'utiliser du pain et des pommes de terre à cette fin. C'est une erreur. Utilisez les fruits juteux et les légumes succulents pour vous rassasier et obtenez ainsi suffisamment de sel et évitez les nombreux maux qui proviennent de la consommation de grandes quantités d'aliments concentrés.

Lorsque cela est possible, mangez une ou deux salades de légumes crus avec la farine de viande ou de poisson.

Ne mangez qu'un seul aliment albuminé concentré par repas. Si vous mangez de la viande, ne prenez pas de poisson, d'œufs, de noix ou de fromage.

CHAPITRE XI.

DES NOISETTES.

==
======= ====================

Pro- Glucides - Calories
Eau téine Graisses Cendres par lb.

——————————— Glands 4,1 8,1 37,4 48,0 2,4 2718 Amandes 4,8 21,0 54,9 17,3 2,0 3030 Noix du Brésil 5,3 17,0 66,8 7,0 3,9 3329 Noisettes 3,7 15,6 65,3 13,0 2,4 3432 Noix d'hickory 3,7 15,4 67,4 11,4 2,1 3495 Noix de pécan 3,0 11,0 71,2 13,3 1,5 3633 Noix anglaises 2,8 16,7 64,4 14,8 1,3 3305 Châtaignes séchées 5,9 10,7 7,0 74,2 2,2 1875 Butternuts 4,5 27,9 61,2 3 .4 3,0 3371 Noix de coco 14,1 5,7 50,6 27,9 1,7 2986 Pistaches 4,2 22,6 54,5 15,6 3,1 3010 Arachides, rôti 1,6 30,5 49,2 16,2 2,5 3177 ———————————

La composition des noix varie considérablement. Ce sont généralement des graines d'arbres, enfermées dans des coquilles, mais d'autres substances sont également appelées noix. Les noix représentatives sont riches en graisses et en protéines, contenant des glucides (sucre ou amidon).

Quelques fruits à coque, comme le gland, la noix de coco et la châtaigne, sont très riches en amidon et doivent être classés parmi les féculents. Très peu d'aliments contiennent un pourcentage d'amidon aussi élevé que la châtaigne sèche. Dans le sud de l'Europe, les châtaignes sont transformées en farine, qui est ensuite transformée en pain ou en gâteaux. Un pain de qualité inférieure est également fait de farine de gland . Les châtaignes peuvent être bouillies ou grillées. Ils sont très nutritifs.

Les noix les plus représentatives sont les noix de pécan, les noisettes, les noix du Brésil et les noix. Ceux-ci peuvent être utilisés à la place des aliments carnés, car ils fournissent à la fois des protéines et des graisses. Si l'amande est entourée d'une membrane dure, comme c'est le cas des noix et des amandes, il faut la blanchir, ce qui consiste à mettre l'amande pendant un petit moment dans de l'eau très chaude puis à retirer cette membrane. La noix de pécan, bien qu'elle ne contienne pas beaucoup de protéines, est l'une des meilleures noix, celle qui peut être consommée souvent sans susciter de dégoût.

Les noix ont la réputation d'être difficiles à digérer. S'ils ne sont pas bien mastiqués , ils sont en effet très difficiles à digérer, mais lorsqu'ils sont bien mastiqués, ils digèrent presque aussi complètement que les aliments carnés et ne produisent aucun trouble digestif.

L'une des raisons pour lesquelles les noix ont acquis une mauvaise réputation est qu'elles sont souvent consommées à la fin d'un repas copieux, alors qu'on a déjà ingéré deux ou trois fois trop de nourriture. Le résultat est une indigestion et le patient renonce aux noix. S'il avait suffisamment de bon sens pour réduire sa consommation de pain, de pommes de terre, de viande, de pudding et de café, le bénéfice serait très grand. La personne souffrant d'indigestion a tendance à choisir un certain aliment et à blâmer tous les problèmes, alors qu'en réalité, les combinaisons et la quantité de nourriture sont à blâmer.

Certains végétariens font des noix l'un de leurs principaux aliments. Nous pouvons facilement nous passer de viande, car nous pouvons obtenir toutes les protéines nécessaires à partir du lait, des œufs, des noix et des légumineuses. Cependant, les personnes habituées à la chair sont capables de la digérer alors qu'elles ne peuvent pratiquement rien prendre d'autre. Les aliments que nous préférons sont consommés en grande partie parce que nous nous y sommes habitués et que nous avons pris goût à eux, et non parce qu'ils sont les meilleurs parmi lesquels choisir.

CUISSON.

Beurre de noix : Prenez la chair des noix, nettoyez toutes les peaux et broyez-les finement dans un moulin à noix. Formez ensuite une substance pâteuse avec ou sans ajout d'huile ou d'eau, selon les goûts de chacun. La plupart des beurres de noix ont une saveur très agréable. Parfois, les noix sont grillées et parfois non. Le beurre d'amande est très bon. Les beurres de noix se gâtent rapidement s'ils sont laissés exposés à l'air, car les huiles qu'ils contiennent rancissent.

Le beurre de cacahuète peut être préparé en prenant des grains propres de cacahuètes fraîchement grillées et en les broyant finement. Certains sont très friands de ce beurre. Les beurres de noix de coco et de cacao ne sont pas fabriqués de cette manière. Ce sont des graisses purifiées, les premières issues des noix de coco, les secondes de la fève de cacao.

Lait de noix : Prenez du beurre de noix et mélangez-le avec de l'eau jusqu'à obtenir la consistance désirée. Les noix de coco contiennent un liquide sucré appelé lait de coco . Cependant, le lait de coco artificiel est fabriqué en versant une pinte d'eau bouillante sur la chair d'une noix de coco fraîchement râpée . Laisser reposer jusqu'à ce qu'il soit froid et filtrer. Si on le laisse reposer quelques heures, la graisse remontera à la surface et formera de la crème. Ce lait est utilisé par certains qui s'opposent à l'utilisation de produits d'origine animale.

Divers repas sont préparés à partir de noix et transformés en nourriture pour les malades. Cela ne fait aucun mal ni aucun bien particulier. Ces repas contiennent plus ou moins d'amidon et l'action des amidons est sensiblement la même, quelle qu'en soit la source. N'oubliez pas qu'il n'existe pas d'aliments santé.

COMBINAISONS.

Les noix se marient particulièrement bien avec les fruits. Les viandes de noix de pécan fraîches et les pommes douces constituent un repas digne des dieux. Les noix peuvent être utilisées dans n'importe quelle combinaison dans laquelle la chair est utilisée, c'est-à-dire qu'elles remplacent les aliments à base de viande. Les féculents remplacent les féculents.

Un bon repas est composé d'une salade de fruits composée de deux ou trois sortes de fruits frais et de noix.

Les noix ou le beurre de noix avec du pain grillé constituent également un bon repas.

Les noix ont une saveur si fine que les cuisiniers devraient y réfléchir à deux fois avant de les gâter. Il est très difficile de les utiliser en cuisine et d'obtenir un produit aussi finement parfumé que les noix originales. Les végétariens les utilisent pour composer ce qu'ils appellent rôtis, côtelettes, steaks, etc. Mon expérience avec ces produits d'imitation n'a pas été des meilleures, car, bien que mes organes digestifs soient forts, ils n'apprécient pas ces mélanges. Certains de mes amis rapportent les mêmes résultats, malgré une mastication minutieuse et modérée. Ces imitations de rôtis et de côtelettes contiennent généralement beaucoup d'amidon et il n'y a aucune raison de croire qu'il est préférable de cuire des huiles de noix dans des féculents plutôt que d'utiliser toute autre forme de graisse à cette fin. Ceux qui aiment les féculents et les noix peuvent préparer un splendide repas composé de viande de noix et de biscuits au blé entier ou de zwieback.

Lorsque vous mangez des noix, rappelez-vous toujours que la mastication doit être minutieuse. Il faut le moudre pour briser la chair solide des noix, et l'estomac et les intestins n'ont pas de dents. Ceux qui ne savent pas bien mâcher devraient utiliser les noix sous forme de beurre.

Habituellement, deux onces de viande de noix, ou moins, suffisent pour un repas.

Aux prix actuels, les noix ne sont pas chères comparées à la viande. La viande est principalement constituée d'eau. La viande maigre produit de cinq à sept cents calories par livre. Les viandes de noix produisent de vingt-sept à trente-trois cents calories par livre. En d'autres termes, une livre de viande de noix a la même valeur énergétique qu'environ cinq livres de viande maigre, mais pas autant de valeur protéique.

Ceux qui ne sont pas habitués aux noix ont tendance à trop manger, mais cela est largement surmonté dès que les gens s'y habituent.

CHAPITRE XII.

LÉGUMINEUSES.

==
======= ===================

Pro- Glucides - Calories
Eau téine Graisses Cendres par lb.

——————————— *Légumineuses fraîches* :
Haricots verts ……… 89,2 2,3 0,3 7,4 0,8 195 Limas décortiquées … …..
68,5 7,1 0,7 22,0 1,7 570
Pois écossés ……… 74,6 7,0 0,5 16,9 1,0 465

Légumineuses séchées :

Haricots de Lima …… ….. 10,4 18,1 1,5 65,9 4,1 1625
Haricots blancs …… ….. 12,6 22,5 1,8 59,6 3,5 1605
Lentilles ……… ….. 8,4 25,7 1,0 59,2 5,7 1620
Pois secs …… ….. 9,5 2 4,6 1,0 62,0 2,9 1655
Fèves de soja ………… 10,8 34,0 16,8 33,7 4,7 1970 Arachides ………
….. 9,2 25,8 38,6 24,4 2,0 2560

Les analyses de tous les aliments sont approximatives. La valeur alimentaire varie selon les conditions dans lesquelles les aliments sont cultivés et n'est pas toujours approximativement la même.

Les jeunes légumineuses fraîches peuvent être classées parmi les légumes succulents. Les légumineuses mûries et séchées doivent être classées à la fois comme féculents et comme aliments protéiques . Ils sont très faciles à élever et donc bon marché. Ils constituent la source de protéines la moins chère dont nous disposons. Les pois et les haricots sont des aliments très importants en Europe. Dans ce pays, nous consommons d'énormes quantités de haricots. Au Mexique, on utilise beaucoup de frijoles, les pauvres mangeant cette fève à presque tous les repas. En Chine, on transforme les graines de soja en divers plats. La lentille est très utilisée en Europe et gagne ici en popularité, à juste titre, car c'est un aliment splendide, avec une saveur qui lui est propre. Les cacahuètes, qui ne sont en réalité pas des noix, mais des légumineuses poussant leurs graines sous terre, sont largement utilisées comme nourriture pour l'homme et les animaux.

Ces aliments ont une composition très similaire, la graine de soja étant exceptionnellement riche en protéines.

Ces aliments ont la réputation imméritée d'être indigestes et de produire des flatulences. Ils sont un peu plus difficiles à digérer que certains autres aliments, mais ils ne posent aucun problème s'ils sont consommés en combinaisons simples et avec modération, à condition qu'ils aient été correctement préparés.

Il faut très bien mastiquer ces aliments, et éviter de trop manger. Ils sont généralement si mous qu'ils sont avalés sans préparation buccale adéquate. Le résultat est qu'on consomme trop de ces aliments riches, après quoi il y a une indigestion accompagnée d'une production de gaz.

Un aliment assez particulier appartenant aux légumineuses est la caroube ou pain de Saint-Jean, que l'on peut parfois se procurer dans les confiseries. Il pousse près de la Méditerranée et est utilisé par endroits pour l'alimentation du bétail. Il est si sucré qu'on le consomme comme confiserie. Son nom est dû au fait qu'on dit que Saint-Jean vivait de ce haricot et de ce miel sauvage. S'il l' a fait, il devait avoir la dent sucrée. D'autres disent que le saint dévorait réellement des sauterelles. Ce n'est pas facile de trancher, mais je préfère croire qu'il était végétarien.

CUISSON.

Les jeunes légumineuses fraîches sont à considérer dans la même classe que les légumes succulents, dont il sera question dans le chapitre suivant.

Les pois, les haricots et les lentilles mûrs peuvent être cuits de la même manière.

Lors de la cuisson des légumineuses mûres, essayez d'obtenir une eau aussi douce que possible. L'eau dure contient des sels de chaux et de magnésie qui empêchent le ramollissement des légumineuses.

Soupe aux haricots : Nettoyez les haricots et lavez-les. Laissez-les tremper toute la nuit . Faites-les cuire dans la même eau dans laquelle ils ont été trempés, jusqu'à ce qu'ils soient tendres. Ils doivent être cuits dans de l'eau claire, sans aucun assaisonnement et sans ajout de graisses, de féculents ou d'autres légumes. Lorsque les haricots sont cuits, du bouillon de viande et d'autres légumes peuvent être ajoutés, si vous le souhaitez. La soupe aux pois est préparée de la même manière.

La raison pour laquelle on n'évacue pas l'eau dans laquelle les grains sont trempés est qu'elle absorbe une partie des sels précieux, les phosphates par exemple. L'ajout d'assaisonnement ou de graisse pendant la cuisson rend les haricots indigestes.

Fèves au lard : Nettoyer et bien laver. Faites-les tremper toute la nuit. Laissez-les bouillir environ trois heures et demie à quatre heures, en utilisant l'eau dans laquelle ils ont été trempés. Mettez-les ensuite au four pour cuire. Ils doivent être cuits nature et aucune matière grasse ni assaisonnement ne doit être ajouté pendant la cuisson. Une fois qu'ils sont cuits, vous pouvez ajouter une forme de vinaigrette grasse, comme du bacon, qui a été cuit dans un plat séparé, ou vous pouvez les assaisonner de beurre et de sel lorsqu'ils sont servis. Cuits de cette façon, ils se digèrent beaucoup plus facilement que lorsqu'ils sont cuits de manière ordinaire avec des tomates et de la graisse. Certains préfèrent ajouter du sucre ou de la mélasse aux haricots lorsqu'ils sont mis au four. Évitez de trop sucrer. Les lentilles peuvent être cuites de la même manière.

Haricots bouillis : La même chose que la soupe aux haricots, sauf qu'on utilise moins d'eau. La vinaigrette peut être la même que pour les fèves au lard. Les lentilles et les pois peuvent être traités de la même manière.

Les haricots et le maïs peuvent être cuits ensemble.

COMBINAISONS.

Les légumineuses sont si riches qu'elles doivent être consommées dans des combinaisons très simples. Il est préférable de les prendre avec quelques légumes crus de la salade et rien d'autre, ou avec les légumes crus de la salade et l'un des légumes succulents cuits. Les légumineuses contiennent toutes les protéines et tous les aliments forts dont le corps a besoin, il est donc inutile d'ajouter de la viande, du pain et des pommes de terre. Les tomates et autres aliments acides ne doivent pas être utilisés dans le même repas, mais les haricots et les tomates ou les haricots et le ketchup sont des combinaisons très courantes.

Une assiette de soupe aux haricots constitue un bon déjeuner. La soupe aux haricots ou les haricots cuits au four ou bouillis avec des légumes succulents, crus et cuits, apportent toute la nourriture nécessaire à un dîner.

Les farines de pois et de haricots peuvent être achetées sur le marché. Ces farines ne peuvent pas être transformées en pâte, mais elles peuvent être utilisées pour épaissir. Elles contiennent plus de protéines que la farine ordinaire.

Les pois et les haricots peuvent être grillés, mais ils sont plutôt difficiles à mastiquer. Les pois rôtis ont une saveur fine. Les cacahuètes grillées sont un aliment nutritif et peuvent être consommées à la place des pois ou des haricots.

Plus de légumineuses et moins d'aliments à base de viande contribueront à réduire le coût de la vie. Consommées avec modération et bien mastiquées, les légumineuses sont d'excellents aliments.

CHAPITRE XIII.

LÉGUMES SUCCULENTS.

===
======= ====================

Pro- Glucides - Calories
Eau téine Graisses Cendres par lb.

——————————— Asperges... ….. 93.96 1.83 2.55 2.55 .67 …..
Betterave………… 87,5 1,6 ,01 8,8 1,10 215 Chou……… 90,52 2,39 ,37 3,85 1,40 …..
Carotte……….. 88,2 1,1 ,4 8,2 1,00 219 Chou-fleur…… 90,82 1,62 ,79 4,94 ,81 …..
Concombre……… 95,4 ,8 ,2 3,1 ,5 80 Aubergine …….. 92,93 1,15 ,31 4,34 ,5 …..
Citrouille………. 93.39 .91 .12 3.93 .67 …..
Laitue………. 94,17 1,2 ,3 2,9 ,9 90 Gombo…………. 87,41 1,99 ,4 6,04 ,74 …..
Oignon………… 87,6 1,6 ,3 9,9 ,6 225 Panais………. 83,0 1,6 ,5 13,5 1,4 300 Radis…… ….. 91,8 1,3 ,3 8,3 1,0 135
Courge…… ….. 88,3 1,4 ,5 9,0 ,8 215
Tomate…… ….. 94,3 ,9 ,4 3,9 ,5 105
Épinards ………. 90,6 2,50 ,5 3,8 1,7 …..
Chou-rave……… 87,1 2,6 ,2 7,1 1,7 ….. ————————————

Les haricots de Lima et les pois écossés sont généralement inclus dans cette liste, bien que les jeunes haricots de Lima en contiennent environ 20 pour cent. amidon.

Regardez l'analyse du chou pour le chou frisé et les choux de Bruxelles. Ils se ressemblent beaucoup.

La plupart des légumes en contiennent un demi pour cent. à deux pour cent. de fibres non digestibles , qui ne sont pas répertoriées ci-dessus.

Ceci n'est qu'une liste partielle des légumes succulents. On peut également citer les artichauts de la variété verte ou en cône, les blettes, les haricots verts, le céleri, les épis de maïs, les navets, les fanes de navet, le lotus, l'endive, le pissenlit et l'ail .

Ces légumes produisent peu d'énergie, car la plupart d'entre eux ne sont pas riches en protéines, en graisses et en glucides, mais ils contiennent une quantité considérable de sels, qui sont indiqués dans les tableaux sous forme de cendres. Leurs jus aident à maintenir le sang alcalin, et il serait bon que les gens prennent l'habitude de manger ces aliments, non seulement cuits, mais certains crus. Les sels sont très facilement dérangés et lors de la cuisson, ils sont quelque peu modifiés. Les meilleurs sels que nous obtenons lorsque nous consommons des aliments naturels, tels que les fruits et légumes crus et le lait.

Une autre fonction des légumes succulents est de prendre de la place dans l'estomac. Beaucoup aiment manger jusqu'à ce qu'ils se sentent rassasiés, mais s'ils se livrent à des aliments concentrés à ce point, ils mangent trop. Les légumes succulents ont le mérite de prendre beaucoup de place sans fournir beaucoup de nourriture et doivent donc être utilisés comme remplisseurs d'espace. Cependant, ils contiennent suffisamment de nutriments pour valoir la peine d'être consommés, et la plupart d'entre eux ont un goût excellent. Cette saveur n'est pas appréciée par ceux qui mangent beaucoup de viande et boivent beaucoup d'alcool.

L'utilisation généreuse de ces légumes cuits a tendance à prévenir la constipation, et certains d'entre eux sont appelés aliments laxatifs, comme les oignons cuits et les épinards.

PRÉPARATION.

Ces légumes peuvent être cuits à la vapeur ou préparés dans une cuisinière sans feu.

La manière habituelle est de les cuire dans l'eau. Nettoyez les légumes. Ensuite, faites-les cuire dans suffisamment d'eau pour éviter de brûler, mais n'utilisez aucun assaisonnement. Lorsque les légumes sont tendres, il ne doit rester qu'un peu de liquide et ceux qui mangent des légumes doivent prendre leur part de ce liquide, car il peut contenir jusqu'à la moitié ou les deux tiers des sels. Au moment de servir, laissez chacun assaisonner selon votre goût. Évitez autant que possible l'utilisation de vinaigre et de tous autres produits de fermentation. Le jus de citron fournira tout l'acide nécessaire à la vinaigrette.

Les légumes peuvent être assaisonnés avec du sel, ou du sel et du beurre, ou du sel et de l'huile d'olive, et parfois avec de la crème, ou avec la sauce naturelle des viandes, mais évitez l'utilisation de vinaigrettes à base de farine et de lait, généralement appelées sauce à la crème. Ces légumes peuvent également être consommés sans aucune vinaigrette.

L'eau est évacuée des épis de maïs, des asperges, des artichauts et des betteraves non pelées.

Les légumes ne doivent pas être trempés dans l'eau, car ils perdent ainsi une partie de leur valeur. Les concombres peuvent être trempés dans l'eau pour éliminer une partie de leur saveur, avant d'être pelés.

Les épinards sont préparés comme suit : Lavez soigneusement. Mettez environ deux cuillères à soupe d'eau au fond de la bouilloire. Mettez sur le feu et laissez les épinards flétrir. Son jus commencera alors à s'écouler et les épinards cuiront dans leur propre jus. Laissez cuire lentement jusqu'à tendreté. Servir les épinards avec leur proportion de jus. Au début, cela aura un goût plutôt fort, mais après un certain temps, une personne ne voudra plus du gâchis sec et insipide qui est habituellement servi dans les hôtels et les restaurants. Si certaines racines restent sur les épinards, leur goût est plus doux. Les racines contiennent du sucre.

Certains de ces légumes, comme les courges d'été, les oignons et les panais, peuvent être cuits au four. Les oignons sont très bons tranchés et grillés, mais ils ne doivent jamais être frits. Les betteraves sont bonnes cuites au four, et cela est particulièrement vrai pour les betteraves sucrières. Les radis sont très délicats et délicieux une fois pelés et bouillis, mais leur préparation est fastidieuse. L'aubergine doit être cuite, mais pas frite. Tel qu'il est habituellement servi, trempé dans l'œuf, roulé dans la chapelure et frit, il est très indigeste.

Les feuilles de betterave sont excellentes. Ils sont meilleurs si les betteraves sont arrachées très jeunes et si les racines et les feuilles sont utilisées. Les feuilles de navet, le pissenlit, la moutarde et la bette à carde sont d'autres légumes verts qui sont bons. Tous sont préparés comme les épinards, sauf qu'il faut plus d'eau. Cependant, n'utilisez pas beaucoup d'eau.

Ceux qui disent que les différents légumes sont impropres à la consommation et agissent en conséquence manquent de bonne nourriture. Les légumes contiennent tous des fibres brutes , mais ils ne font pas plus mal à l'estomac et aux parois intestinales qu'à la muqueuse de la langue. Ils fournissent une certaine masse sur laquelle les intestins peuvent agir, ce qui est bon et convenable. Tous les animaux ont besoin de nourriture volumineuse, sinon ils deviennent constipés.

Les tomates sont meilleures crues. S'ils sont cuits, ils doivent être cuits nature. Ajouter des craquelins et de la chapelure est une erreur. Ils ont bon goût sans sucre, mais un peu peut être utilisé comme vinaigrette.

Soupe de légumes : Prenez à parts égales environ quatre légumes, selon votre goût. Trancher et cuire dans de l'eau claire jusqu'à tendreté. Une fois terminé, ajoutez suffisamment d'eau ou de lait chaud pour lui donner la bonne consistance. Assaisonner selon l'envie. L'un des constituants peut être des féculents, comme des pommes de terre, de l'orge ou du riz, mais le reste doit être constitué de légumes succulents.

COMBINAISONS.

Les légumes succulents peuvent être combinés avec tous les autres aliments. Ils se marient bien avec de la chair, du lait, des noix ou des féculents. Avec de la chair ou des noix, ils constituent un repas très satisfaisant. Ils peuvent être pris avec des fruits. La tomate pousse comme un légume, mais dans la pratique, c'est un fruit. La tomate se marie bien avec les protéines, mais moins bien avec les féculents.

SALADE DE LÉGUMES.

Si possible, les salades doivent être entièrement composées de légumes crus et de fruits crus. Les principaux légumes de la salade sont le céleri, la laitue, les tomates, les concombres, le chou, les oignons et l'ail, ces deux derniers étant utilisés pour l'aromatisation.

Le Dr Tilden, qui a beaucoup contribué à populariser les salades de légumes crus, a une préférée, qu'il appelle par son propre nom. Il s'agit de parts égales de laitue, de tomates et de concombres, avec un petit morceau d'oignon. Hachez grossièrement et assaisonnez avec du sel, de l'huile d'olive et du jus de citron. C'est bien pour ceux qui l'aiment, mais beaucoup n'aiment pas une salade aussi complexe avec une telle vinaigrette. Certaines des salades combinées servies sont de merveilleux mélanges, contenant jusqu'à sept ou huit légumes et une vinaigrette complexe.

Les oignons crus sont trop irritants pour être utilisés en grande quantité, et il en va de même pour l'ail. Les meilleures salades ne contiennent que deux ou trois ingrédients. Prenez deux des légumes mentionnés, comme la laitue et les tomates ; laitue et concombres; chou et céleri; du céleri et des tomates, ou mangez simplement un de ces légumes verts crus. C'est une bonne chose de manger quotidiennement certains de ces légumes à salade. Si votre digestion est excellente, vous pouvez occasionnellement manger des carottes ou des navets crus, et quelques feuilles d'épinards crus sont savoureuses pour changer. Peu importe si les gens vous taquinent à propos de manger de l'herbe, car cela vous aide à rester en bonne santé.

Habillez les crudités selon votre goût. La plupart des gens veulent du sel, ou du sel et du jus de citron, ou un peu de sucre, ou de la crème, ou du sel et de l'huile d'olive, ou du sel, de l'huile d'olive et du jus de citron, ou de la mayonnaise sur leurs légumes en salade. Certains les mangent sans vinaigrette et leur saveur est excellente. Une délicieuse salade peut être préparée à partir de fruits et de légumes, sans vinaigrette, mais en saupoudrant quelques noix sur le plat. Par temps chaud, une telle salade constitue un déjeuner satisfaisant.

C'est bien de faire une salade de fruits et de légumes. Au lieu d'utiliser des tomates, prenez des fraises, des pommes, des raisins ou tout autre fruit acide. Ces fruits peuvent être combinés avec du chou, de la laitue, du céleri ou des concombres. Ne mélangez pas trop d'aliments dans un repas, car cela indiquerait un mauvais goût. Ceux qui ont des palais raffinés aiment les repas simples, et il n'y a aucune raison de préparer des salades aussi complexes, alors que la simplicité est une exigence pour se maintenir en bonne santé. Cependant, une salade complexe composée de crudités et de fruits crus juteux ne fait pas autant de dégâts qu'un mélange d'aliments concentrés.

La laitue et le céleri sont les légumes à salade les plus satisfaisants à mélanger avec des fruits.

Les personnes qui mangent des fruits crus n'ont pas besoin de manger des légumes crus en salade, car les fruits et légumes fournissent les mêmes sels. Ceux qui évitent à la fois les fruits crus et les légumes crus ne traitent pas leur corps de manière équitable.

Les salades de légumes sont plus satisfaisantes lorsqu'elles sont combinées avec de la chair, des noix ou des œufs, ainsi que de succulents légumes cuits. Ils peuvent être consommés avec des féculents, mais ils doivent alors contenir peu ou pas d'acide.

CHAPITRE XIV.

ALIMENTS CÉRÉALES.

==
======= ====================
Glucides -
Eau Protéines Graisses Cendres ————————————————————————————

Orge. 10,9 12,4 1,8 72,5 2,4 Sarrasin. 12,6 10,0 2,2 73,2 2,0 Maïs. 9,3 9,9 2,8 76,3 1,5 Maïs Kafir. 16,8 6,6 3,8 70,6 2,2 Avoine. 11,0 11,8 5,0 69,2 3,0 Riz. 12,4 7,4,4 79,4,4 Seigle. 11,6 10,6 1,0 73,7 1,9 Blé de printemps. 10,4 12,5 2,2 73,0 1,9 Blé d'hiver. 10,5 11,8 2,1 73,8 1,8 Première farine brevetée. 10,55 11,08 1,15 76,85 0,37 Farine de blé entier. 10,81 12,26 2,24 73,67 1,02 Farine Graham. 8,61 12,65 2,44 74,58 1,72 Pain blanc ordinaire. 37,65 10,13 ,64 51,14 ,44 Pain, blé entier. 41,31 10,60 1,04 46,11 ,94 Pain, Graham. 42,20 10,65 1,12 44,58 1,45 ————————————————————————————

Les aliments céréaliers sont importants en raison de leur large distribution et de la facilité avec laquelle ils peuvent être préparés et utilisés comme aliment. Ils sont très productifs et nécessitent peu de soins et constituent donc une nourriture bon marché. Le corps peut digérer et absorber le sucre et l'amidon plus complètement que tout autre type d'aliment.

Tous les peuples civilisés ont une céréale préférée. Les Chinois et les Japonais utilisent très largement le riz, et cette céréale gagne en popularité chez nous. Les Blancs préfèrent généralement le blé, une excellente céréale utilisée par l'homme depuis des milliers d'années. On l'a trouvé dans des tombes égyptiennes antiques et il retient tellement la vie qu'il a commencé à se développer après être resté en sommeil pendant plusieurs milliers d'années. C'est vraiment une nourriture digne de l'homme.

La table des céréales doit être soigneusement étudiée. On voit que les grains contiennent beaucoup d'amidon, un peu de graisse et beaucoup de protéines. Ils contiennent également suffisamment de sels, mais seulement une petite quantité d'eau.

Veuillez noter en outre que la farine brevetée perd presque tous ses sels. La farine brevetée est le produit qui reste une fois que tout le son et pratiquement tout le germe ont été retirés du blé. La farine de blé entier, ou farine de blé entier, est le nom donné à la farine dont une grande partie de l'enveloppe extérieure du grain de blé a été enlevée. C'est un abus de langage. La farine Graham, du nom du Dr Graham, est le produit du grain de blé entier, et on notera qu'elle est plus riche en sels et en protéines que la farine blanche et la farine de blé entier. La farine de blé entier et la farine Graham que l'on trouve sur le marché sont souvent le résultat d'un mélange, ce qui est également vrai pour la farine brevetée.

Comme on pouvait s'y attendre, les différents pains sont riches ou pauvres en sels selon les farines à partir desquelles ils sont fabriqués.

Toutes les céréales sont de bons aliments, mais dans la mesure où le blé et le riz sont les plus utilisés, ils recevront plus d'attention que les autres.

Le blé est peut-être la meilleure et la plus équilibrée de toutes nos céréales. Le blé entier, additionné d'un peu de lait, suffit à maintenir la vie indéfiniment. C'est l'un des aliments dont les gens ne semblent jamais se lasser. La fatigue alimentaire est souvent le signe d'un excès. C'est avec la nourriture comme avec le divertissement, si on en consomme trop, on devient blasé . Ceux qui mangent avec modération se contentent d'aliments simples, mais ceux qui mangent trop veulent généralement une grande variété. Il y a des gourmands de bœuf, qui se contentent de leur chair et de leur liqueur, mais c'est parce que les viandes sont très stimulantes.

Dans la mesure où nous utilisons beaucoup de blé, il est important que nous l'utilisions correctement. Aujourd'hui, les gens veulent des aliments raffinés et, en les raffinant, ils gâtent bon nombre de nos meilleurs produits alimentaires. Le sucre est trop raffiné pour la santé, le riz souffre du raffinement, tout comme le blé. Le grain de blé contient tous les éléments nécessaires au maintien de la vie. En en faisant une fine farine blanche, on en retire au moins les trois quarts des sels essentiels. Cela prive le blé d'une grande partie de ses éléments vitaux et en fait un aliment de famine. Si l'on consomme beaucoup de pain blanc, il est nécessaire de le compléter en prenant de grandes quantités de fruits et légumes frais, pas nécessairement au cours du même repas, afin d'obtenir les sels qui ont été éliminés lors du processus de mouture.

Les sels se trouvent principalement dans les enveloppes du blé, et en éliminant ces enveloppes et le germe, non seulement les sels, mais aussi une quantité considérable de protéines sont perdus. En d'autres termes, nous retirons la plupart des sels essentiels et une partie considérable des matériaux de construction du blé, puis nous mangeons le produit de qualité inférieure. Plus la farine est fine et blanche, plus elle est pauvre.

La farine blanche a une très forte teneur en amidon. Les produits qui en sont issus sont assez insipides et manquent de saveur, à moins qu'un arôme ne soit ajouté. Ceux qui sont habitués aux produits à base de blé entier trouvent le pain blanc plat. Il est possible de consommer de grandes quantités de pain blanc sans être rassasié. Il manque quelque chose. Le pain de blé entier est plus satisfaisant et le danger d' en manger trop n'est donc pas si grand.

Les partisans de la farine blanche affirment que le son est trop irritant pour les intestins et qu'il faut donc le rejeter. Il n'y a aucun danger à manger le grain entier, une fois broyé. Les particules de son sont si fines qu'elles ne sont pas nocives. Les intestins étaient évidemment destinés à un peu de fourrage, et celui-ci pouvait aussi bien provenir en partie du blé que d'autres sources. La douce stimulation produite par le son aide à maintenir les intestins actifs. Il est à noter que la consommation d'aliments très raffinés entraîne de la constipation.

Le pain au son et les biscuits au son sont prescrits contre la constipation. C'est aussi mauvais que de retirer entièrement le son. L'homme n'a jamais pu améliorer la composition des grains de blé. Lorsqu'un excès de son est consommé, cela provoque une trop grande irritation et, à la fin, l'individu se trouve dans une situation pire qu'auparavant. L'effet secondaire de l'irritation est toujours la dépression et la lenteur. Des expériences récentes semblent montrer que ce n'est pas la grossièreté du son qui provoque l'activité des intestins, mais que certains des sels contenus sont laxatifs, car les mêmes résultats ont été obtenus en trempant le son dans l'eau et en buvant le liquide.

Les produits à base de farine raffinée sont plus complètement et plus facilement digérés que les produits à base de blé entier. Cependant, en mangeant avec modération et en mastiqueant bien, toute personne normale est capable de bien prendre soin des produits à base de blé entier, et l'avantage d'utiliser le grain entier est si grand que nous devrions hésiter à continuer à utiliser les farines raffinées et les pains blancs.

Dans l'armée française, on a constaté que lorsque les soldats sont nourris avec des produits à base de farine raffinée, ils ne sont pas aussi bien nourris que lorsqu'ils mangent des produits à base de blé entier, et qu'ils doivent consommer davantage d'autres aliments pour compléter le pain appauvri. Il est difficile de faire comprendre aux gens à quel point il est important de donner les sels tissulaires avec les aliments. Les sels sont absolument essentiels à l'activité vitale, et un manque de sels entraîne toujours une dépression mentale et physique, voire des maladies.

Peu importe ce que l'on donne aux adultes, les enfants ne doivent pas être nourris avec des produits à base de farine blanche. Ils ont besoin de tous les sels du blé. Les priver de sels retarde leur développement et entraîne, entre autres, la carie dentaire et une mauvaise formation osseuse. Ils ne se sentent pas satisfaits de leurs aliments à base de farine blanche. C'est pourquoi ils mangent trop et souffrent d'indigestion, de catarrhe, de végétations adénoïdes et de divers autres maux. Il n'est pas difficile pour les personnes ayant des yeux observateurs de constater la différence de satisfaction des enfants après avoir consommé des aliments pauvres et des aliments naturels.

L'anémie est très fréquente chez les enfants, surtout chez les filles. La principale raison réside dans la pauvreté des aliments. Les sels ne peuvent être utilisés par l'organisme animal qu'après avoir été élaborés par le règne végétal. Retirer tout le fer du blé et lui donner ensuite du fer inorganique, qui ne peut pas être assimilé, à sa place, est le comble de la folie. Bien sûr, utilisez moins de farine blanche et plus de farine de blé entier. Si vous ne pouvez pas abandonner l'habitude de la farine blanche , consommez suffisamment de fruits et de légumes crus pour compenser la perte de sel lors de la mouture.

Lorsque le riz est bien préparé, il se digère très facilement. Il est un peu pauvre en protéines, mais on peut y remédier en prenant un peu de lait au cours du même repas.

Le riz que nous obtenons habituellement est inférieur au produit naturel. Ils retirent d'abord le son. Ensuite, la farine est retirée. Ensuite, il est enduit d'un mélange de glucose et de talc et poli. Tout ce soin est pris pour le rendre attrayant pour les yeux. Ce riz appauvri manque de sels. Cela n'aidera pas les gens en bonne santé. Dans les pays où le riz poli est consommé en grande quantité, ils souffrent beaucoup de maladies dégénératives. L'un d'eux est le béribéri , dans lequel on retrouve une faiblesse et une dégénérescence musculaires, une indigestion, des troubles du cœur et souvent une anasarque. Lorsque les personnes souffrant de cette maladie reçoivent les parties du grain de riz perdues lors de la fabrication du riz poli, elles se rétablissent. C'est une preuve suffisante que la cause de la maladie est la mauvaise alimentation.

Le riz à utiliser est brun et non poli. Lorsqu'il est cuit, il paraît bien blanc. C'est très satisfaisant.

Le seigle est largement utilisé dans certaines régions. Le pain est très bon. L'avoine est largement consommée en Écosse. Le pain de maïs est un aliment préféré dans le sud de notre pays. Les nègres sont friands de maïs et de porc avec de la mélasse, ce qui est loin d'être une combinaison idéale dans les climats chauds.

LES PRÉPARATIFS.

Le blé fait le meilleur pain car il contient du gluten. Parmi les protéines, le gluten est unique, car il est très élastique et, une fois étiré, il a tendance à conserver sa place. C'est ce qui rend le pain si poreux. Il existe divers plats ou farines qui ne peuvent pas être transformés en pain, ni même en pâte, car ils manquent de composés qui serviront de cadre.

Le pain peut être préparé de plusieurs manières. La principale question que doit se poser la ménagère est de savoir si le pain doit être fabriqué à partir de farine de blé entier ou de farine brevetée. Leur valeur est si différente qu'une décision ne devrait pas être difficile. Il est également nécessaire de décider s'il faut utiliser du pain à la levure ou un autre type.

Le pain à la levure est fabriqué essentiellement à partir de farine, d'eau et de levure en présence de chaleur. Il existe tellement de façons de préparer ce type de pain qu'une recette n'est pas nécessaire. La quantité de sel à ajouter dépend du goût de chacun. Certains aiment faire travailler leur levure en partie avec de la pomme de terre et en partie avec de la farine. D'autres utilisent du lait au lieu de l'eau. Certains ajoutent du shortening. Et presque toutes les femmes croient que leur propre pain est le meilleur.

La levure est constituée de myriades de petites plantes ou champignons, qui se développent grâce à la partie sucrée de la farine. Ils le transforment en alcool et en gaz carbonique. L'alcool a pratiquement disparu avant que le pain ne soit servi. Le gaz soulève le pain, aidé par l'expansion de l'eau présente dans la pâte lorsqu'elle est placée dans un four chaud.

La levure consomme une grande partie de la partie nutritive de la farine. Cela peut aller de 5 à 8 pour cent. de la valeur des aliments, et j'ai lu que cela atteint parfois 20 pour cent. Liebig a déclaré que la fermentation détruisait quotidiennement suffisamment de matières alimentaires en Allemagne pour fournir du pain à 400 000 personnes. Cependant, le pain au levain est très agréable au goût et vaut donc probablement plus que le produit non fermenté.

Une objection au pain à la levure est que toute la levure n'est pas tuée lors de la cuisson et que la fermentation alcoolique peut recommencer dans l'estomac. Si le pain est transformé en zwieback, cela est résolu. Le pain frais n'est pas bon à la consommation, car il est très rarement bien mastiqué et s'il est simplement humidifié et transformé en une masse détrempée dans la bouche, il est difficile à digérer.

Le pain sans levain est obtenu en transformant la farine en une pâte, en l'étalant finement et en la cuisant bien. N'importe quel type de farine peut être utilisé. C'est le pain de la Pâque des Juifs.

Le pain du Dr Graham était préparé en mélangeant de la farine Graham avec de l'eau, sans aucun levain, en mélangeant soigneusement la pâte, en la mettant de côté plusieurs heures et en la faisant cuire au four.

Les macaronis et les spaghettis sont préparés en mélangeant de la farine de blé dur avec de l'eau, sans aucun levain. Avec l'ajout d' œufs , nous obtenons des nouilles commerciales. La pâte est moulée selon les envies.

Tous les produits de pain doivent être bien cuits. La cuisson transforme une partie de l'amidon en dextrine , facile à digérer. Les biscuits doivent être mis dans un four chaud, mais le pain doit être mis dans un four modérément chauffé, sinon la croûte se forme trop rapidement.

Chaque fois que vous désirez un produit léger, qu'il s'agisse de pain, de biscuit ou de gâteau, tamisez la farine encore et encore pour qu'elle soit bien imprégnée d'air. Plus il contient d'air, plus le produit fini sera poreux. Cinq ou six tamisages suffiront.

Des pains sans levain d'excellente saveur peuvent être préparés en utilisant de la crème ou du beurre comme shortening, en roulant le pain très finement, comme des craquelins, et en le cuisant soigneusement.

Les biscuits au blé râpés, le blé soufflé et le riz soufflé, les flocons de blé et le maïs en flocons sont quelques-uns des bons aliments que nous pouvons acheter prêts à l'emploi . La plupart d'entre eux doivent être placés dans un four chaud suffisamment longtemps pour devenir croustillants. Masticez-les soigneusement et prenez-les avec du beurre ou du lait, ou les deux. Il est préférable de prendre le lait avant ou après avoir mangé les céréales. Le sucre ne doit pas être ajouté à ces aliments. Ceux qui n'ont pas assez faim pour les manger sans sucre doivent jeûner jusqu'à ce que la faim redevienne normale.

Le pain à la levure chimique est très bon. Les indispensables sont une farine bien tamisée, du liquide, une bonne levure chimique, un mélange rapide et un four chaud. La recette suivante, recommandée par le Dr Tilden, est bonne : à un litre de farine de la meilleure qualité, tamisée deux ou trois fois, ajoutez un peu de sel et une grosse cuillère à café de levure chimique. Tamisez à nouveau trois fois. Ajoutez ensuite une ou deux cuillères à soupe de beurre ramolli. Mélangez rapidement en une pâte assez ferme avec du lait cru. La pâte doit être roulée finement et coupée en petits biscuits ou en lanières. Mettre dans un moule et cuire à four chaud jusqu'à ce qu'il y ait une croûte croustillante en bas et en haut, ce qui prendra environ vingt minutes. Plus la pâte est mélangée soigneusement et rapidement, meilleur est le résultat.

Ces biscuits ou gressins sont bons, toujours meilleurs lorsqu'ils sont plutôt fins, ne dépassant pas un pouce d'épaisseur après avoir été cuits. Lorsqu'on tente de cuire sous la forme d'un pain assez épais, c'est généralement un échec. Utilisez les proportions de farines blanches et de blé entier souhaitées.

Si plus de beurre ou un peu de crème est ajouté et qu'il est étalé finement, il sert très bien pour la partie pain du shortcake.

Pain grillé : Tranchez tout type de pain assez fin, de préférence du pain rassis. Placez les tranches dans un four moyennement chaud et laissez-les y rester jusqu'à ce qu'elles soient croustillantes de part en part. Le pain grillé qui est généralement servi en toast n'est pas meilleur que le pain non grillé.

Muffins de blé entier : Une tasse de farine de blé entier ; une tasse de farine blanche ; un quart de tasse de sucre ; une cuillère à café de sel ; une tasse de lait; un oeuf; deux cuillères à soupe de beurre fondu ; quatre cuillères à café de levure chimique. Mélanger les ingrédients secs; ajoutez progressivement le lait, puis les œufs et le beurre fondu. Mettez dans des moules à pierres précieuses et faites cuire à four chaud pendant vingt-cinq minutes.

Pain d'épice : Une tasse de mélasse ; une cuillère à café et trois quarts de soda ; une demi-tasse de lait aigre ; deux tasses de farine ; une demi-cuillère à café de sel ; un tiers de tasse de beurre ; deux oeufs; deux cuillères à café de gingembre. Mettez le beurre et la mélasse dans une casserole et faites chauffer jusqu'à ébullition. Retirer du feu, ajouter le soda et battre vigoureusement. Ajoutez ensuite le lait, l'œuf bien battu et le reste des ingrédients mélangés et tamisés. Cuire au four vingt-cinq minutes dans un moule peu profond beurré à four modéré.

Crème anglaise : Trois tasses de lait ; trois oeufs; une demi-tasse de sucre ; une demi-cuillère à café de vanille ; pincée de sel. Battre les œufs, ajouter le sucre et le sel ; puis ajoutez le lait échaudé et la vanille ; bien mélanger. Versez dans des tasses, placez-les dans une casserole d'eau chaude au four et enfournez vingt à vingt-cinq minutes. Servir froid.

La crème anglaise peut également être cuite au bain-marie ou cuite dans une grande poêle.

Ce n'est pas un plat de céréales, mais le suivant l'est.

Crème de riz : Au riz bien cuit, ajoutez quelques raisins secs et un peu de sucre. Les raisins secs peuvent être cuits avec le riz ou séparément. Placez le riz et les raisins secs dans un plat allant au four, versez dessus une quantité égale de crème anglaise crue et enfournez comme indiqué pour la crème anglaise. Cuire au four dans des tasses individuelles ou dans un moule. Une fois terminé, la couche de crème anglaise est sur le dessus et le riz et les raisins secs sur le fond.

Macaroni au fromage : Trois quarts de tasse de macaroni cassé en morceaux ; deux litres d'eau bouillante ; une demi-cuillère à soupe de sel. Cuire les macaronis dans l'eau salée vingt minutes, ou plus si nécessaire pour les rendre tendres ; vidange. Mettez une couche de macaroni dans un plat allant au four beurré; saupoudrer de fromage et répéter en faisant la dernière ou la couche supérieure de fromage. Versez le lait pour presque couvrir. Mettre au four et cuire jusqu'à ce que la couche supérieure de fromage soit dorée.

Pain de maïs : Deux tasses de farine de maïs ; une demi-tasse de farine de blé ; une cuillère à soupe de sucre ; une demi-cuillère à café de sel ; deux cuillères à café de levure chimique ; deux oeufs; une tasse et trois quarts de lait. Tamiser la farine de maïs, la farine, la levure chimique, le sel et le sucre ensemble quatre ou cinq fois ; ajouter les œufs et le lait; bien mélanger, verser dans une poêle chaude beurrée ; lisser le dessus avec un peu de beurre fondu pour rendre la croûte croustillante. Cuire un bon brun à four chaud.

Une autre recette de pain de maïs est la suivante : à une tasse de farine de blé, ajoutez deux tasses de farine de maïs ; deux oeufs; une grosse cuillère à café de beurre ou de cottolène ; une grosse cuillère à café de levure chimique ; une pincée de soda, une quatrième cuillère à café à peine ; une demi-cuillère à café de sel. Préparez et transformez en pâte avec du lait et faites cuire au four comme indiqué dans la première recette.

Bouillie de maïs : Cuire la farine de maïs dans de l'eau claire jusqu'à ce qu'elle soit cuite. Il peut être cuit sur le feu, dans une cuisinière sans feu ou au bain-marie. Servir avec du lait riche; ajoutez un peu de sel si vous le souhaitez.

Gruau : Mettre au bain-marie et laisser cuire jusqu'à ce qu'il soit très tendre. Il peut également être cuit dans une cuisinière sans feu pendant la nuit . Il faut plusieurs heures de cuisson avant de pouvoir le manger. Tous les aliments de cette nature doivent être bien cuits et ils peuvent tous être transformés en bouillie, ce qui est meilleur.

L'objection à tous les aliments pâteux est qu'ils ne sont presque jamais correctement mastiqués. Il en résulte qu'ils fermentent dans le tube digestif, surtout lorsqu'ils sont consommés avec du sucre, comme c'est généralement le cas. Il est préférable de prendre les aliments pâteux avec du lait et un peu de sel ou du beurre. Consommé de cette manière, il n'y a pas une telle tendance à trop manger que lorsqu'on utilise du sucre. Les enfants, en particulier, consomment plus de ces aliments que ce qui est bon pour eux s'ils sont autorisés à les prendre avec des sucreries. Le porridge est plus dilué que les bouillies et le risque de trop manger n'est donc pas si grand.

Riz bouilli : La meilleure façon de le cuire est au bain-marie ou dans une cuisinière sans feu. Chaque grain doit être tendre. Faites-le cuire dans l'eau du plan. Il n'est pas nécessaire de remuer, mais si le riz devient sec, ajoutez un peu d'eau. Si vous souhaitez du riz et du lait, réchauffez le lait et ajoutez-le lorsque le riz est cuit. Servir comme des flocons d'avoine. Mettre du sucre sur les céréales est un non-sens. Ils sont très riches en amidon et le sucre est à peu près le même que l'amidon. Le sucre stimule l'appétit, et par conséquent les personnes qui l'utilisent sur des céréales consomment trop de cet aliment concentré.

Riz et raisins secs : Il est préparé de la même manière que le riz bouilli, sauf que les raisins secs sont ajoutés au riz et à l'eau lors de la première cuisson. Avec du lait, cela constitue un bon petit-déjeuner ou déjeuner.

COMBINAISONS.

Les féculents de l'ordre des céréales peuvent être consommés en combinaison avec des graisses, telles que la crème, le beurre, l'huile d'olive et d'autres huiles végétales.

Ils se marient bien avec tous les produits laitiers, comme le lait et le fromage.

Les féculents se marient bien avec les noix. Prenez un morceau de zwieback de blé entier et quelques noix de pécan, mâchez bien le pain et les noix et vous trouverez cela un excellent repas.

Il n'y a rien d'incompatible dans le fait de manger des céréales avec de la chair, mais cela entraîne généralement des problèmes, car les gens mangent suffisamment de viande pour un repas, puis suffisamment de féculents pour un repas complet. Cette suralimentation est préjudiciable. En outre, la digestion des féculents et celle de la viande sont différentes et se déroulent dans différentes parties du tube digestif. Il est donc préférable de manger des féculents et des viandes à des repas différents. Ceux qui mangent avec modération peuvent manger de la fécule et de la chair dans le même repas sans avoir d'ennuis.

En hiver, il est acceptable de manger des féculents avec les fruits sucrés.

Il est préférable d'éviter de mélanger des fruits acides et des céréales. Même les personnes en bonne santé trouvent qu'un petit-déjeuner composé d'oranges et de pain n'est pas aussi bon qu'un petit-déjeuner composé de lait et de pain. La salive, qui contient de la ptyaline, est sécrétée dans la bouche. La ptyaline démarre la digestion de l'amidon, mais elle ne fonctionne pas en présence d'acide. Manger des fruits acides rend temporairement la bouche acide et, par conséquent, l'amidon ne reçoit pas les bénéfices qu'il devrait bénéficier de la digestion buccale. Le résultat est une sensibilité accrue à la fermentation dans le tube digestif.

Pour obtenir les meilleurs résultats, il est absolument nécessaire de bien mastiquer tous les féculents. Si cela n'est pas fait, ce n'est qu'une question de temps jusqu'à ce qu'une indigestion se produise, généralement accompagnée d'une forte production d'acidité et de gaz. Cette condition est génératrice de nombreux maux.

Les recettes de tartes et de gâteaux ne sont pas données dans ce livre. Moins ces composés sont utilisés, mieux c'est. Ils sont très populaires et peuvent être préparés selon les instructions des livres de cuisine conventionnels. Les tartes doivent être faites avec des croûtes minces, qui doivent être cuites croustillantes sur le fond et sur le dessus. Les meilleurs gâteaux sont ceux nature.

Lorsque l'on mange des desserts, il faut consommer moins d'autres aliments. La plupart des gens font l'erreur de manger plus qu'assez d'aliments de base, puis ajoutent l'insulte à l'injure en prenant un dessert.

CHAPITRE XV.

Tubercules.

==
======= ====================
Pro- Glucides - Calories
Eau téine Graisses Cendres par lb.

——————————— Pomme de terre............ 78,3 2,2 0,1 18,0 1,0 375 Patate douce...... 51,9 3,0 2,1 42,1 ,9 925 Topinambour. 78,7 2,5 0,2 17,5 1,1

Les deux tubercules les plus intéressants sont la pomme de terre irlandaise et la patate douce. Le premier est cultivé facilement et à moindre coût sur de vastes superficies et constitue donc une grande partie de l'alimentation de nombreuses personnes. Bien préparé, il est facile à digérer et très nourrissant.

La patate douce est un aliment plus riche que la pomme de terre irlandaise, mais en raison de sa forte teneur en sucre, on s'en lasse vite. Les nègres du sud sont très friands de cette nourriture.

Comme tous les autres féculents, les pommes de terre doivent être soigneusement mastiquées, sinon elles se détérioreront avec le temps. Les pommes de terre sont d'une telle consistance qu'elles sont facilement boulonnées sans préparation adéquate en bouche. Avec le temps, les organes digestifs s'y opposent.

Un nouveau tubercule fait l'objet d'une attention considérable. C'est le Dashin. On dit qu'elle a une saveur très agréable, qu'elle est farineuse après cuisson et qu'elle produit des fanes qui peuvent être utilisées de la même manière que les asperges. Le dasheen nécessite un climat plutôt chaud pour sa croissance.

PRÉPARATION.

Cuisson : Tous les tubercules peuvent être cuits. Nettoyer et mettre au four; cuire au four jusqu'à tendreté. Une pomme de terre de taille moyenne cuira en une heure environ. Si les pommes de terre sont détrempées après avoir été cuites , elles ne sont pas bien parfumées. Pour y remédier, passez-y une fourchette après un certain temps de passage au four ; cela permet à une partie de la vapeur de s'échapper et les pommes de terre deviennent farineuses. Lorsqu'une fourchette peut facilement passer dans la pomme de terre, elle est assez bien cuite.

Si les pommes de terre sont bien nettoyées, il n'y a aucune objection à manger une partie de la chemise après la cuisson. L'arôme le plus fin se trouve juste sous la veste. Cette partie contient une grande partie des sels.

Bouillie : Tous les tubercules peuvent être bouillis. Il est préférable de garder la veste, sinon une grande partie des sels et de la nourriture sera perdue. Si les pommes de terre bouillies dans la veste vous semblent trop parfumées, coupez une des extrémités avant de les mettre dans l'eau. Il faut environ trente ou quarante minutes pour faire bouillir une pomme de terre irlandaise de taille moyenne. Testez avec une fourchette, comme pour les pommes de terre au four, pour savoir si c'est fait.

Les pommes de terre ne doivent jamais être pelées et trempées. S'ils doivent être bouillis sans la gaine, ils doivent être cuits immédiatement après avoir été pelés.

Les pommes de terre vapeur sont bonnes.

Il n'y a aucune objection à écraser les pommes de terre et à y ajouter du lait, de la crème ou du beurre, à condition qu'elles soient bien mastiquées au moment de la consommation. Si les pommes de terre sont écrasées, cela doit être fait de manière à ce qu'il n'y ait pas de grumeau.

Les pommes de terre cuites dans la graisse sont une abomination. La graisse abîme une partie de la pomme de terre et rend le reste plus difficile à digérer. Les chips, les pommes de terre frites et les pommes de terre frites allemandes sont trop difficiles à digérer pour les personnes qui vivent principalement à l'intérieur. Ils devraient être utilisés très rarement.

COMBINAISONS.

Il est préférable de consommer les pommes de terre en combinaison, comme celles données pour les céréales. Ils sont généralement pris avec de la viande et du pain. Cette combinaison est l'une des causes de la suralimentation. Parfois, ils peuvent être mangés avec de la chair, mais cela ne devrait pas être une habitude. Prenez-les comme partie principale du repas. Des pommes de terre au four et du beurre avec un verre de lait constituent un repas très satisfaisant. Un bon dîner peut être composé de pommes de terre avec des légumes succulents cuits et un ou deux légumes crus en salade, avec les vinaigrettes habituelles. Il est préférable de ne pas manger de pommes de terre et de fruits acides au cours d'un même repas.

Lors du choix des aliments, il est bon de se rappeler qu'en règle générale, un seul aliment lourd et concentré doit être consommé par repas, car lorsque l'on consomme deux, trois ou même quatre aliments concentrés, l'appétit est tellement tenté et stimulé par chaque nouvel aliment. plat qui, avant qu'on s'en rende compte, une quantité excessive de nourriture a été ingérée.

CHAPITRE XVI.

DES FRUITS.

Pro- Etherial Glucides - Calories
Eau téine Extraits de cendres par livre

——————— Pommes...... .... 84,6 0,4 0,5 14,2 0,3 290
Bananes.......... 75,3 1,3 0,6 22,0 0,8 460 Figues fraîches...... 79,1 1,5 ...
18,8 0,6 380 Citrons...... ..... 89,3 1,0 0,7 8,5 0,5 205
Melons....... 89,5 0,6 ... 9,3 0,6 185 Oranges.......... 86,9 0,8 0,2 11,6 0,5
240 Pêches.......... 89,4 0,7 0,1 9,4 0,4 190 Poires............ 80,9 1,0 0,5
17,2 0,4 ... Kakis....... 66,1 0,8 0,7 31,5 0,9 630 Rhubarbe, tige... 94,4 0,6
0,7 3,6 0,7 105 Fraises 90,4 1,0 0,6 7,4 0,6 180
Pastèque....... 92,4 0,4 0,2 6,7 0,3 140

Fruits secs :

Pommes...... ..... 26,1 1,6 2,2 68,1 2,0 1350
Abricots......... 29,4 4,7 1,0 62,5 2,4 1290 Citrons......... 19,0 0,5 1,5 78,1
0,9 1525 Dates............ 15,4 2,1 2,8 78,4 1,3 1615 Chiffres............. 18,8
4,3 0,3 74,2 2,4 1475 Pruneaux...... ..... 22,3 2,1 ... 73,3 2,3 1400
Raisins secs.......... 14,6 2,6 3,3 76,1 3,4 1605 Groseilles......... 17,2 2,4
1,7 74,2 4,5 1495 —————————————————————

Les abricots, les avocats, les mûres, les cerises, les canneberges, les groseilles, les groseilles à maquereau, les raisins, les myrtilles, les mûres, les nectarines, les olives, les ananas, les prunes, les framboises et les myrtilles sont quelques-uns des autres fruits juteux. Leur composition ressemble beaucoup à celle de la pomme, contenant beaucoup d'eau et généralement de 6 à 15 pour cent de glucides (sucre). Les olives et les avocats sont riches en huile.

Vous pouvez classer la rhubarbe, les pastèques et les melons musqués parmi les légumes, si vous le souhaitez. Sur la table, ils ressemblent davantage à des fruits, c'est la raison pour laquelle ils sont présentés ici. Les melons sont un excellent aliment par temps chaud. Il s'agit principalement d'eau pure. Par temps chaud, il est acceptable de préparer un repas composé de melons et rien d'autre, à tout moment. Les melons sont si liquides qu'ils diluent beaucoup le suc gastrique. Le résultat est que lorsqu'ils sont consommés avec des aliments concentrés, ils sont susceptibles de se répéter, ce qui indique une indigestion.

Les fruits ne sont généralement pas consommés en raison de la grande quantité de nourriture qu'ils peuvent en tirer. Ils ont une saveur très agréable et contiennent des sels et des acides nécessaires à l'organisme.

Les divers fluides du corps sont alcalins et les fruits fournissent les sels qui aident à les maintenir ainsi. Quelques sécrétions et excrétions sont naturellement acides. Parfois, le corps se retrouve dans un état trop acide, mais cela est très rarement dû à une consommation excessive de fruits. Elle est généralement causée par une fermentation pathologique des aliments dans le tube digestif. Les sels et acides des fruits sont décomposés dans l'estomac et contribuent à la formation de substances alcalines.

L'eau du fruit est très pure, distillée par la nature. Les fruits acides sont rafraîchissants et utiles à ceux qui ont tendance à être bilieux. Les fruits sont des purificateurs du tube digestif et du sang.

Les fruits poussent plus abondamment dans les climats chauds et c'est là qu'ils devraient être le plus utilisés. Dans les climats tempérés, ils devraient être consommés plus librement par temps chaud.

Les personnes jeunes et vigoureuses peuvent manger tous les fruits qu'elles souhaitent en toute saison, dans la limite du raisonnable. Les personnes minces, nerveuses et celles qui sont très âgées devraient manger la plupart de leurs fruits en été. En hiver, on a tendance à avoir froid après un repas de fruits acides. En été, de tels repas n'ajoutent pas au fardeau de la vie en donnant trop de chaleur à celui qui les mange.

La pomme est peut-être le fruit le plus polyvalent de tous. Il est cultivé dans de nombreux pays et climats. Il est possible d'obtenir des pommes de différentes sortes, depuis celles qui sont très acidulées jusqu'à celles qui sont si douces que l'acide est à peine perceptible au goût. Les personnes corpulentes peuvent manger des pommes aigres avec bénéfice. Les personnes minces et agitées devraient utiliser les variétés les plus douces. Le jus de pommes, cidre doux, fraîchement exprimé, est une boisson très agréable et peut être pris avec des repas de fruits.

L'avocat est un bon fruit en salade. C'est assez gras. Une combinaison d'avocat et de laitue fait une bonne salade.

Grâce à un transport rapide, la banane est devenue un produit de base. Il est assez communément admis que les bananes sont très féculentes et plutôt indigestes. Cela peut être vrai lorsqu'ils sont verts, mais pas lorsqu'ils sont mûrs. Les bananes vertes ne sont pas plus comestibles que les pommes vertes. Les bananes mûres ne sont ni féculentes ni indigestes. Lorsque la banane est mûre, elle contient une trace d'amidon, tout le reste ayant été transformé en sucre. Une banane mûre est moelleuse et sucrée, mais ferme. La peau est soit entièrement noire, soit noire par taches, mais la chair n'est pas tachetée. Les meilleures bananes peuvent souvent être achetées pour la moitié du prix de celles qui ne sont pas encore comestibles.

Les bananes sont un aliment riche. Poids pour poids, elles contiennent plus de nutriments que les pommes de terre irlandaises. Quelques noix ou un verre de lait et des bananes font un bon repas. Les bananes contiennent tellement de sucre qu'il n'est pas nécessaire de manger du pain ou d'autres féculents avec elles. Ceux qui ont un goût normal ne gâcheront pas les bonnes bananes en ajoutant du sucre et de la crème. Lorsqu'elle est bien mastiquée, la saveur est excellente et ne peut être améliorée par l'utilisation de vinaigrettes.

Assurez-vous que les enfants ont appris à bien mastiquer avant de donner des bananes, puis ne donnez que des bananes mûres. La chair de la banane est si lisse et glissante que les enfants l'avalent souvent en gros morceaux, ce qui leur fait souvent souffrir.

La limonade peut être prise avec des repas à base de fruits ou de viande. Comme d'habitude , il est très nourrissant, car il contient beaucoup de sucre. Ceux qui souffrent d'un foie lent peuvent le prendre avec bénéfice, mais moins il y a de sucre, mieux c'est. D'autres jus de fruits peuvent également être utilisés, mais ils doivent être frais. S'ils sont mis en bouteille, assurez-vous qu'aucune fermentation ne s'y produit. Ces jus peuvent être servis avec le même type de repas que la limonade. La plupart d'entre eux nécessitent une dilution. Le jus de raisin est très riche et un grand verre de jus pur constitue un bon déjeuner d'été. Il faut le boire lentement. Ceux qui aiment cette combinaison peuvent préparer un repas composé de jus de fruits mélangés à du lait, moitié-moitié.

Les raisins et les fraises, appréciés par la plupart, ne sont pas d'accord avec certaines personnes. La peau du raisin Concord doit être rejetée, car elle en irrite beaucoup. S'ils sont savourés, la peau de la plupart des fruits peut être consommée. Lorsque les pommes pelées perdent une partie de leur saveur.

Les olives sont généralement consommées marinées. Le fruit à l'état naturel a un goût très désagréable pour la plupart des gens. L'olive mûre a un goût supérieur à l'olive verte, qui n'est généralement pas appréciée au début.

Les fruits sucrés, c'est-à-dire les groseilles séchées, les raisins secs, les figues et les dattes, et les bananes doivent être classés parmi eux, servent l'organisme de la même manière que le pain, et peuvent à tout moment remplacer les féculents. Ils peuvent être consommés à toutes les saisons de l'année, mais sont surtout utilisés par temps froid. On peut en consommer une quantité modérée avec du pain, ou bien seuls, ou avec du lait, ou avec des noix, ou avec des fruits acides. Ils sont très nourrissants donc il n'en faut pas beaucoup pour préparer un repas. Pour en profiter pleinement, mastiquez soigneusement. Ils contiennent du sucre sous sa meilleure forme, un sucre qui ne s'appauvrit pas en étant privé de ses sels. Le sucre de raisin nécessite très peu de préparation avant de pénétrer dans le sang. L'amidon et le sucre ont la même valeur nutritive. Il semble que le sucre soit disponible comme énergie plus tôt que l' amidon. Les Américains se lassent généralement rapidement des aliments sucrés, bien qu'ils consomment d'énormes quantités de sucre raffiné, mais dans les pays tropicaux, les figues et les dattes sont des aliments de base dans de nombreux endroits et les habitants les savourent jour après jour, comme nous savourons certains de nos aliments de base . C'est une question d'habitude. Ceux qui ne se rassasient pas ne se lassent pas rapidement d'un régime alimentaire particulier.

PRÉPARATION

La plupart des fruits sont meilleurs crus. Leurs acides et sels sont alors sous leur forme la plus disponible. Ceux qui se sentent mal à l'aise après avoir mangé des fruits acides savent peut-être qu'ils ont abusé de leurs organes digestifs et devraient prendre cela comme une indication pour réduire leur consommation alimentaire, simplifier leur alimentation, mieux mastiquer et manger plus d'aliments crus. Ceux qui mangent trop de féculents ou consomment beaucoup d'alcool développent un estomac irritable, qui s'oppose aux jus de fruits vivifiants.

Pour changer, les fruits peuvent être cuits. Plus ils sont cuits clairement, mieux c'est. Utilisez toujours le sucre avec modération, que les fruits soient cuits ou cuits au four.

Pour faire mijoter des fruits, les nettoyer et si nécessaire les éplucher. Cuire dans suffisamment d'eau jusqu'à tendreté. Lorsque vous avez presque terminé, ajoutez le sucre nécessaire. Lorsqu'elle est cuite, il faut donc moins de sucre que si l'édulcoration était effectuée au début.

Les compotes peuvent être sucrées en ajoutant des raisins secs, des figues ou des dattes. Ceci est apprécié par beaucoup. Les figues et les dattes cuites seules sont trop sucrées pour de nombreux goûts. On peut y remédier en préparant une sauce à base de figues ou de dattes avec des pommes acidulées ou tout autre fruit acide qui plaît dans de telles combinaisons.

Pomme au four : Placer les pommes entières dans un grand plat profond; ajoutez environ un tiers de tasse d'eau et une cuillère à café et demie de sucre à chaque pomme. Mettre au four et cuire jusqu'à ce que la peau éclate et que les pommes soient bien cuites. Servir avec tout le jus.

Pomme bouillie : Placer les pommes entières dans une cocotte ; ajoutez deux cuillères à café de sucre et une tasse ou plus d'eau à chaque pomme ; utilisez moins de sucre si vous le souhaitez. Couvrir hermétiquement le récipient et faire bouillir modérément jusqu'à ce que la peau éclate et que les pommes soient bien cuites.

Toutes les compotes doivent être bien cuites. Évitez de rendre les compotes de fruits trop sucrées.

Compote de pruneaux : Un bon pruneau n'a pas besoin d'être sucré. Cuire jusqu'à tendreté. C'est un bon plan de laisser tremper les pruneaux quelques heures avant de les faire mijoter. Les raisins secs peuvent être traités de la même manière.

Les pruneaux peuvent être lavés et mis dans un plat ; puis ajoutez suffisamment d'eau chaude pour les couvrir à moitié environ; couvrir très hermétiquement le plat et réserver toute la nuit . Les pruneaux ne nécessitent aucune préparation supplémentaire avant d'être consommés. Si le revêtement n'est pas étanche, il faudra utiliser plus d'eau. Les raisins secs et les figues séchées peuvent être traités de la même manière.

Malheureusement, la plupart de nos fruits secs sont soufrés . Des vapeurs d'acide sulfureux sont employées, et vous pouvez être sûr que cela ne fait aucun bien au fruit. Si vous pouvez obtenir des fruits sans soufre , faites-le. Le procédé de sulfuration est populaire car il agit comme conservateur et il est rentable car il permet au fruit de retenir plus d'eau sans se gâter qu'il ne serait possible autrement.

Conserve de fruits : Il est très facile de mettre des fruits en conserve, mais cela demande des précautions. Choisissez des fruits qui ne sont pas trop mûrs. La salle de travail doit être propre, tout comme les canettes et les couvercles. Il ne suffit pas de rincer les bidons à l'eau claire. Les bocaux et les couvercles doivent être retirés de l'eau bouillante immédiatement avant d'être utilisés.

N'utilisez que des fruits sains, faites-les cuire suffisamment, en ajoutant le sucre lorsque les fruits sont presque cuits. Si vous faites cuire les fruits au sirop, n'utilisez pas de sirop épais. Mettre dans le pot bien chaud, en remplissant le pot le plus plein possible, mettre immédiatement le couvercle en tournant jusqu'à ce qu'il soit bien ajusté ; retournez le pot pendant quelques heures pour voir s'il fuit ; serrez à nouveau et mettez dans un endroit frais.

Une méthode encore meilleure, surtout pour les baies, est de remplir le pot de fruits, de verser du sirop dessus, de mettre les pots dans un récipient contenant de l'eau et de laisser bouillir cette eau jusqu'à ce que les baies soient cuites ; puis remplissez correctement les bocaux et fermez-les. Certaines baies qui perdent leur couleur lorsqu'elles sont cuites dans du sirop la conservent lorsqu'elles sont ainsi traitées.

Les fruits en conserve ne sont pas aussi bons que les fruits frais, mais mieux que rien. Assurez-vous qu'ils ne fermentent pas une fois ouverts. Lorsque des soins appropriés sont exercés, un pot gâté est rare. En cas de doute sur le fruit, ébouillantez-le et laissez-le refroidir avant de l'utiliser. Cela détruit les ferments.

Les fruits frais sont les meilleurs. Viennent ensuite les fruits récemment cuits ou cuits au four. Si vous ne pouvez pas obtenir d'autres fruits, procurez-vous de bons fruits secs et faites-les mijoter.

COMBINAISONS.

Les fruits peuvent être combinés avec presque tous les aliments, à l'exception de ceux qui sont riches en amidon, et même cette combinaison peut être utilisée occasionnellement, même si elle n'est pas la meilleure. J'ai vu des gens qui étaient censés être incurables se rétablir alors que leur petit-déjeuner était principalement composé de compote de pommes et de pain grillé. Cependant, les personnes malades devraient éviter cette combinaison entièrement avec les personnes saines la plupart du temps. Prendre un petit-déjeuner avec des céréales et des fruits est une erreur. Ceux qui mangent ainsi diront peut-être qu'ils ne ressentent aucun mauvais résultat, mais le temps nous le dira. Nulle part dans notre manière de nous nourrir, la nature n'exige d'un être humain en bonne santé qu'il respecte la ligne de craie. Tout ce qu'elle demande, c'est qu'il soit raisonnable. Donc, si vous vous sentez bien et que vous voulez un shortcake pour le dîner, prenez-le. Mais le shortcake devrait être le repas, et non la fin d'un repas qui a déjà fourni trop de nourriture.

Les fruits se marient bien avec le lait et le fromage. L'impression du contraire qui a été donnée par les auteurs médicaux et profanes est due à de fausses déductions basées sur des prémisses non fondées sur des faits. Le lait et les fruits, rien d'autre, font de très bons repas en été.

Salades de fruits : Une grande variété de ces salades peut être réalisée. Prenez deux ou trois fruits juteux, coupez-les en tranches et mélangez. Assaisonnez avec un peu de sucre, ou du sel et de l'huile d'olive, ou simplement de l'huile d'olive, ou sans vinaigrette. Certains aiment une vinaigrette de crème sure ou de fromage blanc plutôt bien diluée. Des raisins secs et d'autres fruits sucrés peuvent également être utilisés. La banane mûre peut être l'un des ingrédients.

Une telle salade peut être consommée avec un repas de viande ou de noix, ou elle peut être utilisée seule comme repas. Les fruits et le fromage cottage constituent un repas à la fois délicieux et nourrissant. Une salade de fruits parsemée de noix fait de même.

Les fraises et les tranches de tomates assaisonnées de fromage cottage constituent un bon repas.

La laitue, le céleri et les tomates peuvent être utilisés dans les salades de fruits.

Quelques salades de fruits à titre d'exemple sont : Pommes, raisins et laitue ;
pêches, fraises et céleri; bananes, ananas et noix ; fraises, tomates et laitue.
Mélangez selon vos goûts et habillez-vous de la même manière, mais évitez
les grandes quantités de crème et de sucre, non seulement sur vos salades,
mais sur tous les fruits. Aucun acide ne devrait être nécessaire, mais si vous
le souhaitez, utilisez du jus de citron ou incorporez des oranges dans la salade.

CHAPITRE XVII.

HUILES ET GRAISSES.

Les huiles et les graisses sont les aliments les plus concentrés dont nous disposons. À poids égal, ils contiennent plus de deux fois plus de carburant ou de valeur énergétique que tout autre aliment. Consommés avec modération, ils sont facilement digérés, mais s'ils sont pris en excès, ils deviennent un fardeau pour le système. Environ 7 à 8 pour cent du poids d'un corps normal est constitué de graisse, et cette graisse est formée principalement à partir des aliments gras ingérés dans l'organisme, complétés par le sucre et l'amidon.

Lorsque le corps devient très gras, il s'agit d'une maladie appelée obésité. Les personnes grosses ne sont jamais en bonne santé. La graisse usurpe la place qui devrait être occupée par les tissus et organes normaux. Il encombre le cœur et les poumons et remplace même les cellules musculaires du cœur. Le résultat est que le cœur et les poumons sont surchargés et surchargés de travail et que le sang ne reçoit pas suffisamment d'oxygène. Non seulement les poumons halètent après un peu d'exercice, mais tout le corps. Une grande quantité de graisse est aussi destructrice pour la santé que pour la beauté. Ceux qui deviennent corpulents devraient diminuer leur consommation d'aliments concentrés et augmenter leur activité physique.

Nos principales sources de matières grasses sont la crème et le beurre, les huiles végétales, les noix et la chair animale. La plupart des viandes, surtout lorsqu'elles sont mûres, contiennent une quantité considérable de graisse. Lorsque la graisse est mélangée à la viande, elle est plus difficile à digérer que la chair maigre. Le poisson frais, dont la plupart contiennent très peu de graisse, se digère très facilement, tandis que la plus grasse de toutes les viandes, le porc, est fastidieuse à digérer.

Il existe un besoin instinctif de graisse avec des aliments qui en contiennent peu ou pas du tout. C'est pourquoi nous utilisons du beurre avec les céréales et le poisson maigre, et des vinaigrettes à l'huile avec les légumes. Avec modération, tout va bien. Les graisses ne sont pas très riches en sels, qui doivent être apportés par d'autres aliments.

En raison de leur grande valeur énergétique, plus de graisses sont naturellement consommées dans les climats froids que dans les climats chauds. Les Esquimeaux prospèrent lorsqu'une grande partie de leur ration est grasse. Un tel régime donnerait bientôt la nausée aux gens vivant dans des climats plus doux.

Les graisses et les huiles sont trop utilisées en cuisine. Les aliments frits et ceux cuits dans l'huile deviennent indigestes. Parfois, nous lisons des instructions pour ne pas utiliser de graisses animales, mais pour utiliser de l'huile d'olive ou de l'huile de coton pour la friture. C'est une mauvaise cuisson, que la graisse soit d'origine animale ou végétale.

En ce qui concerne la valeur alimentaire et la digestibilité, il n'y a aucune différence entre les graisses animales et végétales. Le beurre frais est très bon, tout comme l'huile d'olive. Certaines huiles végétales contiennent des substances non digestibles. L'huile de coton et l'huile d'arachide sont très utilisées. Parfois, ils sont vendus en bouteilles sous des étiquettes fantaisie comme l'huile d'olive. Les huiles d'olive de Californie sont tout aussi bonnes que celles importées d'Espagne, d'Italie et de France et sont plus susceptibles de correspondre à ce qui est revendiqué que les produits étrangers. Dans le passé, une grande partie de notre huile de coton était achetée par des entreprises du sud de l'Europe et nous était renvoyée sous forme d'huile d'olive fine ! Une telle imposture est probablement plus difficile sous nos lois actuelles que par le passé.

La plupart des huiles rancissent facilement et sont alors impropres à la consommation. S'ils sont consommés en excès sous forme de nourriture, ils ont une excellente occasion de se détériorer dans le tube digestif et contribuent alors à empoisonner le système. Pris en quantité modérée, ils sont digérés dans les intestins et transportés dans le sang par voie lymphatique. Ils peuvent être stockés dans le corps pendant un certain temps, mais ils finissent par être brûlés, cédant ainsi beaucoup de chaleur et d'énergie.

Prendre des huiles entre les repas comme médicament ou pour faire grossir est une folie. Les gens obtiennent tout ce dont ils ont besoin dans leurs trois repas quotidiens. Le déjeuner est à condamner.

CHAPITRE XVIII.

LAIT ET AUTRES PRODUITS LAITIERS.

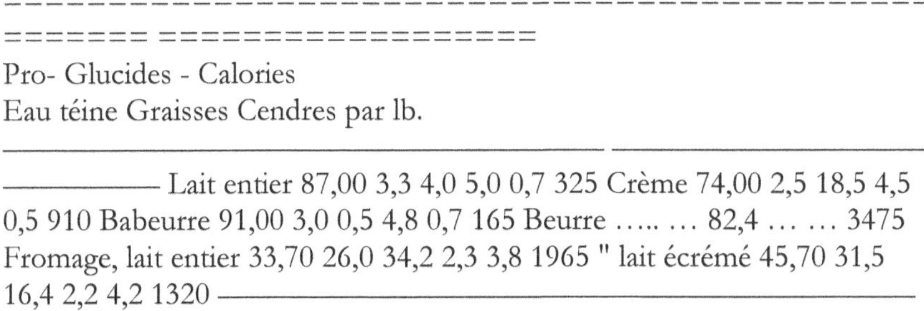

	Eau	Protéine	Graisses	Glucides	Cendres	Calories par lb.
Lait entier	87,00	3,3	4,0	5,0	0,7	325
Crème	74,00	2,5	18,5	4,5	0,5	910
Babeurre	91,00	3,0	0,5	4,8	0,7	165
Beurre	.....	...	82,4	...	...	3475
Fromage, lait entier	33,70	26,0	34,2	2,3	3,8	1965
" lait écrémé	45,70	31,5	16,4	2,2	4,2	1320

Les produits laitiers varient considérablement. Certaines vaches donnent un lait plus riche que d'autres. Le beurre peut être constitué de graisse presque pure ou contenir beaucoup d'eau et de sel. Les fromages sont riches ou pauvres en protéines et en matières grasses selon le mode de fabrication. Le fromage cottage peut être bien égoutté ou assez liquide. Ce tableau ne donne donc qu'un contenu approximatif.

Le lait n'est pas une boisson. C'est un aliment. Un litre de lait contient autant de valeur nutritive et énergétique que huit œufs ou douze onces de bœuf maigre. Autrement dit, une tasse (une demi-pinte) équivaut à deux œufs ou trois onces de bœuf maigre. Cela montre que le lait ne doit pas être consommé pour étancher la soif, mais pour nourrir. Le lait est l'un de nos aliments albumineux les plus satisfaisants et les plus économiques, même aux prix élevés actuels. Dans de nombreux aliments, 5 à 10 pour cent des protéines sont gaspillées. Dans le lait, les déchets ne dépassent généralement pas environ 1 pour cent. Ce liquide quitte généralement l'estomac une heure ou une heure et demie après avoir été ingéré.

Malgré ses mérites en tant qu'aliment, certains auteurs en diététique préconisent que les adultes cessent de l'utiliser et ne le donnent qu'aux jeunes.

Le lait est un excellent aliment lorsqu'il est utilisé correctement. Lorsqu'il est maltraité, il a tendance à provoquer des malaises, des maladies et la mort, tout comme tous les autres aliments connus de l'homme. Le lait est donné en cas de fièvre et d'autres maladies, lorsque les processus digestifs et assimilatifs sont suspendus. Il s'agit d'une grave erreur qui a causé un nombre incalculable de morts. Lorsque la digestion est en grève, toute alimentation est destructrice. Les bouillons de lait et de viande, qui sont généralement donnés, sont parmi les pires aliments qui puissent être choisis dans les circonstances, car ils se décomposent très facilement et constituent un excellent aliment pour les nombreuses bactéries qui se développent dans le tube digestif pendant la maladie. Ces aliments doivent se décomposer lorsqu'ils ne sont pas digérés, car la température interne du corps pendant les fièvres dépasse cent degrés Fahrenheit.

Lorsque les bactéries sont présentes en excès , elles dégagent un poison considérable, ce qui aggrave la situation du patient. Si les circonstances sont telles qu'il est nécessaire de se nourrir pendant une maladie aiguë, qui est toujours préjudiciable au patient, que l'aliment soit le moins nocif possible, comme les jus de fruits. Même eux font du mal.

Dans notre pays, le lait de vache est utilisé presque exclusivement, et c'est la variété dont il sera question dans ce chapitre. Dans d'autres pays, on utilise le lait de la jument, de l'ânesse, de la brebis, de la chèvre et d'autres animaux. Le lait maternel est abordé en détail dans le chapitre sur la petite enfance.

L'objection formulée contre le lait de vache est qu'il s'agit d'un aliment non naturel pour l'homme, propre au veau, qui est équipé de plusieurs estomacs et est donc capable de digérer le caillé qui est plus gros et plus dur que le caillé formé à partir du lait maternel. On dit que le lait caillé de vache est si indigeste que l'estomac humain ne peut pas le préparer à entrer dans le sang. C'est probablement vrai, mais c'est également vrai pour d'autres aliments riches en protéines. La digestion et l'assimilation des protéines commencent dans l'estomac et se terminent dans les intestins, et la protéine du lait est l'une des protéines les plus complètement utilisées.

Qualifier un aliment de contre nature ne signifie rien, car nous pouvons qualifier presque tous les aliments de contre nature et défendre notre position. Un aliment naturel est vraisemblablement un aliment nutritif et digestible produit dans la localité où il est consommé, qui peut être utilisé sans préparation ni conservation. On peut donc dire qu'un résident de New York ne devrait pas consommer de figues, de dattes, de bananes et d'autres produits des climats tropicaux et semi-tropicaux, car ils ne sont pas naturels sous la latitude de New York. Nous pouvons considérer qu'il n'est pas naturel que les gens mangent des céréales, qui nécessitent beaucoup de mouture, car les oiseaux sont les seuls êtres vivants dotés de moulins (gésiers). Nous pouvons en outre dire qu'il n'est pas naturel de manger tous les aliments cuits et cuits au four. Mais de tels propos ne servent à rien. Plus une personne utilise son cerveau, moins il lui reste d'énergie pour la digestion et il est donc nécessaire de préparer certains aliments de manière à ce qu'ils soient faciles à digérer. L'homme est une créature tellement adaptable que nous ne savons pas exactement de quoi il subsistait avant de devenir civilisé et sommes donc incapables de dire quelle est sa nourriture naturelle. Nous savons que sous les tropiques , les fruits jouent un rôle important dans l'alimentation des sauvages, tandis que dans les régions gelées du Nord, la chair grasse constitue l'aliment principal. Il n'existe peut-être pas de nourriture naturelle pour l'homme.

Certains de ceux qui préconisent l'abandon du lait ont un substitut ou une imitation pour le remplacer, du lait de noix fabriqué à partir de noix finement moulues et d'eau. Comme toutes les autres imitations, elle est inférieure à l'original. Il est plus difficile à digérer que le vrai lait et sa saveur est très différente.

L'objection selon laquelle le lait est indigeste n'est pas confirmée par l'expérience de ceux qui le donnent dans de bonnes conditions. Il est vrai que le lait n'est pas d'accord avec certains, mais c'est également le cas d'aliments excellents comme les œufs, les fraises et les raisins Concord, ainsi que de nombreux autres aliments qui ne sont pas difficiles à digérer. C'est une question de particularité individuelle. Certains peuvent prendre du lait bouilli, mais ne peuvent pas le prendre frais, et vice versa. Hormis quelques exceptions, le lait se digère dans un temps raisonnable et de manière assez complète. Elle est plus facile à digérer que les légumineuses (pois, haricots, lentilles) qui sont riches en protéines. Il est également plus facile à digérer que les noix, qui contiennent beaucoup de protéines. Le sucre du lait ne pose aucun problème et la crème est l'une des formes de graisse les plus faciles à digérer, si elle est prise avec modération. Les protéines contenues dans le lait ne causeront aucun inconvénient si le lait est consommé lentement, en combinaisons appropriées et sans excès. La présure dans l'estomac fait cailler la caséine. L'acide chlorhydrique et la pepsine présents dans le suc gastrique commencent alors à se décomposer et à dissoudre les caillots, et le processus de digestion s'achève dans l'intestin grêle.

Ceux qui consomment trop de lait en combinaison avec d'autres aliments bénéficieront de l'omission du lait. Ils en bénéficieront également s'ils continuent à utiliser du lait et omettent soit l'amidon, soit la viande. Lorsque les aliments diffèrent, dans presque tous les cas, cela est dû au fait que l'on a mangé trop de choses et que l'on a consommé trop de variétés au cours d'un repas. Certains peuvent désigner le lait ou la viande comme étant les coupables. D'autres peuvent pointer du doigt les féculents, et d'autres encore les légumes avec leur grande quantité de résidus non digestibles. Ils ont tous raison et tous tort, car tous les aliments contribuent à causer des problèmes. Toutefois, un tel raisonnement ne résout pas le problème. Si les repas provoquent des inconforts et des maladies, réduisez la quantité consommée, prenez moins de variétés à un repas et simplifiez la cuisine. Ceux qui mangent des repas simples et sont modérés ne souffrent pas d'indigestion.

Ceux qui mangent des aliments pâteux comme les flocons d'avoine et la crème de blé emportent généralement du lait ou de la crème et du sucre avec eux. Cela ne devrait pas être fait, car un tel pansement stimule l'appétit et conduit à une sous-mastication . Ni les enfants ni les adultes ne mâchent suffisamment ces féculents mous. Le résultat est que le petit-déjeuner fermente dans le tube digestif. Après quelques mois ou années de tels petits-déjeuners, une sorte de maladie se développera sûrement. Les féculents pâteux assaisonnés de lait riche et de sucre en représentent un pourcentage important. des soi-disant maladies des enfants, qui sont principalement des troubles digestifs. Les rhumes, les catarrhes et les végétations adénoïdes sont bien entendu dus à une mauvaise alimentation qui s'étend sur une longue période. Rien ne doit être mangé avec des féculents pâteux, sauf un peu de beurre et de sel. Une fois que suffisamment d'amidon a été absorbé, un verre de lait peut être consommé. Si seulement les parents se rendaient compte qu'ils mettent en danger la santé et la vie de leurs proches lorsqu'ils les nourrissent habituellement de ces saletés molles, qui fermentent facilement, il y aurait une diminution remarquable des maladies infantiles et de la honteuse mortalité infanto-juvénile. , car plusieurs centaines de milliers d'enfants périssent chaque année dans ce pays.

Le lait est souvent considéré comme un aliment parfait et c'est l'aliment idéal pour les nourrissons. Les jeunes prospèrent mieux grâce au lait sain donné par une femelle de leur propre espèce. Chaque bébé devrait être nourri au sein. Le lait contient les éléments nécessaires à l'organisme.

Le tableau en tête de ce chapitre montre que le lait contient tous les aliments essentiels. Les cendres sont composées des différents sels nécessaires à la santé, contenant du potassium, du chlore, du calcium, du magnésium, du fer, du silicium et d'autres éléments. Pour nourrir le corps , nous avons besoin d'eau, de protéines, de graisses, de glucides et de sels. Nous verrons donc que le lait est en réalité un aliment complet. Cependant, à mesure que le corps grandit, les besoins nutritionnels changent et le lait n'est donc pas un aliment équilibré pour les adultes.

Il peut être intéressant de noter qu'il n'y a pas d'amidon dans le lait et que les nourrissons nourris au sein exclusivement n'obtiennent pas de féculents. De nombreux bébés ne reçoivent pas d'amidon pendant neuf, dix ou même douze mois, et c'est une bonne chose, car ils n'en ont pas besoin. Ils grandissent et s'épanouissent mieux sans cela.

Le lait est une émulsion. Il est constitué de nombreux minuscules globules flottant dans le sérum. La taille des globules varie, mais on dit que la moyenne est d'environ 1/10 000 de pouce de diamètre. Ces globules sont des corps gras. Il existe d'autres petits corps, contenant des protéines et des graisses, qui ont un mouvement moléculaire indépendant. Le lait est un fluide vivant. Lorsqu'on le manipule, il se détériore immédiatement. Sans doute, la nature a voulu que le lait passe directement de la glande mammaire dans la bouche du consommateur, mais cela n'est pas réalisable lorsqu'on le retire du veau.

Cependant, si nous devons utiliser du lait sucré, il est préférable de le consommer le plus fidèlement possible à son état naturel.

Il est assez courant de boire du lait rapidement. Cela ne devrait pas être fait. Prenez une gorgée ou une cuillerée à la fois et déplacez-la dans la bouche jusqu'à ce qu'elle soit mélangée à la salive. Il n'est pas nécessaire de lui donner autant de préparation buccale qu'on en donne aux féculents. S'il est bu rapidement comme de l'eau, de gros caillés sortent de l'estomac. S'il est insalivé, il coagule en caillé plus petit et est plus facilement digéré, car les sucs digestifs peuvent déchirer les petits caillés mous plus facilement que les gros caillés coriaces.

Le lait ne devrait faire partie d'aucun repas lorsque d'autres aliments riches en protéines sont consommés. Nos besoins en protéines sont faibles et il est facile d'en obtenir trop. Le pain de blé entier et le lait contiennent tous les nutriments nécessaires. Avec un tel régime, nous pouvons prospérer indéfiniment. Ceci est une information, pas une recommandation. Le pain doit être consommé avant ou après avoir bu du lait. Ne cassez pas le pain dans le lait. Si cela est fait, la mastication sera négligée. Le pain a besoin de beaucoup de mastication et d'insalivation. Lorsqu'on prend du liquide avec le pain, la salive ne coule pas aussi librement que lorsqu'on la mange sèche.

Les fruits et le lait font une bonne combinaison, mais aucun féculent ne doit être pris dans ce repas. Prenez un verre de lait, aigre-doux, et quel fruit vous désirez, en salivant soigneusement le fruit et le lait. Si vous avez lu que la combinaison de fruits et de lait s'est révélée mortelle, sachez que ceux qui ont fait de tels rapports n'ont regardé que la surface, car d'autres aliments et d'autres influences avaient leurs effets sur le système. De nombreuses personnes meurent d'intoxication alimentaire ou d'apoplexie. Ces mauvais résultats sont dus à une mauvaise alimentation sur une longue période et il est insensé de blâmer le dernier repas. Il serait étrange que des fruits et du lait ne fassent pas occasionnellement partie du dernier repas.

En hiver, les figues, les dattes ou les raisins secs au lait constituent un excellent déjeuner ou petit-déjeuner. Ces fruits remplacent le pain, car bien qu'ils ne soient pas féculents, ils contiennent en abondance du sucre de fruit, plus facile à digérer que l'amidon. L'amidon doit être converti en sucre avant que le système puisse l'utiliser.

Par temps chaud, le lait et les fruits acides constituent un repas satisfaisant. Beaucoup pensent que le lait et les fruits acides ne devraient pas être pris au même repas, car l'acide fait cailler le lait. Comme nous l'avons déjà vu, le lait doit être caillé avant de pouvoir être digéré. Si cette étape de la digestion est réalisée par l'acide présent dans le fruit, cela ne cause pas plus de mal que lorsqu'elle est réalisée par les bactéries lactiques. Les jus de fruits et le lait ne se combinent pas pour former des poisons mortels. Si les fruits et le lait sont consommés avec modération et qu'aucun autre aliment n'est pris à ce repas, les résultats sont bons. Cependant, si le repas comprend des fruits, du lait, du pain, de la viande, des gâteaux et des cornichons, les résultats peuvent être mauvais. Une telle alimentation est très courante. Mais ne blâmez pas les fruits et le lait lorsque tout le repas est mauvais.

De même, si un repas copieux a été mangé et qu'avant d'avoir eu le temps de digérer, un déjeuner est composé de fruits et de lait, des problèmes peuvent survenir. Tous les aliments peuvent être bons, mais il viendra un moment où le corps s'opposera à la suralimentation. En été, il faut beaucoup moins de nourriture que pendant les mois froids. Néanmoins, à l'exception des vacances de Noël et de Thanksgiving, les gens mangent davantage en été qu'à toute autre période de l'année. Les pique-niques dégénèrent souvent en allumettes. Il faut s'attendre à ce que de nombreux cas de maladies graves les suivent, et c'est effectivement le cas.

Parfois, le lait est manipulé avec tant de négligence qu'il devient toxique et, à d'autres moments, le fruit est altéré, mais généralement les mauvaises combinaisons et la suralimentation sont les facteurs qui causent des problèmes lorsque la combinaison fruit-lait est blâmée.

Le babeurre et le lait fermenté sont plus facilement digérés par beaucoup que le lait frais. En Europe, le lait aigre est un aliment plus courant que dans ce pays. Ici, beaucoup ne savent pas à quel point c'est excellent. Deux verres de lait ou moins constituent un bon déjeuner par temps chaud.

Ceux qui ont tendance à être bilieux doivent utiliser la crème avec parcimonie. Les personnes bilieuses mangent toujours trop, sinon leur foie ne serait pas en rébellion. La graisse, sous forme de crème, suscite une protestation résolue de la part des foies surchargés.

Une théorie, parfois déguisée en vérité, a trouvé son chemin dans la littérature diététique, selon laquelle le lait bouilli ou chaud est absorbé directement dans la circulation sanguine sans être digéré. Ceci est contraire à tout ce que nous savons sur la digestion et l'assimilation, et bien qu'il s'agisse d'une théorie assez fine, elle ne fonctionne pas dans la pratique. J'ai constaté de mauvais résultats lorsque seule une petite quantité de lait chaud était donnée à des patients ayant un faible pouvoir digestif. Peut-être que d'autres ont obtenu de meilleurs résultats. Lorsque le système exige un repos de la nourriture, rien d'autre que de l'eau ne doit être donné. Le lait bouilli ou naturel est alors aussi mauvais que n'importe quel autre aliment, et pire que la plupart, car en l'absence de pouvoir digestif, il devient rapidement une masse fétide, grouillant de milliards de bactéries. Le système est obligé d'absorber une partie des poisons dégagés par les micro-organismes et les résultats sont désastreux.

Chaque aliment que nous prenons doit être modifié par notre corps avant d'entrer dans la circulation, et le lait ne fait pas exception.

Lorsque le lait est laissé au repos pendant un certain temps, le sucre fermente, sous l'action des bactéries lactiques. Le sucre est transformé en acide lactique, qui se combine avec la caséine et, lorsque ce processus se poursuit pendant un certain temps, on obtient du lait caillé ou du lait aigre. La durée varie en fonction de la température et des soins apportés au lait. Si le lait reste longtemps sucré par temps chaud, renvoyez le laitier et fréquentez celui dont le produit se dégrade plus rapidement, car le lait qui reste sucré a été soumis à un traitement. Toutes sortes de traitements de conservation provoquent une détérioration. Si des précautions extraordinaires sont prises avec le lait et qu'il est conservé à une température d'environ quarante-deux degrés Fahrenheit, il peut rester sucré cinq ou six semaines, à condition qu'il ne soit pas exposé à l'air, mais de tels soins ne sont actuellement pas réalisables dans laiteries commerciales. Le lait contient des ferments non organisés qui le gâtent avec le temps sans exposition aux influences bactériennes. Ces ferments provoquent la digestion ou la décomposition du lait.

Le beurre frais est une forme de graisse agréable au goût et qui se digère facilement. Comme tous les autres produits laitiers, il doit être conservé propre et froid, sinon il se gâtera rapidement. Le beurre absorbe rapidement les autres arômes et ne doit donc pas être placé à proximité de substances odorantes. Il est préférable de le déguster non salé et, en Europe, il est très couramment servi ainsi. Quand les gens apprendront à exiger du beurre non salé, ils obtiendront du bon beurre, car personne ne peut se débarrasser de l'oléomargarine ou d'autres imitations sous couvert de beurre frais non salé. Le beurre doux doit être frais sinon il sera refusé par le nez et le palais. Le sel et autres conservateurs masquent souvent l'âge et la corruption des aliments.

Le beurre se combine bien avec les féculents et les légumes, en effet, il peut être utilisé avec modération avec tout autre aliment, lorsque l'organisme a besoin de graisse. Le beurre ne doit pas être utilisé pour cuire des féculents ou des protéines. La cuisine grasse doit être bannie de nos cuisines.

Le lait est un aliment complexe, hautement organisé et, par conséquent, il est facilement endommagé ou gâté. La règle générale est que plus un aliment est complexe, plus il se gâte facilement. Il est assez difficile à l'heure actuelle d'obtenir du lait suffisamment sain pour approvisionner les habitants de nos grandes villes. Lorsqu'il est bouilli, le lait se conserve plus longtemps, mais le lait bouilli est du lait avarié. La saveur fine est perdue, la caséine, qui est la principale protéine du lait, est durcie, le lait, qui est normalement un liquide vivant, est tué, l'équilibre chimique est perdu, les sels organiques étant rendus en partie inorganiques. Le lait qui est impropre à la consommation sans avoir été bouilli n'est plus propre à la consommation, car les produits finaux toxiques de la vie bactérienne subsistent.

Le lait est aigri par les bactéries qu'il contient. Les bactéries lactiques sont inoffensives. En cas de manque de soins et de propreté, d'autres bactéries pénètrent dans le lait et elles sont également inoffensives pour les personnes en bonne santé et la plupart d'entre elles ne sont pas nocives pour les personnes malades. Les bactéries (germes) ne causent pas de maladie, mais lorsque la maladie s'est établie, elles offrent leurs aimables fonctions de charognards. Les bactéries se développent chez les personnes malades, surtout lorsqu'elles sont nourries lorsque leur capacité digestive fait défaut. L'ébullition retarde l'acidification du lait, mais lorsque les graisses et les protéines sont bouillies ensemble, les protéines deviennent difficiles à digérer. Le lait est riche à la fois en matières grasses et en protéines. Une chaleur excessive fait brunir le lait, le sucre du lait étant caramélisé .

Les bébés ne s'épanouissent pas avec du lait bouilli. Ils peuvent paraître gros, mais au lieu d'avoir la fermeté souhaitable des enfants normaux, ils sont gonflés. Les enfants nourris avec du lait dénaturé sont très facilement victimes de maladies, notamment de maladies dues au manque de sels organiques, comme le rachitisme et la malnutrition.

La pasteurisation du lait est très populaire. Ceci est répréhensible pour les mêmes raisons que l'ébullition est condamnée, mais pas dans la même mesure. La pasteurisation consiste à chauffer le lait à environ 140 à 150 degrés Fahrenheit. Cela tue de nombreuses bactéries, mais beaucoup s'échappent et lorsque le lait est refroidi, elles recommencent à se multiplier et à prospérer. On estime que le lait pasteurisé contient quatre fois moins de bactéries que le lait naturel. Rien n'est donc gagné et le lait est en partie dévitalisé. Les partisans de la pasteurisation donnent des statistiques démontrant que le lait ainsi traité a contribué à diminuer la mortalité infantile. Mais gardez à l'esprit qu'auparavant, une grande quantité de lait impropre à la consommation était donnée aux bébés. Ceux qui pasteurisent le lait sont généralement suffisamment prudents pour veiller à obtenir un bon produit dès le départ.

Si nous ne pouvons pas obtenir du bon lait, nous pouvons nous en passer, car ce n'est pas un aliment nécessaire, mais nous pouvons obtenir du bon lait si nous faisons l'effort. Si le lait est sale, l'ébullition ou la pasteurisation n'enlèvent pas la saleté. Gauthier dit de la pasteurisation : « Parfois on la chauffe jusqu'à 70 degrés (Centigrades) sous pression d'acide carbonique. Mais même dans ce cas la pasteurisation ne détruit pas tous les germes, particulièrement ceux de la tuberculose, les bactéries peptonisantes de la bouse de vache, et la poussière des maisons . et les rues, etc.

Même l'ébullition ne tue pas les spores des bactéries à moins qu'elle ne soit poursuivie jusqu'à ce que le lait soit rendu totalement impropre à la consommation alimentaire. Pour tuer ces spores, il faut faire bouillir le lait plusieurs fois. Les spores sont de petits corps ronds ou ovales qui se forment au sein de l'enveloppe bactérienne lorsque ces micro-organismes sont soumis à des conditions défavorables. Les spores résistent à la chaleur et au froid qui tueraient presque toute autre forme de vie. Lorsque les conditions sont favorables , elles redeviennent des bactéries.

Après chauffage, la crème ne lève pas aussi vite et ne se sépare pas aussi complètement que dans le lait naturel. Cela est dû au durcissement de la caséine présente dans le lait.

Le chauffage désorganise en partie les sels délicatement équilibrés contenus dans le lait. Le résultat est qu'ils ne peuvent pas être utilisés aussi facilement et complètement par le corps, car l'organisme humain exige sa nourriture à l'état organique, c'est-à-dire dans l'état construit par la végétation ou par les animaux. Nous pouvons consommer de la limaille de fer et rester anémiques. En fait, les médicaments à base de fer ont pour effet de détruire les dents, les organes digestifs et d'autres parties du corps. Mais si nous mangeons des aliments comme les pommes, le chou, la laitue et les épinards, le sel nécessaire est absorbé dans le sang.

Chauffer le lait le rend également constipant. Il est vrai que les gens normaux peuvent prendre du lait bouilli sans devenir constipés, mais combien y a-t-il de gens normaux ? Nous sommes suffisamment affligés de cette façon maintenant. Ayons une réserve de lait naturel ou s'en passer. Je ne souhaite pas donner l'impression qu'il est nocif de brûler ou de faire bouillir le lait de temps en temps, mais si cela est fait quotidiennement, cela est nocif, en particulier pour les jeunes. Le lait échaudé a toute sa place en diététique. Parfois, nous trouvons une personne qui souffre de diarrhée chronique persistante. S'il est en état de manger quoi que ce soit, cette affliction gênante est généralement surmontée dans un délai raisonnable si le patient prend avec modération du lait bouilli ou échaudé trois fois par jour, et rien d'autre que de l'eau.

Comment obtenir du bon lait ? Nous pouvons le faire en faisant preuve de bon sens, de soin et de propreté.

Il est bon de se rappeler que tout lait ordinaire contient des bactéries et que si le lait provient de vaches en bonne santé et est conservé propre et froid, ces bactéries sont inoffensives. La plupart d'entre elles sont des bactéries lactiques, qui transforment le sucre du lait en acide. Lorsque le lait a atteint un certain degré d'acidité, les bactéries lactiques ne peuvent plus se développer et le processus d'acidité est ralenti, puis finalement arrêté. La plupart des autres bactéries présentes dans le lait périssent lorsque de l'acide lactique se forme. C'est pourquoi le lait sucré rassis est souvent nocif, alors que le même type de lait laissé aigre peut être consommé en toute impunité.

Si le lait est conservé dans un endroit froid, les bactéries se multiplient lentement. Si on le conserve dans un endroit chaud , ils augmentent en nombre à une vitesse merveilleuse, et par conséquent le lait se gâte beaucoup plus tôt. Même si le lait est conservé au froid, une croissance bactérienne aura bientôt lieu, mais il ne s'agira peut-être pas de bactéries lactiques. Il peut s'agir d'une forme qui rend le lait gluant et visqueux ou qui lui donne une mauvaise odeur.

Les bactéries sont comme d'autres formes de végétation, telles que l'herbe, les mauvaises herbes, les fleurs et les arbres, dans le sens où certaines prospèrent mieux dans une condition et d'autres dans des conditions différentes, et elles luttent les unes contre les autres pour leur subsistance et leur existence. Comme les fleurs, il existe des milliers de formes différentes de bactéries et elles varient en fonction de leur alimentation et de leur environnement.

Les odeurs particulières du lait proviennent généralement de certains types d'aliments donnés aux vaches, comme les navets ; de l'action bactérienne; ou des saveurs absorbées par d'autres aliments ou par les odeurs de l'air. Le lait ne doit pas être exposé à des substances odorantes, car il se gâte très rapidement. Parfois, la levure se retrouve dans le lait et provoque la décomposition du sucre avec formation de dioxyde de carbone et d'alcool.

Le dénombrement des bactéries dans le lait est souvent utile, car il montre s'il est bon et s'il a fait l'objet de soins appropriés. Les consommateurs ont le droit d'exiger du lait pauvre en bactéries, car si aucun conservateur n'a été utilisé, cela signifie du lait propre. Si nous pouvions vivre dans notre état originel de bonheur béatifique, si tel était le cas, nous n'aurions pas besoin d'utiliser du lait une fois l'enfance passée, mais notre condition actuelle exige l'utilisation d'aliments faciles à digérer et pour beaucoup, le lait est presque une nécessité .

Le lait contenu dans le pis d'une vache en bonne santé est presque sûrement exempt de bactéries, mais dès qu'il est exposé à l'air, ces petits êtres commencent à tomber dans le liquide.

Les normes bactériennes données par les différents services de santé de la ville varient. Ceux qui sont enclins aux mathématiques trouveront peut-être intéressants les chiffres suivants : Dans certaines grandes villes, on autorise la présence de 500 000 bactéries par centimètre cube de lait. Un centimètre cube contient environ vingt-cinq gouttes. Autrement dit, ils autorisent 20 000 bactéries par goutte. Cela peut sembler un lait très vivant, mais ces bactéries sont si petites qu'environ 25 000 d'entre elles mises bout à bout ne mesurent qu'environ un pouce, et il en faudrait 17 000 000 000 000 pour peser une once, selon les estimations. Ce sont ces petits légumes dont nous entendons et lisons tant de choses, contre lesquels nous sommes mis en garde et dont nous avons tant peur. En vérité, les pygmées font leurs affaires et font des hommes des lâches. Les bactéries se multiplient par le simple processus de croissance et de division en deux, la fission, comme on l'appelle, et le processus est si rapide que moins d'une heure ou deux après sa formation, une bactérie peut élever sa propre famille.

Une partie du lait apporté dans les villes contient jusqu'à 15 000 000 de bactéries par centimètre cube, soit environ 600 000 par goutte. Ce lait est soit très sale, soit mal entretenu et ne doit pas être donné aux bébés et aux jeunes enfants. Le lait le plus sale peut contenir plusieurs milliards de bactéries par centimètre cube.

En utilisant du lait de soin ne contenant que 100, voire moins, bactéries par goutte, il est possible de produire. Du point de vue de la propreté, c'est un excellent lait. Bien sûr, le laitier suffisamment fier de son travail pour produire un tel lait ne vendra que du lait de première qualité, et s'il a le sens des affaires, il peut toujours obtenir plus que le prix du marché pour son produit.

On a trop parlé des germes, mais personne ne peut nier que l'étude de la bactériologie a rendu les gens plus prudents à l'égard des aliments. Les laiteries crasseuses qui étaient la règle il y a quelques années sont peu à peu remplacées par des laiteries confortables, bien éclairées et propres. Ne laissez pas les germes vous effrayer, car si des précautions ordinaires sont prises, il n'y en aura pas plus que nécessaire, et ils sont nécessaires. Ils prospèrent mieux dans la saleté et ne sont dangereux que pour ceux qui vivent de manière à ne rencontrer aucune résistance.

Un lait sain ne peut être produit que par des animaux en bonne santé. La santé des bovins peut être assurée par les mêmes moyens que la santé humaine. Les vaches doivent être correctement nourries et logées. Ils doivent être à la fois ventilés et éclairés. Ils ne doivent pas s'inquiéter outre mesure. Si l'allaitement du lait d'une mère en colère est parfois suffisamment toxique pour tuer un bébé, vous pouvez être sûr que le lait d'une vache maltraitée, irritée et en colère est également nocif. Si les animaux restent à l'aise et heureux , ils produiront la meilleure production, tant en qualité qu'en quantité. Il peut sembler exagéré pour certains de prôner le bonheur des animaux afin de les amener à produire beaucoup et à donner des produits de qualité, mais c'est une bonne science et du bon sens. Les vaches heureuses donnent plus de lait et de meilleure qualité que les vaches maltraitées. Les poules chanteuses sont les meilleures pondeuses.

Les vaches doivent avoir de la nourriture verte fraîche toute l'année, et celle-ci peut être obtenue en hiver en utilisant de l'ensilage. C'est une erreur de donner trop d'aliments concentrés aux vaches, comme les tourteaux oléagineux et les céréales. Les bovins ne peuvent pas rester longtemps en bonne santé avec des rations exclusives d'aliments trop chauffants et stimulants. Lorsqu'ils sont mal nourris, ils deviennent rapidement la proie de diverses maladies, telles que les rhumatismes et la tuberculose. Il en est de même pour les autres animaux domestiques. Le cheval, lorsqu'il est suralimenté en céréales, développe des articulations raides. Les porcs obligés de vivre exclusivement de rations concentrées et chauffantes risquent de mourir du choléra. Les jeunes dindes qui n'ont que du maïs et du blé à manger meurent en grand nombre de la maladie connue sous le nom de point noir. C'est la même loi qui circule dans toute la nature, s'appliquant aux hauts comme aux bas, selon laquelle une mauvaise alimentation entraîne la maladie et la mort.

Lorsque le bétail est en liberté, les herbes vertes (séchées au soleil en hiver) constituent leur principale source de nourriture. L'homme doit veiller à ne pas trop s'en écarter, car l'alimentation forcée est aussi nocive pour les animaux que pour l'homme.

Les excellentes recommandations suivantes concernant l'entretien du lait sont données par le Dr Charles E. North de la New York City Milk Commission :

"Aucun refroidisseur, aérateur, chiffon ou tamis ne doit être utilisé.

"Le lait chaud doit être apporté à la crémerie le plus tôt possible.

"Le lait de la nuit doit être placé dans de l'eau de source ou de l'eau glacée plus haut que le lait à l'intérieur de la boîte. Il ne doit pas être remué et le haut de la boîte doit être légèrement ouvert pour permettre la ventilation.

"Les seaux et bidons de traite seront stérilisés et séchés à la crèmerie et devront être soigneusement protégés jusqu'à leur utilisation.

"Brossez le pis et essuyez-le avec un chiffon propre ; lavez-le à l'eau claire et séchez-le avec une serviette propre.

"Lavez l'étable à la chaux au moins deux fois par an.

"Ne donnez pas d'aliments poussiéreux avant la fin de la traite.

"Enlevez tout le fumier de l'étable des vaches deux fois par jour.

"Gardez la basse-cour propre et placez un tas de fumier à au moins 100 pieds de l'écurie.

"Avoir tous les sols stables en ciment, correctement drainés.

"Ayez de nombreuses fenêtres dans les étables pour permettre à la lumière du soleil d'atteindre le sol.

"Mettre en place un système de ventilation adéquat.

"N'utilisez pas de lait provenant de vaches suspectées de gargotes ou d'inflammation du pis. Ce lait contient un nombre énorme de bactéries.

« Brossez et toilettez les vaches de la tête aux pieds pendant que les chevaux sont toilettés.

"N'utilisez pas de litière poussiéreuse ; les copeaux de bois ou la sciure de bois donnent le moins de poussière.

"Utilisez beaucoup de glace dans le réservoir d'eau pour refroidir le lait."

Peut-être que certains seront en désaccord avec le médecin sur le premier paragraphe de sa recommandation. Si des chiffons égouttoirs sont utilisés , ils doivent être bien rincés à l'eau tiède, lavés puis bouillis. Toutefois, si ses recommandations sont mises en œuvre dans la lettre et dans l'esprit, aucun effort n'est nécessaire.

Herr Klingelhofer, près de Düsseldorf, en Allemagne, dirige une laiterie modèle. Les vaches, les écuries, les trayeuses, les containers, enfin tout ce qui touche à la laiterie sont scrupuleusement propres. Les trayeurs ne touchent même pas les selles de lait, les portant attachées à leur dos. Le lait est filtré sur du coton stérilisé et refroidi.

Les vaches ont six et sept ans et sont traites pendant dix ou douze mois et ne sont pas saillies pendant cette période. La première partie du lait tiré de chaque tétine n'est pas utilisée, car cette partie n'est pas propre et contient des saletés et des bactéries.

Ce lait est pratiquement exempt de bactéries, car sans ajout de conservateurs, il restera sucré jusqu'à treize jours. Si le lait ordinaire ne s'aigrit pas au bout de deux ou trois jours, cela signifie qu'il a été traité.

Selon le Country Gentleman, il en coûtera entre un cent et quart et un cent et trois quarts de plus par litre pour produire du lait propre. Les adultes en bonne santé peuvent prendre du lait regorgeant de bactéries sans danger, mais pour les bébés, il est préférable d'en avoir très peu, voire aucun, dans le lait. A Düsseldorf, les bébés mouraient comme ici lorsqu'ils étaient nourris avec du lait impur. Herr Klingelhofer dit que lorsqu'il est nourri avec son produit " sterben keine ." (Aucun ne meurt.)

Ceci est soumis à ceux qui préconisent la pasteurisation du lait. Le lait dénaturé rend les bébés malades. Un lait naturel propre donne des bébés en bonne santé. Le coût supplémentaire de moins de deux cents le litre n'est pas prohibitif. La plupart des pères, aussi pauvres soient-ils, gaspillent chaque jour davantage en tabac et en alcooliques. Le coût supplémentaire serait plus que économisé grâce à la réduction des factures des médecins, sans parler des frais funéraires. La récompense que procure la satisfaction d'avoir des enfants prospères, robustes et en bonne santé ne peut pas être chiffrée en dollars et en centimes.

Le Dr Robert Mond, de Londres, après des années d'enquête, est arrivé à la conclusion que le lait stérilisé prédispose à la tuberculose, au lieu de la prévenir. Il estime que le lait ainsi traité est si inférieur qu'il ne l'utiliserait pas personnellement. Il est naturel que le lait stérilisé prédispose à la tuberculose, ainsi qu'à d'autres maladies qui ne peuvent attaquer l'organisme que lorsqu'il est épuisé. Toute nourriture rendue de qualité inférieure ne peut pas construire la santé solide dont bénéficient ceux qui vivent d'aliments naturels. Les adultes qui utilisent du lait stérilisé devraient contrecarrer ses effets néfastes en consommant généreusement des fruits et légumes frais.

Si le lait est propre, mis dans des récipients propres par des trayeurs soigneux et conservé au froid jusqu'à sa livraison, il parviendra aux consommateurs en bon état. Ne vous laissez pas déranger par le fait que lorsque vous consommez un verre de lait, vous engloutissez également des millions de bactéries, car les bactéries sont nécessaires à notre existence. Si toutes les bactéries de la planète disparaissaient, cela signifierait également la fin de la race humaine.

Aujourd'hui, l'agriculteur progressiste est sur le devant de la scène. C'est un homme qui est à juste titre fier de son travail, donc il ne faudra probablement pas longtemps avant que tous les citadins qui désirent du lait propre puissent l'obtenir.

La cure de lait consiste à nourrir les malades uniquement avec du lait pendant des périodes variables. En général , on dit au patient soit de prendre de grandes quantités trois ou quatre fois par jour, soit de prendre de plus petites quantités, peut-être toutes les demi-heures. La cure de lait n'a pas de vertu particulière, si ce n'est qu'il s'agit d'un régime monotone. Le corps se rebelle rapidement s'il est contraint de subsister avec une quantité excessive d'un seul type de nourriture. L'individu perd son désir de nourriture et devient même nauséeux. Si les partisans de la cure de lait prescrivaient du lait avec modération, au lieu d'en excès, ils auraient plus de succès. (Il est tout aussi nocif de consommer trop de lait que de manger trop d'autres aliments.)

Le bienfait de la cure de lait vient de la simplicité et non du lait. Une cure de raisin, une cure d'orange ou une cure de pain et de lait seraient tout aussi bénéfiques. La cure de lait est ancienne. On l'employait il y a vingt-cinq siècles.

Lait clabbé : Le lait clabbé ou lait aigre ne nécessite aucune préparation particulière. Mettez le lait dans un plat en terre ou en porcelaine . N'utilisez pas de plats en métal, car l'acide lactique agit sur différents métaux. Couvrir le plat de manière à éloigner les particules de matière en suspension dans l'air, mais le revêtement ne doit pas être hermétique. Mettez le plat dans un endroit chaud, mais pas au soleil. Le lait qui tourne au soleil ou dans une bouteille hermétique est généralement de mauvaise saveur. Le lait fermenté est un bon aliment. Il ne forme pas de gros caillé dur dans l'estomac, il est facile à digérer et l'acide lactique aide à garder le tube digestif sucré. Les différentes formes de lait peuvent être utilisées dans des combinaisons similaires.

Babeurre : Le vrai babeurre est ce qui reste de la crème une fois la graisse éliminée par barattage. Il est légèrement acide et a un goût caractéristique, très agréable pour la plupart des gens. La saveur est différente de celle du babeurre fabriqué artificiellement. Sa composition ressemble presque à celle du lait entier, sauf qu'il contient très peu de matières grasses.

De nombreuses personnes préparent du babeurre en battant soigneusement le lait battu jusqu'à ce qu'il devienne léger. Le babeurre à base de lait sucré et les différentes marques de ferments bactériens disponibles en pharmacie conviennent. Ces ferments ont pour base les bactéries lactiques, et si les fabricants veulent appeler leurs germes par d'autres noms, comme Bacillus Bulgaricus, il n'y a pas de mal. Il n'est pas nécessaire d'ajouter aucun de ces ferments, car le lait s'accumule à peu près aussi vite sans eux.

Le babeurre est un excellent aliment. La caséine est visible en fins flocons dans le vrai babeurre. Les adultes digèrent généralement le babeurre et le lait fermenté plus facilement que le lait sucré. L'acide lactique semble être très bénéfique. Metchnikoff crut un moment avoir découvert comment prévenir la carie et la vieillesse grâce aux bactéries lactiques présentes dans le lait.

Le lait peut être préparé rapidement en ajoutant du jus de citron au lait sucré.

Junket : Ajouter la présure au lait et laisser reposer jusqu'à ce qu'il épaississe. Le lait ne doit pas être dérangé pendant la coagulation, car l'agitation provoquerait une séparation du petit-lait. La présure peut être achetée en pharmacie.

Le lactosérum contient du sucre de lait, des sels et un peu d'albumine. Il est facile à digérer, mais peu nourrissant. C'est ce qui reste du lait une fois la graisse et la quasi-totalité des protéines éliminées.

Fromage cottage : On l'appelle parfois fromage hollandais ou fromage blanc. C'est un produit laitier délicieux et nutritif et facile à digérer. Mettez le lait fermenté dans un sac en mousseline, suspendez le sac et laissez le lait perdre son lactosérum par égouttage. En été ce sac doit être conservé dans un endroit frais. Après égouttage, battez le caillé. Ajoutez ensuite suffisamment de lait fermenté pour que le caillé soit mou une fois bien battu. Une petite quantité de crème peut également être ajoutée. Le fromage cottage fabriqué de cette manière a une saveur et une digestibilité supérieures à celui qui a été échaudé. Aucun assaisonnement n'est nécessaire. Un peu de sel est autorisé, mais le sucre et le poivre ne doivent pas être utilisés. Les fruits et le fromage cottage constituent un repas satisfaisant et nutritif.

Un délicieux fromage cottage est également préparé à partir de lait entier cuit. Suspendez-le pour l'égoutter dans un sac jusqu'à ce qu'il ait perdu une partie de son lactosérum. Battez-le ensuite jusqu'à ce que le caillé soit plutôt petit, mais pas fin. Aucun lait ni crème ne doivent y être ajoutés, car ils contiennent toute la matière grasse du lait entier. N'égouttez pas ce fromage trop longtemps pour qu'il devienne sec.

Autres fromages : Les différents fromages du marché sont fabriqués principalement à partir de caillé affiné, auquel a été mélangée plus ou moins de matière grasse. L'affinage est une forme de pourriture, et il n'est pas exagéré de dire que certains des fromages très affinés disponibles sur le marché sont pourris. Les arômes sont dus aux ferments, moisissures et bactéries, qui décomposent les protéines et les graisses.

Les fromages doux sont généralement bons et peuvent être consommés avec des fruits ou des légumes ou avec du pain. Deux ou trois onces suffisent pour la partie protéique du repas, remplaçant la chair. Utilisez-en moins si vous en souhaitez moins.

Lorsque le fromage devient très odorant et mûr, personne ayant un nez et un palais normaux ne le mangera. Les personnes qui consomment des quantités excessives de viandes ou de boissons alcoolisées sont souvent friandes de ces mauvais fromages. Une perversion en entraîne une autre.

Le fromage de bonne qualité, consommé avec modération, est un aliment nutritif, facile à digérer. Gauthier dit du fromage : "En effet, cette caséine, qui a la composition du tissu musculaire, ne produit guère lors de la digestion ni résidus ni toxines."

Parce qu'un bon fromage est concentré et de saveur agréable, il faut se garder d'en manger trop. Un excès de fromage riche provoque rapidement des problèmes de foie ou de constipation, ou les deux.

Le fromage ne doit pas être consommé au cours d'un même repas avec du poisson, de la viande, des œufs, des noix ou des légumineuses, car une telle combinaison rend l'apport en protéines trop important. Il n'y a rien d'incompatible dans de telles combinaisons, mais il est plus sûr de ne pas les faire. Les dîners de cours, qui se terminent par un fromage savoureux, des craquelins et du café, sont des abominations. Ce sont des destructeurs de santé. Ils conduisent à trop manger. Comme presque tout le monde mange trop et que la suralimentation est le principal facteur de maladie et de décès prématuré, il est conseillé de ne pas manger de fromage et d'autres aliments riches en protéines au cours du même repas. Plus la variété des aliments est grande, plus le convive risque de trop manger.

Le terme « fromage à la crème entier » est trompeur, car les fromages ne sont pas faits de crème entière. La crème ne contient pas suffisamment de protéines (caséine) pour la fabrication du fromage. Certains fromages sont à base de lait écrémé. D'autres sont fabriqués à partir de lait qui contient une partie, voire la totalité, de la crème. Certains contiennent de la crème. Les fromages contenant une quantité modérée de matière grasse sont les meilleurs.

Le populaire fromage Roquefort est composé d'un mélange de lait de chèvre et de lait de brebis. La saveur est due à l'action bactérienne et à la saponification des graisses, qui produisent de l'ammoniac, de la glycérine , de l'alcool, des acides gras et d'autres produits chimiques en très petites quantités.

Les colorations particulières qui traversent en stries certains fromages bien affinés sont dues à des moisissures, des bactéries et des levures. Les messieurs qui renverraient le cuisinier si un morceau de pain moisi apparaissait sur la table, mangeaient avec délectation du fromage moisi et pourri.

Le meilleur fromage de tous est le fromage cottage. Les personnes au goût normal se lasseront bientôt de la consommation fréquente de fromage fort, mais elles peuvent prendre du fromage cottage tous les deux jours avec délectation. Mettez-y de temps en temps quelques graines de carvi si cette saveur est agréable.

Le fromage cottage peut être consommé nature ou avec du pain, ou encore avec des fruits ou des légumes. Il peut être utilisé comme vinaigrette sur les salades de fruits et de légumes.

Le fromage ne doit jouer aucun rôle dans l'alimentation des malades, à l'exception du fromage cottage, qui peut être donné à presque toute personne en état de manger n'importe quoi. Les autres fromages sont trop concentrés pour les malades. En cas de maladie aiguë, rien ne doit être nourri.

Le lait écrémé a à peu près la même composition que le babeurre. Sa saveur est inférieure, mais c'est un bon aliment. On l'utilise beaucoup en cuisine. Le lait ne doit pas être beaucoup utilisé en cuisine. Une fois cuit, il ne se digère pas très facilement et a tendance à rendre les autres aliments indigestes.

La crème sure ou la crème au lait est meilleure lorsqu'elle est extraite du lait au lait. Il peut être utilisé comme vinaigrette sur les fruits et les salades. La crème sucrée va claquer, mais elle n'est pas aussi délicieuse que lorsqu'elle claque sur le lait.

La crème caillée est préparée en mettant le lait de côté dans des casseroles dans un endroit frais jusqu'à ce que la crème lève. Puis, sans déranger la crème, ébouillantez le lait. Mettez la casserole de côté jusqu'à ce que le contenu soit froid et retirez la crème qui a une saveur riche et agréable. Cela peut être utilisé comme pansement.

La crème fouettée et la glace sont si familières qu'elles n'ont guère besoin d'être commentées. La crème est un aliment tellement riche qu'il faut la consommer avec modération. Sinon, cela provoquera de l'inconfort et des maladies. La crème glacée est composée de lait et de crème, dans des proportions variables, aromatisées au goût et congelées. Il n'est pas nécessaire d'ajouter des œufs et de la fécule de maïs. Consommé lentement, c'est un bon aliment, mais pris en trop grande quantité et trop rapidement, il peut provoquer des troubles digestifs. Il n'est pas préférable de refroidir l'estomac. Ceux qui ont une digestion faible doivent faire très attention à ne pas le faire.

Le babeurre est parfois aromatisé et congelé. Cette glace est facile à digérer. Certains médecins recommandent ce plat à leurs convalescents. C'est un changement agréable et peut être mangé par beaucoup de personnes incapables de s'occuper de cette riche glace.

CHAPITRE XIX.

MENUS.

Pour une alimentation équilibrée, nous avons besoin d'aliments de base, de protéines ; certains forcent la nourriture, les féculents, le sucre et les graisses ; certains des sels minéraux sous forme organique, mieux obtenus à partir de fruits et légumes crus ; et un milieu dans lequel les aliments peuvent être dissous, l'eau.

Nous avons besoin de réapprovisionner ces aliments à intervalles réguliers, mais il n'est pas nécessaire de tous les prendre au même repas, ni même au cours de la même journée. Ceux qui croient que tous les principes alimentaires doivent entrer dans chaque repas doivent nécessairement se blesser en mangeant trop complexe. En parlant de ces principes alimentaires, on n'y fait référence que lorsqu'ils sont présents en quantités appréciables.

Pour mieux maîtriser le sujet, classons à nouveau les aliments les plus importants :

Aliments à base de viande, riches en protéines.

Les noix, qui contiennent une quantité considérable de protéines et de graisses.

Lait et fromage, qui contiennent beaucoup de protéines.

Œufs, consommés principalement pour leurs protéines.

Céréales, les matières premières les plus importantes étant les amidons.

Tubercules, contenant beaucoup d'amidon.

Des légumineuses, riches en protéines et en amidon.

Fruits frais, bien parfumés et riches en sel.

Fruits sucrés, contenant beaucoup de sucre de fruit.

Légumes succulents, principalement précieux grâce au sel et aux jus.

Les graisses et les huiles, quelle que soit leur origine, sont des aliments concentrés qui fournissent chaleur et énergie lorsqu'ils sont brûlés dans l'organisme.

Lorsque les gens sont libres et actifs au grand air , ils peuvent manger d'une manière qui ruinerait bientôt les capacités digestives de ceux qui mènent une vie plus artificielle. C'est un fait bien connu que nous pouvons aller à la chasse, à la pêche, faire du vagabondage ou pique-niquer et manger des mélanges et des quantités d'aliments qui nous gêneraient normalement. La liberté et l'activité, le changement et le meilleur état d'esprit donnent un plus grand pouvoir digestif.

Ceux qui souhaitent vivre au mieux doivent prêter attention à la combinaison des aliments. Il est vrai que les gens très modérés, ceux qui ne prennent pas plus de nourriture que ce que leur corps exige, peuvent se combiner à leur guise. Ces gens modérés ne se soucient pas beaucoup de mélanger leurs aliments. Ils se contentent de plats très simples. Même si nous n'aimons pas reconnaître ce fait, nous consommons presque tous trop de nourriture, même ceux qui prônent le plus la modération. En combinant correctement, une grande partie des effets nocifs de la suralimentation peut être surmontée.

FRUITAIRES.

Je classe comme fruitariens ceux qui ne mangent que des céréales, des fruits et des noix. Ce n'est peut-être pas une définition correcte, mais après avoir lu de nombreux ouvrages sur la diététique, c'est le mieux que je puisse faire. Leurs combinaisons ne devraient présenter aucune difficulté.

Ils devraient prendre des céréales une à deux fois par jour ; des noix une à deux fois par jour ; fruits une fois par jour en hiver et une à deux fois par jour en été. Les fruits d'hiver doivent être sucrés une partie du temps. En été, il peut s'agir à tout moment de fruits et de baies juteux.

Les fruitariens doivent veiller à éviter la combinaison habituelle de fruits acides avec leurs céréales.

Un repas par jour peut être composé d'une ou deux variétés de fruits et rien d'autre. Des noix peuvent parfois être ajoutées aux fruits.

Un autre repas peut être composé d'un produit céréalier avec du beurre de noix ou d'une sorte d'huile végétale.

Un troisième repas peut être une forme de fruit sucré, avec lequel on peut manger soit du pain, soit des noix, ou mieux encore, combiner un fruit sucré avec un fruit acide.

La plupart des gens considéreraient un tel régime comme très limité, mais il est facile de s'en nourrir et ce n'est pas fastidieux. Il existe tellement de variétés de fruits, de noix et de céréales qu'il est facile d'en obtenir. Ces aliments ne deviennent pas monotones lorsqu'ils sont pris en quantité appropriée. Avec un tel régime, le fait de savoir quel repas est le petit-déjeuner, le déjeuner ou le dîner ne fait pas beaucoup de différence. La règle devrait être de prendre le repas le plus copieux après avoir accompli un travail pénible, car les repas copieux ne se digèrent pas bien si l'esprit ou le corps est au travail.

Il n'est pas difficile d'obtenir toute la nourriture nécessaire en deux repas, mais dans la mesure où le plan à trois repas par jour est répandu, les menus présentés ici incluent ce nombre de repas.

Petit déjeuner : Pommes, cuites au four ou crues.

Déjeuner : Riz brun et raisins secs.

Dîner : Zwieback de blé entier avec beurre de noix.

Petit déjeuner : Oranges ou pamplemousse.

Déjeuner : noix de pécan et figues.

Dîner : Pain à base de farine de seigle ou de blé entier, avec du beurre de noix ou de l'huile d'olive.

Petit-déjeuner : Toutes sortes de baies.

Déjeuner : Dates.

Dîner : Pain de blé entier, avec ou sans huile, noix du Brésil.

Ces combinaisons sont certes simples, mais ces aliments sont très nourrissants et pour la plupart concentrés, il est donc préférable de ne pas trop mélanger. Ce sont des aliments naturels, qui se digèrent facilement lorsqu'ils sont consommés avec modération, mais qui, s'ils sont consommés avec excès, provoquent rapidement des problèmes.

Ce n'est pas une difficulté de vivre de combinaisons simples. Nous avons tellement de nourriture que nous avons pris la mauvaise habitude de manger trop de variété. Le fait est que ceux qui combinent profitent tout simplement davantage de leurs aliments que ceux qui stimulent leur appétit avec une trop grande variété. Il n'y a aucune difficulté physique liée au simple fait de manger, et dès que la décision est prise, il n'y a pas non plus de difficulté mentale.

VÉGÉTARIENS.

Il est difficile de donner une définition acceptable du végétarisme. En pratique, nous considérerons comme acquis que ce sont des végétariens qui rejettent les aliments carnés. Ceux qui le souhaitent peuvent également refuser les produits laitiers et les œufs. Il s'agit en grande partie de satisfaire l'esprit.

Le principal problème des végétariens est qu'ils croient que le fait de s'abstenir de viande leur apportera la santé. Ils combinent donc toutes sortes d'aliments et prennent plusieurs sortes de féculents et de fruits au même repas. La conséquence est qu'ils obtiennent bientôt un état acide des organes digestifs et une fermentation importante. Chez les végétariens, le prolapsus de l'estomac et des intestins est assez courant, en raison de la pression des gaz qui déplace les organes.

Leurs aliments sont bons, mais leurs combinaisons sont généralement mauvaises. Les différents rôtis végétariens, composés de noix, céréales, légumineuses et légumes succulents, sont difficiles à digérer. Il vaudrait bien mieux qu'ils ne fassent pas de tels plats.

Voici quelques suggestions de combinaisons végétariennes :

Petit déjeuner : des baies et un verre de lait.

Déjeuner : Pommes de terre au four et laitue à l'huile.

Dîner : Noix, légumes succulents cuits, une ou deux variétés, tomates tranchées.

Petit déjeuner : Fromage cottage et oranges.

Déjeuner : Noix et raisins secs.

Dîner : Pain de blé entier, compote d'oignons, beurre, salade de laitue et céleri.

Petit-déjeuner : Cantaloup.

Déjeuner : Babeurre, pain et beurre.

Dîner : Noix, compote de légumes succulents, laitue et tomates tranchées, avec ou sans huile.

Petit-déjeuner : Riz brun bouilli avec des raisins secs et du lait.

Déjeuner : Raisins.

Dîner : Lentilles ou fèves au lard cuites, laitue et céleri.

DES GENS OMNIVORES.

Dans ce pays, la plupart des gens sont omnivores. La nourriture est abondante et les gens croient en la générosité. Ils mettent sur leur table, à chaque repas, assez de variété pour toute une journée, et l'habitude est d'en manger un peu. Certains petits déjeuners sont assez copieux pour les dîners. Trois repas copieux par jour sont courants. Certains peuvent manger ainsi pendant des années et être en état de travailler la plupart du temps, mais ils ne sont jamais à 100 pour cent. efficace. Ils ne sont jamais aussi capables qu'ils pourraient l'être. En outre, ils ont leurs périodes de maladie et vieillissent alors qu'ils devraient être jeunes. Ils meurent généralement alors qu'ils devraient être dans la fleur de l'âge, laissant leurs amis et leur famille les pleurer alors qu'ils devraient être à leur meilleur. Ils sont épuisés par leur approvisionnement alimentaire et par d'autres mauvaises habitudes conventionnelles.

L'un des meilleurs plans proposés pour les personnes omnivores est celui élaboré par le Dr JH Tilden. Son squelette est constitué de fruits une fois par jour, de féculents une fois par jour, de chair ou autre protéine avec de succulents légumes une fois par jour. Je composerai des menus pendant quelques jours sur la base de ce plan :

Petit déjeuner : Pommes au four, un verre de lait.

Déjeuner : Riz bouilli avec du beurre.

Dîner : Rôti de mouton, épinards et carottes, salade de crudités.

Petit-déjeuner : Cantaloup.

Déjeuner : Biscuits ou toasts au beurre, babeurre.

Dîner : Noix de pécan, compote de deux légumes succulents, salade de laitue, tomates et concombres, vinaigrette.

Petit déjeuner : Pêches, fromage cottage.

Déjeuner : Pommes de terre au four, beurre, laitue.

Dîner : Poisson frais cuit au four, portion généreuse d'un, deux ou trois légumes crus en salade.

Petit déjeuner : Blé râpé ou blé soufflé saupoudré de beurre fondu, verre de lait.

Déjeuner : Pastèque.

Dîner : Rôti de bœuf, chou bouilli, compote d'oignons, vinaigrette au beurre, tranches de tomates avec sel et huile.

Le médecin autorise un dessert considérable. Cela accompagne généralement le dîner.

C'est un non-sens d'écrire : « Tu mangeras tel ou tel et pas autrement. » Les menus présentés ici servent simplement de suggestions. Lorsqu'un légume succulent est mentionné , un autre peut être remplacé. Une céréale peut en remplacer une autre. Un fruit juteux pour un autre. Un fruit sucré pour un autre. Une légumineuse pour une autre. Un aliment riche en protéines pour un autre.

Lorsque vous combinez des aliments, les principales choses à retenir sont :

N'utilisez que quelques aliments à un repas ; en règle générale, n'utilisez qu'un seul aliment copieux et concentré dans un repas, à l'exception du fait que diverses graisses et huiles sont autorisées avec modération comme vinaigrettes pour les fruits, les légumes et les féculents ; qu'une grande quantité de graisse ou d'huile retarde la digestion du reste de la nourriture ; que la combinaison habituelle d'aliments acides avec des aliments riches en amidon est un fauteur de troubles ; que les féculents concentrés ne doivent pas être consommés plus de deux fois par jour ; que les aliments réchauffants et stimulants riches en protéines, qui incluent presque toutes les viandes, ne devraient être pris qu'une fois par jour en hiver et moins en été ; que les fruits crus ou les légumes crus devraient faire partie de l'alimentation quotidienne, car les sels qu'ils contiennent sont essentiels à la santé ; que les graisses devraient être utilisées avec parcimonie en été, mais plus librement en hiver ; que les fruits juteux doivent être consommés généreusement en été et avec parcimonie en hiver, lorsque les fruits sucrés doivent les remplacer une partie du temps.

Les fruits secs sucrés sont très différents des fruits frais juteux. Les premiers servent davantage aux amidons qu'aux fruits. Ils sont riches en sucre, qui produit de la chaleur et de l'énergie. Il en va de même pour la banane, qui contient environ un cinquième de sucre. Ce n'est pas aussi doux qu'on pourrait s'y attendre de ce fait. Certains sucres sont plus sucrés que d'autres. Vous pouvez facilement le vérifier en goûtant du sucre de lait puis en prenant la même quantité de sucre commercial de canne ou de betterave.

Les besoins alimentaires en été sont étonnamment faibles, si minimes que l'individu moyen a du mal à y croire. Certains auteurs en diététique conseillent de manger autant en été qu'en hiver. Il est difficile de comprendre comment ils peuvent y parvenir, car la raison nous dit qu'en été, pratiquement aucune nourriture n'est nécessaire pour se chauffer, et c'est ainsi que la plupart de la nourriture est utilisée. Un peu d'expérience et d'expérience montrent que la raison a raison. La nature elle-même confirme ce fait, car sous les tropiques elle a permis à l'homme de subsister facilement de fruits, tandis que dans les régions polaires elle lui fournit le plus réchauffant de tous les aliments, les graisses.

Parce que les graisses sont très concentrées, il est très facile d'en consommer trop. Une once de beurre contient autant de nutriments qu'environ vingt-cinq onces de pastèque. Ceux qui simplifient leur cuisine et leur combinaison et consomment des aliments avec modération sont récompensés plusieurs fois par une meilleure santé. Il est nécessaire de fournir de bons matériaux de construction en bonne et due forme si nous voulons être en bonne santé.

CHAPITRE XX.

BOIRE.

Il n'y a qu'une seule vraie boisson : c'est l'eau. Les autres boissons sont des aliments, des stimulants ou des sédatifs. Le lait est un aliment riche, un verre ayant autant de valeur nutritive que deux œufs. Le café, le thé, le chocolat et le cacao sont des stimulants, avec des effets sédatifs. Leur valeur alimentaire dépend en grande partie de la quantité de lait, de crème et de sucre qu'on y met. Le chocolat et le cacao sont à la fois des médicaments et des aliments. L'alcool est d'abord un stimulant, puis un sédatif et toujours un anesthésique.

Lorsque nous pensons à boire pour répondre aux besoins corporels en liquide, nous devrions penser à l'eau et à rien d'autre. Si d'autres liquides sont consommés, ils doivent être pris comme aliments ou comme médicaments.

L'eau est le meilleur solvant connu. Les alchimistes d'autrefois consacraient beaucoup de temps et d'énergie à essayer de trouver le solvant universel, pensant qu'il serait désormais facile de découvrir une méthode permettant de rendre les métaux communs nobles. Mais ils n'ont jamais rien trouvé de mieux que l'eau. L'eau est le composé qui, sous ses diverses formes, change le plus la terre sur laquelle nous vivons, et elle est plus nécessaire à la continuation de la vie que toute autre chose, à l'exception de l'air.

L'eau pure n'existe pas dans la nature, c'est-à-dire que nous n'avons jamais trouvé de composé de composition H_2O. L'eau contient toujours d'autres matières. Les différents sels y sont dissous et il absorbe les gaz. Ce qui se rapproche le plus de l'eau pure est la distillation. L'eau pure est un composé insatisfait et dès qu'elle est exposée, elle commence à absorber des gaz et à absorber des sels et des matières organiques.

L'eau pure diffère de l'eau propre. L'eau propre ou potable est un composé qui contient une quantité modérée de sels, mais très peu de matière organique. Les bactéries devraient être pratiquement absentes. L'eau qui contient beaucoup de substances azotées est impropre à l'utilisation.

Si l'eau est très dure, fortement chargée en sels, elle ne doit pas être utilisée de manière intensive comme boisson, car si trop de matières terreuses et minérales sont absorbées dans l'organisme, le corps est incapable de les éliminer toutes. Le résultat est une tendance à la formation de dépôts dans le corps. Dans les endroits où l'eau est excessivement chargée en calcaire, on a constaté que les os durcissaient trop tôt, ce qui empêchait le plein développement du corps. Si les os du crâne sont touchés, cela signifie qu'il n'y aura pas assez de place pour le cerveau. De telles maladies sont rares dans ce pays, mais dans certaines régions d'Europe, elles ne sont pas rares. Si l'eau est très dure, un bon plan consiste à la distiller, puis à ajouter un peu d'eau dure à l'eau distillée.

Les personnes qui consomment une quantité excessive de sels divers peuvent peut-être boire de l'eau distillée avec avantage, mais ceux qui consomment une quantité normale de sels dans leurs aliments devraient avoir de l'eau naturelle.

L'eau constitue plus ou moins les trois quarts du corps humain. Il est nécessaire dans tous les processus qui se déroulent dans le corps. "Être sec, c'est mourir." L'eau maintient les différents fluides vitaux en solution afin qu'ils puissent remplir leur fonction. Sans eau, il n'y aurait ni goût, ni digestion, ni absorption de nourriture, ni excrétion de débris, et donc pas de vie. L'eau est le véhicule par lequel les éléments nutritifs sont distribués aux milliards de cellules du corps, et c'est aussi le véhicule qui transporte les déchets vers les différents organes excréteurs.

Nous pouvons vivre plusieurs semaines sans nourriture, mais seulement quelques jours sans eau.

L'eau chaude et l'eau glacée sont toutes deux irritantes. L'eau peut être prise tiède ou fraîche. Il vaut mieux éviter les extrêmes.

La quantité d'eau nécessaire toutes les vingt-quatre heures varie selon les circonstances. Deux litres sont une prescription préférée. Ceux qui mangent librement de fruits et légumes succulents n'ont pas besoin d'autant que ceux qui vivent davantage d'aliments secs. Un excès de sel nécessite une quantité anormale d'eau, car le sel est un diurétique, privant les tissus de leurs fluides et par conséquent il faut prendre plus d'eau pour maintenir l'équilibre.

Naturellement, il faut plus d'eau lorsqu'il fait chaud que lorsqu'il fait frais. Par temps chaud, l'eau chaude est plus satisfaisante et étanche la soif plus rapidement que l'eau glacée. L'eau chaude stimule également l'action des reins, souvent lente en été. L'eau glacée est la moins satisfaisante de toutes, car plus on en boit, plus on en désire.

Un corps normal a besoin de l'eau dont il a besoin, et pas plus. Un corps anormal ne constitue pas une indication de la quantité de nourriture ou de boisson nécessaire. Beaucoup de gens n'aiment pas le goût de l'eau, surtout le matin. Cela signifie que le corps est malade. Pour une personne normale, l'eau fraîche est toujours agréable quand elle en a besoin, et elle est nécessaire le matin. Les personnes au goût naturel n'aiment pas l'eau glacée, mais les autres eaux sont appréciées.

L'habitude courante de boire pendant les repas est une erreur. L'homme est le seul animal à faire cela, et il doit payer cher de telles erreurs. Prendre une bouchée de nourriture et la boire avec du liquide entraîne une sous-mastication et une suralimentation, puis le corps souffre d'auto-intoxication. Une bouchée de nourriture suivie d'une gorgée de liquide force le contenu de la bouche dans l'estomac avant que la salive n'ait le temps d'agir.

Le mieux est de boire un ou deux verres d'eau le matin avant le petit-déjeuner. Prenez le petit-déjeuner et tous les autres repas sans prendre de liquide. Parfois, on a envie de boire un verre immédiatement après la fin du repas. Si c'est le cas, prenez de l'eau lentement. Si on le prend lentement, un peu suffira. S'il est avalé, il peut être nécessaire de prendre un ou deux verres d'eau avant d'être rassasié.

Ceux qui ont tendance à trop boire par temps chaud trouveront une consommation très lente utile pour corriger cette situation. En cas de faiblesse digestive, le liquide pris immédiatement après le repas doit être tiède et ne doit pas dépasser une tasse. Ceux qui ont une digestion robuste peuvent prendre de l'eau fraîche.

L'eau froide refroidit l'estomac. La digestion n'aura pas lieu tant que l'estomac n'aura pas atteint à nouveau la température d'environ cent degrés Fahrenheit, et si le contenu de l'estomac est refroidi à plusieurs reprises, la nourriture a fortement tendance à fermenter de manière pathologique, au lieu d'être correctement digérée. C'est pour cette raison qu'il n'est pas bon de boire alors qu'il reste quelque chose à digérer dans l'estomac. Comme la digestion de l'estomac prend généralement au moins deux ou trois heures, il est bon d'attendre aussi longtemps avant de prendre de l'eau après avoir fini un repas, et de boire ensuite tout ce qu'on désire jusqu'à trente minutes après avoir pris le prochain repas. Si la soif devient très insistante avant que deux ou trois heures ne se soient écoulées depuis le repas, prenez de l'eau tiède. Ceux qui mangent des aliments simplement préparés et moyennement assaisonnés ne sont pas trop gênés par une soif excessive.

Deux litres d'eau par jour devraient suffire aux adultes dans des conditions normales. Ici, comme pour manger, aucune quantité exacte ne conviendra à tout le monde. Prenez l'habitude de boire au moins un verre d'eau avant le petit-déjeuner, de vous brosser les dents et de vous rincer la bouche avant d'en avaler, puis de prendre l'eau dont le corps a besoin pendant le reste de la journée. Prendre trop d'eau n'est pas aussi nocif que trop manger, mais engorger le corps a un effet affaiblissant.

Boire pendant les repas est une coutume, non pas parce que c'est nécessaire, mais parce que nous proposons un certain nombre de boissons qui plaisent à de nombreuses personnes. L'eau est la boisson par excellence.

Un aliment-boisson très utilisé est le thé batiste, composé d'eau chaude, d'un tiers ou d'un quart de lait et d'un peu de sucre. Les enfants aiment généralement cela en raison de sa douceur. Il peut être pris avec n'importe quel repas, lorsqu'un liquide est nécessaire, mais la quantité doit être limitée à une tasse. Il n'est pas bon de trop diluer les sucs digestifs.

L'eau prise le matin aide le corps à se nettoyer. Boire de l'eau est d'une grande aide pour vaincre la constipation. Les personnes constipées mangent généralement trop. Moins de nourriture et plus d'eau s'avéreront utiles pour surmonter cette maladie.

Malheureusement pour la course, nous nous sommes habitués à consommer des boissons contenant des substances nocives et vénéneuses. Dans la mesure où c'est ici le lieu de discuter des drogues contenues dans le café et le thé, je me permettrai de m'attarder sur d'autres substances génératrices d'accoutumance dans le même chapitre. Ils font tous partie des toxicomanies de la race. Pour une discussion scientifique de ces différentes substances je vous renvoie aux ouvrages techniques. Dans ce chapitre, on ne trouvera qu'une discussion de leur relation avec le bien-être des personnes, c'est-à-dire avec la santé et l'efficacité.

Le café, le thé et le chocolat contiennent un alcaloïde toxique généralement appelé caféine. La théine du thé et la théobromine du cacao sont si semblables à la caféine que les chimistes ne peuvent pas les différencier. Ces boissons, lorsqu'elles sont consommées pour la première fois, provoquent une légère stimulation sous laquelle il est possible d'effectuer plus de travail qu'à l'ordinaire, mais ceci est suivi d'une réaction, et alors les pouvoirs du corps et de l'esprit diminuent tellement que le rendement moyen du travail est inférieur à celui que le corps obtenait. n'est pas stimulé. L'effet apparemment bénéfique temporaire est plus que compensé par la réaction et la consommation de ces boissons rend donc les gens inefficaces. Le café est très dur pour les nerfs, provoquant des irritations, toujours suivies d'une dégénérescence physique prématurée.

Des expériences récentes indiquent que les enfants qui consomment du café n'atteignent pas le niveau physique et mental de ceux qui s'en abstiennent. L'effet sur les adultes n'est pas aussi marqué car les adultes sont plus stables que les enfants.

Ceux qui ne sont pas habitués au café seront incapables de dormir pendant plusieurs heures après en avoir bu une tasse. Certaines personnes en boivent tellement qu'elles s'y habituent.

Le café n'est généralement pas considéré comme l'une des drogues génératrices de dépendance, mais c'est pourtant le cas. Cependant, parmi tous les médicaments qui créent dans le système une envie de répétition de la dose, le café est celui qui présente les entraves les plus légères. Il est surprenant de constater combien de fois les demandeurs de soins de santé informent le conseiller qu'ils « ne peuvent pas se passer du café ». Si elles en prenaient une tasse plusieurs fois par an, cela ne ferait aucun mal, mais l'utilisation quotidienne est nocive pour tous, même si elles n'en ressentent aucun effet indésirable et la rendent "très faible", ce qui est une affirmation préférée des femmes. .

on ne peut pas compter sur leur action pendant un certain temps et le remède est pire que la maladie.

Boire du thé a à peu près le même effet que boire du café, sauf qu'il est résolument constipant. Cela est peut-être dû au fait que les feuilles de thé contiennent une quantité considérable de tanins astringents.

Le chocolat est un aliment précieux. Ceux qui consomment d'autres aliments avec modération peuvent consommer du chocolat sans danger, mais si le chocolat est utilisé en plus d'un excès d'autres aliments, les résultats sont mauvais. Le chocolat est si riche qu'il surcharge rapidement certains organes de la digestion, notamment le foie. Les Suisses consomment une grande partie de cette nourriture et elle est précieuse dans les cas où il est nécessaire d'emporter des rations concentrées.

L'alcool, sous une forme ou une autre, semble avoir été consommé même par des personnes très primitives dès l'histoire. La Bible rapporte un premier cas d'intoxication par le vin et la bière était brassée par les anciens Égyptiens. On en a tellement consommé que certaines personnes en ressentent un besoin inconscient. Il existe des cas enregistrés où le tout premier verre a provoqué une demande incontrôlable de drogue. Heureusement ces cas sont très rares.

L'alcool n'est en réalité pas un stimulant, même s'il procure au début une sensation d'éclat, de chaleur et de bien-être, mais celle-ci est suivie d'une forte diminution de la puissance physique, ce qui donne lieu à des sensations désagréables. Le buveur a alors besoin de plus d'alcool pour le stimuler à nouveau. Ensuite, il y a une autre dépression avec une demande renouvelée : il n'y a pas de fin à l'envie de la drogue une fois qu'elle a maîtrisé l'individu. Les poumons, le cœur, les organes digestifs, les muscles, en fait, toutes les structures du corps perdent leur capacité de travail. L'alcool semble avoir une affinité particulière pour les tissus nerveux.

Un verre de bière ou de vin pris quotidiennement n'est pas plus nocif qu'une tasse de café par jour, mais le buveur de café ne constitue pas une nuisance publique et une menace aussi grande que le fait souvent l'homme qui boit de l'alcool avec excès.

Autrefois, il était respectable de boire. Certains de nos hommes publics les plus remarquables étaient des ivrognes. Or, un ivrogne ne pouvait pas conserver très longtemps une position publique importante. Boire comme un gentleman n'était pas une honte. Maintenant, les vrais messieurs ne s'enivrent pas.

Dans la Russie arriérée, on s'inquiète des incursions de la vodka et on essaie d'en diminuer la consommation. La France essaie d'enseigner l'abstinence totale à ses jeunes hommes parce que cela exclut un grand nombre d'entre eux du service militaire pour boire. La Scandinavie est un territoire de tempérance. Le Kaiser allemand a récemment mis en garde contre la consommation d'alcool. Les États-Unis découragent la consommation d'alcool dans l'armée et la marine. Les armées de campagne ne sont pas approvisionnées en alcooliques. Boire devient peu recommandable.

Il est très difficile de prouver les dommages causés par une consommation excessive de thé et de café, ainsi que par une consommation excessive de tabac, même si nous savons qu'il en est ainsi. Tout le monde sait quelque chose sur les effets délétères de l'alcool sur le consommateur. Salomon a écrit : « Le vin est moqueur, les boissons fortes font rage, et quiconque s'y laisse tromper n'est pas sage. Qui a des blessures sans cause ? Qui a des rougeurs aux yeux ?

L'alcool altère de façon permanente le corps et l'esprit. Selon la quantité consommée, cela peut provoquer divers maux, allant de l'inflammation de l'estomac à la folie. Cela réduit la capacité de concentration de l'esprit et la capacité des muscles à travailler. Cela réduit la résistance du corps et raccourcit la durée de vie. Son premier effet est d'endormir les facultés supérieures.

La plupart des ivrognes ne guérissent pas de leur maladie, car l'ivresse est une maladie. Les divers médicaments administrés pour guérir les afflictions sont des illusions. Renforcer le corps, l'esprit et la volonté et inculquer des idéaux plus élevés sont les meilleures méthodes de guérison. Les thérapies suggestives et l'éveil d'une forte détermination pour une vie meilleure sont des aides puissantes. Une alimentation adéquate ne doit pas être négligée, car les mauvaises habitudes ne prospèrent pas dans un corps sain.

La civilisation nécessite la maîtrise de soi et un abnégation considérable. Ceux qui suivent la ligne de moindre résistance sont sur le chemin de la destruction. Il est souvent nécessaire de vaincre des habitudes qui produisent une satisfaction temporaire des sens.

Selon le directeur Tynan du pénitencier du Colorado, 96 pour cent. des prisonniers y sont amenés parce qu'ils consomment de l'alcool. Il est également bien connu que les fautes morales sont plus fréquentes lorsque la volonté est affaiblie par la consommation d'alcool. Ceux qui ont à cœur le bien-être de la race sont donc obligés de réfléchir longuement à ce sujet. D'après l'expérience passée, il ne sert à rien d'essayer d'imposer la sobriété au peuple. L'éducation et l'industrialisme sont, me semble-t-il, les facteurs les plus puissants pour résoudre le problème de l'alcool. La moralité, qui en dernière analyse est une forme d'égoïsme, enseignera à beaucoup que réduire l'efficacité d'une personne et ainsi réduire sa capacité de gagner de l'argent et de jouir de la vie est une mauvaise politique.

De plus en plus, les employeurs se rendront compte que la consommation d'alcool diminue la fiabilité et la valeur du travailleur. Beaucoup prendront des mesures comme celles-ci :

« Reconnaissant formellement le fait, établi sans contestation par les tests de la nouvelle psychologie, que l'efficacité industrielle diminue avec la consommation d'alcool et augmente avec l'abstinence, les directeurs d'un établissement manufacturier de Chester, en Pennsylvanie, ont attaqué le problème de tempérance sous un nouvel angle.

"Contrairement à de nombreux chemins de fer et à certaines autres sociétés, ils n'interdisent pas à leurs employés de boire, mais ils offrent une avance de 10 pour cent sur les salaires à tous ceux qui accepteront et respecteront la promesse du abstinent. Soit dit en passant, une rupture de la promesse entraînera une rupture permanente des relations, mais on n'insiste pas sur ce point, on espère avec confiance que l'avantage d'une parfaite sobriété sera aussi bien réalisé d'un côté que de l'autre.

Au cours des deux derniers siècles, le monde des affaires a été le grand civilisateur, le grand professeur de morale. Il a découvert que l'honnêteté et la droiture paient et que l'injustice est une folie. Les affaires ont ouvert la voie à l'acceptation d'une nouvelle éthique et d'une nouvelle morale.

Ce qui a été dit à propos de l'alcool s'applique, dans une bien moindre mesure, au tabac. La consommation de tabac semble conduire à la consommation d'alcool. Cela retarde le développement des enfants. C'est sûrement l'une des causes de diverses maladies. Le cœur du tabac, les maux de gorge et l'indigestion sont bien connus des médecins.

Le tabac contient l'un des poisons les plus mortels connus. Un seizième de grain de nicotine peut s'avérer mortel. La raison pour laquelle il y a si peu de décès dus à une intoxication aiguë par le tabac est que très peu de nicotine est absorbée.

Les hommes qui chiquent du tabac se rendent désagréables aux autres. Fumer des cigarettes doit être condamné non seulement parce qu'il empoisonne le corps, mais aussi parce qu'il entraîne une inattention et une incapacité à se concentrer de la part du fumeur. De temps en temps, il éprouve le désir de fumer une cigarette, et s'il est interdit de fumer , il trouve un moyen de s'enfuir. Il prive son employeur du temps pour lequel il est payé et se blesse.

La capacité de travailler est diminuée par le fait de fumer. Des expériences récentes montrent que pendant une courte période, il y a une augmentation de l'activité après avoir fumé, mais que la dépression qui s'ensuit est plus grande que la stimulation, il y a donc une véritable perte.

Il y a quelques années, selon M. Wilson, qui était alors secrétaire à l'Agriculture, il y avait environ 4 000 000 de toxicomanes ou de « dope démons » aux États-Unis. Sans doute cette estimation était-elle trop élevée, car la proportion de toxicomanes dans le pays n'est pas aussi grande que dans les grandes villes. Les drogues principalement consommées sont la cocaïne, l'opium, le laudanum, la morphine et l'héroïne. Ces drogues sont bien plus destructrices que l'alcool. La cocaïne et l'héroïne sont les pires. Il est très difficile d'arrêter d'en consommer une fois l'habitude prise. Presque tous les « démons » meurent directement ou indirectement des effets de leur drogue particulière. Chacun affaiblit le corps, de sorte qu'il n'y a plus beaucoup de résistance à offrir aux maladies aiguës. Tout le monde détruit la volonté, de sorte que la guérison est extrêmement difficile.

Il est bon de garder à l'esprit que tous ne possèdent pas une volonté suffisamment forte pour résister à leurs envies et que certains se tournent vers la cocaïne lorsqu'ils ne peuvent pas se procurer d'alcool. La cocaïne est bien pire que l'alcool.

Les gens devraient faire très attention lorsqu'ils prennent des médicaments brevetés. Il n'y a aucune excuse pour les prendre. Les plus populaires ont pour base l'une des drogues créant une dépendance.

La plupart des sirops apaisants contiennent de l'opium sous une forme ou une autre. Donner des opiacés aux bébés est une grave erreur, c'est un euphémisme. Cela affaiblit l'enfant, peut jeter les bases d'une habitude mortelle plus tard dans la vie et, souvent, une surdose tue carrément. Les mères bien informées évitent ces médicaments et maintiennent leurs enfants raisonnablement tranquilles grâce à des soins appropriés.

De nombreux remèdes contre le catarrhe nasal et le rhume des foins contiennent beaucoup de cocaïne. La cocaïne est un astringent et un analgésique et les gens confondent la diminution temporaire des écoulements nasaux et la disparition de la douleur avec des effets curatifs. Mais cela n'a rien de curatif. En peu de temps, la membrane muqueuse se détend à nouveau, puis l'écoulement est rétabli. Les nerfs mis hors service reprennent leur fonction puis la douleur réapparaît.

L'opium ou l'un de ses dérivés est généralement présent dans les médicaments brevetés contre la toux. L'opium est également un astringent et supprime les sécrétions, mais ce n'est pas un remède. Des sécrétions excessives indiquent que le corps est surchargé de poison et de nourriture.

Laissez-les s'échapper et vivez ensuite de manière à ce qu'il y ait une propreté intérieure et qu'il n'y ait plus de toux ni de rhume.

Les malheureux qui prennent l'habitude de consommer ces drogues dégénèrent physiquement, mentalement et moralement. Ils ont besoin de plus en plus de leur drogue pour produire l'effet désiré jusqu'à ce qu'ils en prennent enfin suffisamment quotidiennement pour tuer plusieurs hommes normaux. Parfois, ils parviennent à maintenir tout le monde dans l'ignorance de ce qu'ils font pendant des années. Ils développent la ruse et le secret. Ils deviennent très méfiants. Ils mentent presque toujours et ceux qui les traitent sont surpris et se demandent pourquoi ceux qui étaient autrefois ouverts et honnêtes sont maintenant furtifs et malhonnêtes. Ils mentent souvent alors qu'il n'y a pas la moindre excuse. La désintégration morale est souvent le premier signe remarqué.

Après avoir utilisé habituellement l'un de ces médicaments pendant un certain temps, le corps exige la continuation et si la victime est privée de sa portion habituelle, elle s'effondrera avec d'intenses souffrances. Chaque nerf torturé du corps semble réclamer la drogue. La victime est prête à tout pour récupérer sa drogue. Il mentira, volera et pourra même attaquer ceux qui prennent soin de lui. Pour le moment, il est fou.

De nombreux hommes professionnels consomment de la cocaïne. C'est un favori des écrivains. Cela se voit souvent dans leur travail. Ceux qui écrivent sous l'inspiration de cette drogue font souvent du bon travail, mais ils sont incapables de s'en tenir à leur sujet. Leurs écrits manquent d'ordre. Nous disposons de suffisamment d'écrits de ce type pour les classer dans la catégorie « littérature sur la cocaïne ».

S'il y a 4 000 000 de ces personnes, ou même moins, dans notre pays, c'est un problème sérieux, car tout le monde est dégénéré, dans une certaine mesure. Si la profession médicale et les pharmaciens coopéraient, il serait assez facile d'empêcher la croissance d'une nouvelle génération de toxicomanes. Bien sûr, il faudrait arrêter de prendre des médicaments brevetés, qui engagent souvent les victimes sur la voie de la dégénérescence. Les médecins devraient alors cesser de prescrire des médicaments qui créent une dépendance, ainsi que tous les autres médicaments, et enseigner aux gens que le salut physique, mental et moral passe par une vie et une pensée justes.

Malheureusement, le corps médical est négligent et est responsable de l'existence de nombreux toxicomanes. Un patient ressent une douleur intense. Quelle est la manière la plus simple de le satisfaire ? Faire une injection hypodermique d'un opiacé. Le patient, ne se rendant pas compte du danger, réclame un analgésique à chaque fois qu'il souffre. Il apprend bientôt ce qu'il obtient, puis il se rend à la pharmacie et s'équipe d'une tenue hypodermique et de médicaments, et la première chose qu'il sait, c'est qu'il est un esclave, en esclavage pour la vie. Ce n'est pas une exagération. Il y a des centaines de milliers de victimes de la toxicomanie qui attribuent leur chute au traitement reçu par des médecins réputés, qui ne considèrent pas leur pratique avec l'horreur qu'elle devrait inspirer parce qu'elle est si courante. Les médecins n'enterrent pas toujours leurs erreurs. Certains d'entre eux marchent depuis des années.

Malgré les lois interdisant la vente de diverses drogues, il est possible de s'en procurer. Il y a des médecins et des droguistes de bonne conscience qui sont très arrangeants, pour un prix.

Il n'est pas légitime d'utiliser un centième de la quantité de ces drogues actuellement consommée. Une injection locale de cocaïne pour une opération mineure est justifiable, mais aucune des drogues créant une dépendance ne devrait être utilisée dans la pratique ordinaire pour tuer la douleur, car l'application appropriée d'eau en conjonction avec une vie juste fera mieux et il n'y a aucun mal . effets secondaires. Le massage est souvent suffisant.

Pour montrer un peu plus clairement comment certaines personnes deviennent dépendantes aux drogues, considérons l'une des dernières en date, l'héroïne : il y a quelques années, cette drogue, qui est un dérivé de l'opium, était pratiquement inconnue. Elle est beaucoup plus forte que la morphine et par conséquent l'effet peut être obtenu plus rapidement au moyen d'une dose plus faible. Les médecins ont d'abord pensé qu'il ne s'agissait pas d'une drogue créant une dépendance, car ils pouvaient l'utiliser pendant une période de temps plus longue que celle de la morphine, sans créer de besoin ni d'habitude. Ils ont donc commencé à prescrire de l'héroïne au lieu de la morphine, et il a été conseillé à de nombreux morphinomanes de la remplacer par l'héroïne. Tout s'est bien passé pendant un court moment, jusqu'à ce que les victimes découvrent qu'elles étaient esclaves d'une drogue encore pire que la morphine. Aujourd'hui, grâce principalement au corps médical, on estime que nous avons dans notre pays plusieurs centaines de milliers d'héroïnomanes. Le visage jaunâtre, la silhouette décharnée, regardant le monde à travers des pupilles très pointues, avec toute la beauté, l'espoir et la joie de la vie disparus, ils marchent vers une mort prématurée.

La profession médicale fournit plus que sa proportion de toxicomanes. Ils connaissent le danger des drogues, mais la familiarité engendre le mépris. Si le public savait combien de ses conseillers médicaux, qui devraient toujours avoir l'esprit clair, sont désorientés par les drogues, il y aurait un grand réveil. Un éminent médecin, qui exerce depuis environ quarante-cinq ans et qui a une grande expérience auprès des toxicomanes, a déclaré que, selon ses observations, environ un médecin sur quatre contracte la toxicomanie. Je pense que c'est exagéré, mais je connais un certain nombre de médecins toxicomanes.

Les médecins fumeurs ne condamnent pas cette pratique. Ceux qui boivent sont susceptibles de prescrire de la bière et du vin à leurs patients. Ceux qui sont dépendants des drogues en font un usage trop libéral dans leur pratique.

Ceux qui ont observé les effets des différentes drogues, du café à l'héroïne, doivent condamner leur consommation. Il est vrai qu'une tasse de café ou de thé, un verre de vin ou de bière de temps en temps ne font pas de mal. Une cigarette par semaine ne ferait pas de mal à un garçon, pas plus qu'un cigare occasionnel ne ferait de mal à un homme. Mais combien de personnes sont prêtes à se faire plaisir de temps en temps ? La règle est qu'ils s'adonnent non seulement quotidiennement, mais plusieurs fois par jour, et les résultats sont mauvais. Une mauvaise habitude en entraîne une autre, et il arrive toujours un moment où il faut choisir entre la maladie et une mort prématurée d'une part, et l'abandon des mauvaises habitudes de l'autre, et quand ce moment arrive, les liens des habitudes sont souvent ainsi perdus. forts que la victime est incapable de les briser.

Je me rends compte que la connaissance ne protégera pas toujours les gens de la tentation et que certains individus emprunteront le chemin large qui mène à la destruction, malgré tout ce qu'on peut dire. La jeunesse est impatiente de toute contrainte et toujours avide de nouvelles expériences. Concernant ce grave problème de consommation de drogues destructrices, beaucoup pourrait être fait en apprenant aux gens quelle est leur place dans la société : c'est-à-dire ce qu'ils doivent à eux-mêmes, à leurs familles et au public en général. En d'autres termes, enseigner aux jeunes l'égoïsme supérieur, dont une partie consiste en une maîtrise de soi, un renoncement et un respect de soi considérables.

Les médicaments sont trop faciles à obtenir aujourd'hui. Un jour, les gens seront tellement éclairés qu'ils ne se laisseront pas soigner. C'est la tendance de l'époque. En attendant que ce moment vienne, la société devrait se protéger en rendant très difficile l'accès aux drogues créant une dépendance. Si nécessaire, la main libre du médecin doit être conservée. Une grande partie de la confiance qu'on lui accorde aveuglément est mal placée.

CHAPITRE XXI.

SOIN DE LA PEAU.

La peau est négligée et maltraitée. Très peu de personnes réalisent à quel point il est important d'accorder à cet organe l'attention nécessaire. Si nous vivions aujourd'hui comme vivaient sans doute nos ancêtres, nous pourrions négliger la peau, comme eux. Ils portaient peu ou pas de vêtements. La peau, autrefois très poilue, servait de protection. Il a été exposé aux éléments, ce qui l'a renforcé et l'a maintenu actif.

Aujourd'hui, la plupart des gens protègent trop la peau et la fragilisent ainsi. Le résultat est qu'il dégénère et perd en partie sa fonction, ce qui nuit à la santé de l'individu.

Une peau normale a un toucher très doux, conférant aux doigts une sensation agréable et vitale. Soit il a de la couleur, soit il suggère de la couleur. Une peau anormale ne plaît ni au sens de la vue ni au toucher. Il peut sembler inerte ou enflammé.

La peau est une structure belle et complexe. Il est constitué d'une couche externe appelée épiderme et d'une couche interne, la véritable peau ou corium, qui repose sur une couche sous-cutanée, composée principalement de graisse et de tissu conjonctif.

L'épiderme est divisé en quatre couches. Il n'a ni vaisseaux sanguins ni nerfs, mais est nourri par la lymphe qui s'échappe des vaisseaux plus profonds de la peau. C'est simplement de nature protectrice.

La véritable peau est constituée de deux couches indistinctes, qui abritent une grande multitude de nerfs, de vaisseaux sanguins et de vaisseaux lymphatiques.

Dans la peau, il existe deux types de glandes, les glandes sébacées et les glandes sudoripares. Les glandes sébacées se trouvent, en règle générale, en plus grand nombre sur les parties les plus poilues du corps et sont absentes de la paume des mains et de la plante des pieds. Ils rejettent une sécrétion appelée sébum, composée principalement de cellules mortes ayant subi une dégénérescence graisseuse et d'autres débris. Le sébum sert de lubrifiant. Il est généralement émis à proximité ou au niveau de la tige d'un cheveu.

Les glandes sudoripares évacuent en moyenne de 1,5 à 2 livres de transpiration par jour, davantage par temps chaud et beaucoup moins par temps frais. Ils sont répartis sur toute la surface externe du corps. Selon Krause, il y en aurait près de 2 400 000. Ils transportent principalement de l'eau et du gaz carbonique.

Les fonctions de la peau sont : Protéger les structures sous-jacentes ; réguler la chaleur; servir d'organe de respiration; servir d'organe de toucher et de sensation thermique ; sécréter et éliminer diverses substances du corps ; absorber.

La régulation de la chaleur est assez automatique. Lorsque la température extérieure est élevée, il y a un relâchement de la peau. Les pores s'ouvrent, la transpiration remonte à la surface et s'évapore refroidissant ainsi le corps. Lorsque la surface est froide, la peau se contracte, fermant les pores et conservant la chaleur. Le rayonnement a toujours lieu, sauf lorsque la température est très élevée.

La sensation du toucher et la capacité de ressentir la chaleur et le froid nous protègent d'innombrables dangers. Ils font partie des équipements qui nous permettent de nous adapter à notre environnement.

Les sécrétions et excrétions sont la transpiration et le sébum. Ceux-ci contiennent de l'eau, de l'acide carbonique, de l'urée , de l'acide buturique , de l'acide formique, de l'acide acétique, des sels, le principal étant le chlorure de sodium, et bien d'autres substances.

La fonction respiratoire consiste en l'absorption d'une petite quantité d'oxygène et en l'émission d'un peu d'acide carbonique.

Une petite quantité d'eau peut être absorbée par la peau. Les huiles peuvent également être absorbées. En cas de malnutrition chez les enfants, les frictions à l'huile d'olive sont souvent utiles. Cette fonction d'absorption est mise à profit par les médecins qui appliquent divers médicaments sur la peau. Une quantité suffisante de mercure pour produire la salivation peut être absorbée de cette manière.

De ce qui précède, il ressort que la peau n'a pas seulement une structure complexe, mais qu'elle a de nombreuses fonctions. Il est impossible d'avoir une santé parfaite sans une belle peau. Dans des conditions civilisées, on ne peut avoir une peau saine sans lui apporter quelques soins. La personne moyenne a une peau qui montre un manque de soins. Heureusement, mais peu de soins sont nécessaires.

Un bain doit être pris assez souvent pour assurer la propreté. L'eau chaude et le savon ne doivent pas être utilisés plus d'une ou deux fois par semaine dans des conditions normales. Si le savon provoque des démangeaisons, il est bon d'utiliser ensuite une petite quantité d'huile d'olive sur le corps, de la frotter soigneusement et de passer sur le corps avec un chiffon doux après le frottement à l'huile, éliminant ainsi l'huile qui autrement salirait le corps. vêtements. Si la peau n'est pas maintenue propre, les millions de pores risquent d'être en partie bouchés, ce qui entraîne la rétention d'une partie des matières excrétrices à l'intérieur de la peau, où elle peut provoquer suffisamment d'irritation pour produire une certaine forme de trouble cutané. ou bien la peau peut, par manque d'usage, devenir si inactive que trop de travail est imposé aux autres organes excréteurs, qui peuvent également devenir malades à cause du surmenage et d'une irritation excessive.

Les savons sont irritants. Les savons au suif et à l'huile d'olive sont moins irritants que les autres variétés. Quel que soit le type de savon utilisé, il doit être soigneusement rincé , car s'il en reste une partie dans les pores de la peau, une rugosité, voire une légère inflammation, peut en résulter. Faites particulièrement attention au savon utilisé pour les bébés, en évitant tous les savons très colorés et parfumés bon marché.

Prendre ou non un bain à l'éponge quotidien n'a pas grande importance et chacun peut s'adapter en toute sécurité. S'il y a une réaction rapide et une sensation de chaleur et de bien-être suite à une éponge froide, tout va bien. Si la peau reste bleue et refuse de réagir longtemps, le bain à l'éponge froide est nocif. Le plongeon froid est toujours un choc, et quelle que soit la force d'une personne, une répétition fréquente n'est pas recommandée. Les gens qui se rafraîchissent disent qu'ils ne font pas de mal, mais il est bon de se rappeler que la vie n'est pas seulement une question d'aujourd'hui et de demain, mais bien de l'année prochaine, ou peut-être de quarante, cinquante ou soixante ans. Un choc quotidien peut provoquer des maladies cardiaques au cours de vingt ou trente ans.

Une bonne façon de prendre un bain froid est de prendre une douche chaude et de couper progressivement l'eau chaude. Restez ensuite sous la douche froide suffisamment longtemps pour bien rincer toute la surface du corps.

Ceux qui prennent des bains d'éponge froide en hiver et les trouvent sévères doivent faire précéder l'épongage à l'eau froide d'un rapide épongage à l'eau tiède, et ils doivent toujours prendre ces bains dans une pièce chaude.

Après chaque bain, frottez bien le corps à sec, en effectuant des mouvements rapides. Des serviettes de bain, des brosses à chair ou les mains ouvertes peuvent être utilisées pour le frottement à sec.

Le bain à l'éponge n'a pratiquement aucune valeur comme nettoyant. Sa principale vertu consiste à stimuler la circulation du sang et de la lymphe dans la peau. En été, il fait frais. Il est important d'avoir une bonne circulation de surface, mais cela peut également être obtenu par frottement à sec. Le frottement est plus important que le mouillage de la peau. Une peau suffisamment frottée devient si active qu'elle se nettoie pratiquement d'elle-même et protège contre le rhume et d'autres maladies. Certains préconisent de renoncer complètement au bain, mais cela va à l'extrême. La propreté vaut pour le respect de soi qu'elle donne à l'individu.

Les bains chauds sont affaiblissants et relaxants, c'est pourquoi les personnes faibles ne devraient pas rester longtemps dans le bain chaud. Les bains froids sont stimulants pour les personnes fortes et déprimants pour ceux qui n'y réagissent pas bien. Nager est très différent de prendre un bain froid. Une personne capable de nager avec bénéfice et confort pendant vingt minutes aurait peut-être froid si elle restait cinq minutes dans la baignoire dans une eau à la même température. La natation est un exercice tellement actif qu'elle favorise la circulation, gardant le sang assez bien à la surface malgré l'effet glacial de l'eau.

Si un bain très chaud est pris, il devrait y avoir beaucoup d'air frais dans la salle de bain et il est bon de siroter de l'eau froide pendant le bain et de garder un chiffon essoré avec de l'eau froide sur le front. Les personnes menacées d'un rhume grave ou d'une pneumonie ne peuvent s'offrir de meilleur traitement que de prendre un bain chaud, aussi chaud qu'elles peuvent le supporter, d'une durée d'une demi-heure à une heure, en buvant autant d'eau tiède que possible. avec confort avant et après être entré dans la baignoire. Ce bain doit être pris dans de l'eau très tiède, sinon il ne servira à rien. Il est affaiblissant et relaxant, mais par son influence relaxante, il égalise la circulation du sang, ramenant à la surface beaucoup de choses qui encombraient les poumons et d'autres organes internes, provoquant ainsi la dangereuse congestion qui se termine si souvent par une pneumonie. Après le bain, enveloppez-vous bien pour que la transpiration continue pendant un certain temps. Une fois la transpiration terminée, enfilez des vêtements secs et restez au lit pendant six à huit heures. Pour être doublement sûr, nettoyez bien les intestins avec des lavements ou des cathartiques, ou les deux. Ensuite, ne mangez rien jusqu'à ce que vous soyez à l'aise. Un tel traitement permettrait d'éviter de nombreuses pneumonies et de nombreux décès. La meilleure prévention est de vivre de manière à ce qu'un refroidissement soudain ne produise pas de pneumonie ou d'autres maladies, ce qu'il ne produirait pas en bonne santé.

Les personnes souffrant de maladies graves du cœur, des artères ou des reins ne doivent pas prendre de bains prolongés ou intenses.

Pour résumer l'utilisation de l'eau sur la peau : Utilisez-en suffisamment pour être propre. Rien de plus n'est nécessaire. L'application d'eau doit être suivie d'un séchage complet et d'un frottement à sec. Si la réaction est mauvaise, ne restez pas dans l'eau froide suffisamment longtemps pour provoquer un refroidissement. En règle générale , les personnes minces ne devraient utiliser que peu d'eau froide et ne devraient jamais rester longtemps dans l'eau froide.

L'eau appliquée intelligemment sur la peau en cas de maladie est une aide précieuse pour nettoyer le système. Il est surprenant de constater combien d'impuretés peuvent être extraites du corps au moyen de compresses humides. Cependant, il s'agit d'un traité sur la santé, nous n'entrerons donc pas ici dans les détails concernant le thermalisme.

Quelles que soient les idées que l'on peut avoir au sujet du bain, il ne peut guère y avoir plus d'une opinion concernant l'application d'une friction sèche sur la peau. Ceux qui ont constaté ses excellents résultats estiment que cela devrait être une routine quotidienne. Il doit être pratiqué le matin ou le soir, ou les deux. Cinq à dix minutes passées ainsi quotidiennement rapporteront des dividendes élevés en matière de santé. Un frottement vigoureux est un exercice non seulement pour la peau, mais pour presque tous les muscles du corps.

Le frottement à sec maintient la circulation superficielle vigoureuse. La circulation superficielle, et notamment celle des mains et des pieds, est la première partie qui commence à stagner. La stagnation du sang signifie le début du processus qui aboutit à la vieillesse. Autrement dit, le frottement sec sur la peau contribue à préserver la santé et la jeunesse. La peau qui n'est pas exercée devient souvent très dure et se détache des particules de matière minérale.

Si les femmes dépendaient moins des embellisseurs artificiels et davantage du massage scientifique, elles obtiendraient de bien meilleurs résultats. Ils éviteraient bien des rides et sauveraient leur teint. Le cou et le visage ne doivent jamais être massés vers le bas. Les traits doivent être soit vers le haut, soit d'un côté à l'autre, les traits latéraux étant généralement dirigés vers la ligne médiane. Un tel massage empêchera le relâchement des muscles du visage pendant des années et aidera à garder le visage exempt de rides et d'apparence jeune. Le massage doit être plutôt doux, car s'il est trop vigoureux, il aura tendance à éliminer la quantité normale de graisse qui tapisse et arrondit le visage. Les hommes peuvent faire la même chose, mais la plupart des hommes n'ont aucune objection aux rides.

Cependant, la plupart des hommes s'opposent à la calvitie, qui peut être évitée dans presque tous les cas. Produire des cheveux sur une pâte polie est une proposition différente. C'est effectivement difficile. Si vous regardez une image de la circulation du sang dans le cuir chevelu, vous remarquerez que les artères qui l'alimentent proviennent du dessus des orbites, devant, devant et derrière les oreilles sur les côtés, et de la nuque. cou à l'arrière. Ils s'étalent et deviennent de plus en plus petits à mesure qu'ils se déplacent vers le sommet de la tête, et surtout vers l'arrière. Le cuir chevelu est bien approvisionné en sang, mais on ne lui donne pas beaucoup d'exercice. La circulation sanguine a tendance à devenir lente, des dépôts se formant progressivement dans les parois des vaisseaux sanguins, ce qui les rend moins élastiques et diminue la taille de la lumière. Le résultat est moins de nourriture pour les racines des cheveux et une nourriture de qualité inférieure.

Ce processus de coupure de la circulation dans le cuir chevelu est largement facilité par les chapeaux et casquettes serrés portés par les hommes, qui compriment les vaisseaux sanguins. Il est à noter que les personnes à tête ronde ont plus tendance à devenir chauves que celles à tête plus irrégulière. La raison en est probablement que les chapeaux sont plus ajustés aux personnes à tête ronde. Il existe de nombreuses exceptions. Les femmes ne sont pas aussi sujettes à la calvitie que les hommes, car elles portent des chapeaux qui n'excluent pas l'air des cheveux et ne compriment pas les vaisseaux sanguins.

Laissez les hommes qui n'aiment pas perdre leurs cheveux masser quotidiennement le cuir chevelu pendant une courte période, en commençant au-dessus des yeux, devant les oreilles et au niveau de la nuque jusqu'au sommet de la tête. Laissez-les ensuite porter des chapeaux aussi pratiques que possible, en évitant ceux qui exercent une forte pression sur les vaisseaux sanguins qui alimentent le cuir chevelu. Ainsi, non seulement ils pourront conserver leurs cheveux beaucoup plus longtemps qu'autrement, mais les cheveux bien nourris ne se faneront pas aussi vite que ceux qui vivent de demi-rations.

Dans le cas de la préservation des cheveux, mieux vaut prévenir que guérir. L'homme qui peut produire un restaurateur capillaire satisfaisant qui donnera des résultats sans aucun effort de la part des hommes peut devenir millionnaire en peu de temps.

Les cheveux sont une forme modifiée de peau. Chaque cheveu est alimenté en sang, et la raison pour laquelle les cheveux se dressent lors d'une peur intense est qu'à la partie inférieure de la tige est attaché un petit muscle. Pendant la peur , celui-ci se contracte , comme le font d'autres muscles involontaires, et les cheveux se dressent alors droit au lieu d'être obliques.

En règle générale , les gens protègent trop leur peau. La meilleure protection dont ils disposent contre le froid est une bonne circulation. Avec une mauvaise circulation, il est difficile de rester au chaud malgré de nombreux vêtements. La froideur est aussi en grande partie un état d'esprit. Les gens ont l'idée du froid dans la tête et il leur est alors presque impossible de se réchauffer. Le même jour d'hiver , on peut voir un homme en pardessus épais qui cherche à se replier sur lui-même en frissonnant, tandis qu'une dame passe allègrement, la poitrine découverte au vent.

Le visage supporte le froid, parce qu'il y est habitué, le cou et la partie supérieure de la poitrine également, et il en serait de même de la peau de tout le corps si on l'habituait à être exposée. Nous utilisons des vêtements trop lourds. C'est une erreur de courber le dos et de rentrer les épaules par temps froid, car cela réduit la capacité pulmonaire, privant ainsi le corps de la quantité adéquate d'oxygène. Le résultat est qu'il n'y a pas assez de combustion pour produire la quantité de chaleur nécessaire.

La laine est une couverture chaude, la meilleure que nous ayons. Cependant, il est très irritant pour la peau et a tendance à donner trop chaud à celui qui le porte. Il ne sèche pas facilement. Par conséquent, l'utilisateur reste humide longtemps après avoir transpiré. Le résultat est une peau humide et moite. Une peau ainsi choyée par une chaleur humide devient délicate et, comme les autres produits de serre, incapable de tenir le coup lorsqu'elle est exposée aux intempéries. Un bon moyen de prendre froid facilement est de porter de la laine à même la peau. La meilleure recette pour avoir froid aux pieds est de porter des bas de laine. Portez du coton, du lin ou de la soie à même la peau. Le coton est satisfaisant et bon marché. Le lin est excellent, mais un bon sous-vêtement en lin est trop cher pour un sac à main moyen. Rémie , considéré comme le linge de la Bible, est fortement recommandé par certains.

Ceux qui travaillent à l'intérieur doivent porter le même type de sous-vêtements été comme hiver, et ils doivent être très légers. Si les gens portent des sous-vêtements épais dans des pièces chauffées, ils auront trop chaud. La conséquence est que lorsqu'ils sortent, ils ont froid, et s'ils ne sont pas en bonne condition physique, il en résulte généralement des rhumes et d'autres maladies . En portant des vêtements extérieurs adaptés aux conditions climatiques, on peut facilement obtenir toute la protection nécessaire. Ceux qui prennent une nourriture appropriée, suffisamment d'exercice et une friction sèche de la peau n'auront pas besoin ni ne désireront pas une quantité excessive de vêtements. La sensation du souffle hivernal sur la peau n'est pas désagréable.

Si seulement nous donnions à la peau plus d'exercice, par le frottement, et plus d'air frais, nous abandonnerions bientôt une grande partie de nos vêtements et n'en porterions que suffisamment pour avoir une apparence convenable et modeste en public, avec une couverture supplémentaire les jours froids. Rien ne peut être plus ridicule et inconfortable qu'un homme en tenue conventionnelle par une chaude journée d'été.

Bien entendu, les personnes minces et nerveuses ne doivent pas trop s'exposer au froid.

La plupart des maladies connues sous le nom de maladies de peau sont des troubles digestifs et des troubles sanguins se manifestant au niveau de la peau. Dès que la maladie systémique dont ils dépendent disparaît, ces maladies dites cutanées guérissent. L'érysipèle fait partie des maladies dites germinales, mais elle est contrôlée très rapidement par une alimentation appropriée. Cela ne peut pas se produire chez les gens tant qu'ils n'ont pas ruiné leur santé en menant une vie inappropriée. Le sang pur ne permettra pas le développement du streptocoque érysipelatis en nombre suffisant pour causer des problèmes.

La maladie se développe d'abord, puis le germe apparaît et se multiplie en grand nombre, lui donnant son type.

L'acné, très courante quelques années après la puberté, témoigne d'un mauvais état du sang. Même pendant les changements qui se produisent à la puberté, aucune maladie ne se manifestera chez les garçons et les filles en bonne santé. A cette époque, les jeunes gens mangent excessivement, ce qui entraîne des indigestions et du sang impur. Les changements qui surviennent au niveau de la peau en font un lieu propice à la manifestation des irritations. Laissez les garçons et les filles manger pour qu'ils aient les yeux brillants et la langue propre et il y aura très peu de problèmes liés aux boutons défigurants.

L'eczéma est généralement guérissable grâce à une alimentation appropriée et il en va de même pour presque toutes les maladies de peau qui touchent les nourrissons.

Il existe des maladies de la peau dues à des irritants locaux, telles que les diverses formes d'eczéma, la gale (démangeaisons) et la pédiculose (poches), mais il n'en demeure pas moins que presque toutes les maladies de la peau ne se développent pas si l'individu s'alimente correctement, et la plupart d'entre eux peuvent être guéris, une fois développés, grâce à une alimentation appropriée et à une hygiène générale adéquate. Si le régime alimentaire est tel que les irritants sont fabriqués dans le tube digestif et absorbés dans le sang, puis excrétés par la peau, où une irritation suffisante est produite pour provoquer une maladie, il est inutile de traiter avec des poudres et des pommades.

Corrigez les erreurs diététiques et la peau se guérira d'elle-même. Les spécialistes des maladies de peau échouent souvent parce qu'ils traitent cet organe comme une entité indépendante, au lieu de le considérer comme une partie du corps dont la santé dépend en grande partie de l'état de santé général.

CHAPITRE XXII.

EXERCICE.

La nature exige de nous que nous utilisions nos capacités mentales et physiques afin d'obtenir les meilleurs résultats. L'homme a été fait pour être actif. Autrefois, il devait gagner son pain à la sueur de son front ou mourir de faim. Nous avons maintenant évolué, ou s'agit-il d'une dégénérescence partielle, vers un état dans lequel un esprit vif contrôle bien plus les moyens de subsistance que l'effort physique. La conséquence est que beaucoup de ceux qui sont dotés des esprits les plus vifs ne parviennent pas à maintenir leur corps actif. Cela contribue à diminuer leur résistance et entraîne une mort précoce.

Un peu d'exercice est nécessaire et la question est de savoir quelle quantité est nécessaire et comment doit-on le faire pour qu'il ne dégénère pas en une corvée ? Rares sont ceux qui ont suffisamment de persévérance pour continuer certains exercices, aussi bénéfiques soient-ils, s'ils deviennent une corvée.

Le montant requis dépend des circonstances. Habituellement, quelques minutes d'exercice chaque jour, complétées par un peu de marche et de respiration profonde, suffiront. Environ cinq minutes d'exercice vigoureux soir et matin suffisent généralement à maintenir une personne en bonne condition physique, si elle est prudente par ailleurs.

Beaucoup s'efforcent de développer une belle musculature. C'est une erreur, à moins que l'intention ne soit de devenir une exposition pour gagner sa vie. Les gros muscles ne sont pas synonymes de santé, d'efficacité et d'endurance. Même un dyspeptique peut être capable de développer de gros muscles. Ce qu'il faut pour l'œuvre de la vie, ce n'est pas un élan de force qui dure quelques instants et laisse ensuite l'individu épuisé pour la journée, mais l'endurance qui permet d'avancer jour après jour.

Il est généralement dangereux de développer de gros muscles, car si l'on arrête les exercices qui les ont fait naître, ils commencent à dégénérer si vite que l'organisme a du mal à se débarrasser des poisons. Faites alors attention à l'une des maladies de dégénérescence, comme l'inflammation des reins ou la fièvre typhoïde.

Les gros muscles qui apparaissent de temps en temps au stade des variétés et dans les cirques ne sont pas normaux. L'homme est le seul animal qui les développe, et elles ne sont pas provoquées par des circonstances ordinaires. Une fois acquis, ils s'avèrent un fardeau, car leur maintien en condition demande beaucoup de travail quotidien.

Les bons muscles sont plus utiles que les muscles extraordinaires. Un exercice vigoureux vaut mieux qu'un exercice violent. Il est bien connu que bon nombre de nos athlètes sélectionnés, des hommes dotés de grandes capacités physiques originales, meurent jeunes. La raison en est qu'ils ont été soit surdéveloppés, soit qu'à un moment donné, ils ont surmené leur corps à tel point, dans un effort suprême pour vaincre leurs adversaires, qu'une partie du mécanisme vital en a été sérieusement affectée. Puis, lorsqu'ils s'installent dans la vie professionnelle , ils ne prennent pas bien soin d'eux-mêmes et dégénèrent rapidement.

Faire de l'exercice ne devrait pas être une tâche, car c'est alors un travail. Il doit être de nature à intéresser et à plaire à l'individu, car il s'accompagne alors d'un état mental agréable d'où un grand bien viendra au corps. Il est nécessaire que nous pensions suffisamment à notre corps pour lui fournir l'activité nécessaire à son bien-être et nous devons le faire de bonne grâce.

Faites suffisamment d'exercice pour mettre les différents muscles en jeu et le cœur en action vigoureuse. Les employés de bureau devraient faire des exercices pour la partie du corps au-dessus de la taille, ainsi qu'un peu de marche chaque jour. Tout le monde devrait faire suffisamment d'exercice pour garder la colonne vertébrale droite et souple. Les exercices de flexion sont bons à cet effet, en gardant les genoux droits et en touchant le sol avec les doigts. Puis penchez-vous en arrière autant que possible. Ensuite, avec les mains sur les hanches, faites pivoter le corps à partir de la taille.

Il est très souhaitable de garder le corps droit, car cela donne le plus grand espace pulmonaire et donne à l'individu une apparence et un sentiment nobles et courageux. L'affaissement vers l'avant est la position du singe. Il n'est pas nécessaire de prêter attention aux épaules si la colonne vertébrale est maintenue dans la bonne position, car les épaules tomberont alors au bon endroit. Être hétéro est une question d'habitude. Personne ne peut maintenir cette position sans effort. Il faut au moins faire l'effort d'acquérir et de conserver cette habitude. La plupart des personnes aux épaules rondes pourraient apprendre à être hétéro en deux ou trois mois.

Ceux qui mangent modérément ont besoin de moins d'exercice que les autres. Une consommation alimentaire trop importante nécessite beaucoup de travail pour y remédier. Lorsque la nourriture est suffisante pour fournir les matériaux de réparation, la chaleur et l'énergie, il n'est pas nécessaire de faire de grands efforts pour brûler l'excédent. Faire de l'exercice beaucoup et longtemps, puis manger suffisamment pour forcer davantage d'exercice, est une perte de bonne nourriture, de temps et d'énergie. Soyez modéré en toutes choses si vous voulez avoir le meilleur que la vie puisse vous offrir.

Intégrez toujours la respiration profonde à l'exercice. Quels que soient les troubles physiques, la respiration profonde aidera à les surmonter. Cela aidera à guérir les pieds froids en apportant plus d'oxygène dans le sang. Cela aidera à chasser la constipation en effectuant un massage interne des intestins. Cela aidera à vaincre la torpeur du foie par l'exercice donné à cet organe. Cela aidera à guérir les rhumatismes en produisant suffisamment d'oxygène pour brûler certains dépôts étrangers dans diverses parties du corps. Comme une révélation, la respiration profonde éloigne l'alcool. Cela ne coûte rien et n'a que de bonnes séquelles. De plus, la respiration profonde ne prend pas de temps. Une douzaine de respirations profondes ou plus peuvent être prises matin et soir, et à chaque fois que l'on sort à l'air frais, sans prendre une seconde de son temps de travail. Pour avoir du sang en bonne santé, il est nécessaire d' avoir suffisamment d'air frais dans les poumons.

Des vêtements appropriés doivent également être pris en compte en ce qui concerne la respiration et l'exercice. Les vêtements doivent être suffisamment amples pour permettre le jeu libre des membres, de la poitrine et de l'abdomen. Les hommes et les femmes n'étaient pas faits pour porter des talons de deux ou trois pouces . Ceux qui persistent dans cette folie doivent en payer le prix en inconfort et en déséquilibre corporel.

Le moment de faire de l'exercice dépend des circonstances. Il est préférable de ne pas en consommer pendant au moins une ou deux heures après un repas copieux, car l'exercice interfère avec la digestion. Un très bon plan consiste à faire de cinq à vingt-cinq minutes d'exercice, selon les besoins, avant de s'habiller le matin et après s'être déshabillé le soir. Ceux qui font des exercices dans un gymnase ou ont du temps pour jouer à l'extérieur n'auront aucune difficulté à choisir le bon moment.

Les haltères, les clubs indiens, les poids, les exercices brevetés et les cascades en gymnase conviennent à ceux qui les aiment. Une chose à garder à l'esprit est que les mouvements courts et saccadés ne sont pas aussi efficaces que les mouvements plus larges qui mettent en jeu les gros muscles.

Il est bon de faire de l'exercice jusqu'à ressentir une agréable sensation de fatigue. Si cela est fait, le cœur travaille vigoureusement, envoyant le sang rapidement vers toutes les parties du corps, et les poumons jouent également pleinement leur rôle pour fournir l'oxygène nécessaire. Cela agit comme un tonique pour l'ensemble du système.

Le corps doit être utilisé pour l'empêcher de dégénérer. Un corps sain donne du courage et une vision optimiste de la vie. Un foie lent peut cacher le plus beau lever de soleil, mais un corps sain donne aux yeux le pouvoir de voir la beauté lors des journées les plus maussades .

Ceux qui ne sont pas habitués à faire de l'exercice seront très douloureux au début s'ils commencent trop vigoureusement. La douleur peut être évitée en ne prenant que deux ou trois minutes à la fois au début, et en augmentant jusqu'à ce que la quantité souhaitée soit prise quotidiennement.

Si les muscles deviennent un peu douloureux et raides au début, n'arrêtez pas, car en poursuivant les exercices, la douleur disparaît rapidement. Beaucoup commencent avec un grand enthousiasme, qui s'épuise rapidement. L'enthousiasme excessif est comme l'amour brûlant de ceux qui « ne peuvent pas vivre » sans l'objet de leur affection. Il brûle si fort qu'il se consume bientôt. Allez travailler à un rythme qui peut être maintenu. Faire de l'exercice dur pendant quelques semaines ou quelques mois, puis y renoncer ne servira à rien en fin de compte. Cependant, une personne peut occasionnellement laisser passer un jour ou deux sans faire d'exercice avec bénéfice. Évitez de vous lancer dans une routine monotone.

Je crois que les meilleurs exercices sont ceux qui sont pratiqués dans un esprit de jeu. Peu importe qui il s'agit, s'il fait l'effort, il peut trouver de temps en temps suffisamment de temps pour passer au moins une demi-journée en plein air, ce qui est très important. Nous ne pouvons pas nous épanouir longtemps sans entrer en contact avec mère nature, et nous avons besoin de quelques heures chaque semaine sans soucis ni soucis en sa compagnie. Beaucoup disent immédiatement : « Je ne peux pas ». Débarrassez-vous de cette attitude négative et dites : « Je peux et je le ferai ». Voyez à quelle vitesse les obstacles disparaissent. Nombreux sont ceux qui sont esclaves du devoir. Ils croient qu'ils doivent s'en sortir. Ils pensent qu'ils sont indispensables. Le monde s'entendait très bien avant leur naissance et il continuera de la même manière une fois qu'ils seront réunis auprès de leurs pères. La chose à faire est de briser les liens de la mauvaise attitude mentale et alors le temps et l'opportunité se présenteront.

Je ne commenterai que quelques-uns des exercices de plein air qui sont excellents.

La natation est l'une des plus belles. Il y a une grande différence entre nager et prendre un bain dans une baignoire. Certaines personnes ne peuvent pas rester longtemps dans l'eau, mais si elles éprouvent une quelconque résistance et sont actives, il n'y aura pas de mauvais résultats. En natation, il est bon de faire plusieurs mouvements, en nageant sur le dos, sur le côté et sur le visage. Cela met en jeu presque tous les muscles du corps et si le nageur ne reste pas trop longtemps, il se sent bien. Si une sensation de frilosité ou de lassitude se fait sentir, il est temps de sortir de l'eau, de bien se sécher et de procéder à un vigoureux frottement sec. Les baignades doivent toujours être suivies de frottements considérables. L'utilisation d'un peu d'huile d'olive sur le corps, et notamment sur les pieds, est très reconnaissante. Aucune règle particulière ne peut être fixée pour la durée d'une baignade, mais les personnes très maigres ne doivent généralement pas rester dans l'eau plus de quinze minutes, et les personnes corpulentes et vigoureuses pas plus d'une heure. Il est préférable de ne pas aller nager avant que deux heures ne se soient écoulées depuis le dernier repas.

Chaque garçon et chaque fille devrait apprendre à nager, car cela pourrait être le moyen de préserver sa vie. Ce n'est pas difficile. Pour ceux qui débutent avec la brasse plutôt fastidieuse et fastidieuse, on dira que la manière la plus simple d'enseigner la natation est de faire flotter l'apprenant sur le dos. J'ai appris aux garçons à flotter en trois minutes seulement, et après cela, tout le reste est facile. Lorsque le débutant sait flotter, il peut facilement commencer à pagayer un peu et progresser. Il peut alors se tourner sur le côté et apprendre le coup de côté, qui est l'un des meilleurs. Ensuite, il peut se tourner vers le visage et apprendre différents mouvements. Ce n'est pas la manière approuvée d'apprendre à nager, mais c'est la manière la plus simple et la plus rapide.

Flotter signifie simplement se mettre en équilibre dans l'eau. Il est nécessaire de cambrer le corps, en rendant la colonne vertébrale concave vers l'arrière et en pliant d'abord le cou bien vers l'arrière. Au début, il est d'une grande aide de bien remplir les poumons et de respirer plutôt superficiellement. Cela rend le corps léger dans l'eau. Dites au débutant que cela ne fait aucune différence que les pieds coulent ou restent debout. Il suffit de garder le visage hors de l'eau pendant la flottaison. S'il y a la moindre tendance à couler, pliez un peu plus le cou, en mettant la tête plus en arrière dans l'eau, au lieu de la relever, comme souhaitent le faire la plupart des apprenants. N'oubliez pas que le tronc et le cou doivent être maintenus bien cambrés, la tête bien enfoncée dans l'eau. Dès que le débutant se plie au niveau de la taille ou des hanches ou penche le cou vers l'avant en relevant la tête, il s'enfonce.

Pour la natation rapide et sophistiquée, des instructions professionnelles doivent être obtenues. La natation est l'un des meilleurs développeurs polyvalents, ainsi que l'un des exercices les plus agréables.

Le golf n'est plus un jeu de riches. Les grandes villes disposent de liaisons publiques. Pour un homme de bureau, c'est un jeu magnifique. Les femmes peuvent y jouer avec le même bénéfice. Les coups vigoureux complets, suivis d'une marche après le ballon, puis d'autres coups, exercent tout le corps. C'est bon pour les jeunes et les vieux, et pour les personnes de tous horizons.

Le tennis est magnifique pour certaines personnes. Ceux qui sont très nerveux et excités devraient jouer à autre chose, car ils ont tendance à jouer trop fort et à dépenser trop d'énergie. Le surexercice est tout aussi nocif que les excès dans d'autres domaines. Le tennis exige de la rapidité et constitue un bon jeu pour ceux qui ont tendance à être lents, car il les réveille.

L'équitation est également un bel exercice. La compagnie d'un animal intelligent, la liberté, l'air frais, le paysage, tout cela donne du plaisir à la vie, et le mouvement constant agit comme un tonique des plus délicieux. Il n'y a qu'une seule façon correcte de monter à cheval pour les deux sexes, c'est à califourchon. La position latérale de la selle maintient la colonne vertébrale tordue, ce qui enlève une grande partie des avantages tirés de la conduite. Dans l'Ouest, la manière approuvée de rouler pour les femmes est à califourchon. Les femmes de l'Ouest font une belle apparition à cheval.

Le tramping est possible pour tous. S'il y a des collines à gravir, ou des montagnes, tant mieux. Mettez de vieux vêtements et de vieilles chaussures et passez un moment agréable. Les beaux vêtements, dans ces circonstances , gâchent plus de la moitié du plaisir.

Jouer au ballon ou faire du vélo peut être une activité bénéfique. Faire du vélo n'est plus à la mode aujourd'hui, mais c'est un moyen agréable de parcourir le terrain, et si le tronc reste droit, c'est un bon exercice. Sauter à la corde, jouer au handball, lancer le médecine-ball et scier du bois sont de bonnes formes d'exercice et très amusantes. L'esprit de jeu et de bien doublera facilement la valeur de tout exercice effectué.

Danser est également une bonne chose si la ventilation est adéquate et les horaires raisonnables.

Dans diverses conditions, les exercices par procuration sont utiles, et j'entends par là des formes d'exercice telles que le massage, le traitement ostéopathique ou le traitement vibratoire. Si quelque chose ne va pas avec la colonne vertébrale, consultez un ostéopathe ou un chiropracteur. Ils peuvent contribuer à remédier à ces défauts plus rapidement que quiconque. Ce sont des experts en ajustements et en poussées.

Certaines personnes font des exercices en étant allongées dans leur lit ou sur le sol. Un bon exercice à faire en position couchée sur le dos est de faire les mouvements d'un vélo. Une autre consiste à s'allonger, puis à plier le corps au niveau des hanches pour se mettre en position assise ; répéter plusieurs fois. Une autre consiste à faire face au sol, en tenant le corps rigide, appuyé sur les orteils et la paume des mains ; soulevez lentement le corps jusqu'à ce que les bras soient tendus et abaissez-le à nouveau lentement jusqu'à ce que l'abdomen touche le sol ; répéter plusieurs fois.

Il est impossible d'entrer ici dans le détail des différents exercices. Ceux qui souhaitent prendre soin d'eux-mêmes peuvent facilement en imaginer quelques-uns ou faire appel à un professeur d'éducation physique pour leur donner des conseils. Ici comme ailleurs, le bon sens l'emporte. Il n'est pas nécessaire de consacrer beaucoup de temps à l'exercice, mais un peu est précieux. Ceux qui travaillent avec leurs mains n'utilisent souvent que peu de muscles, et il serait bon qu'ils fassent des exercices correctifs pour que le corps reste en bonne condition.

Il n'y a aucune excuse pour les épaules rondes et les poitrines enfoncées. Quelques semaines, voire quelques mois tout au plus, permettront de corriger cela chez les jeunes. Plus l'individu est âgé, plus cela prend du temps. Si les vertèbres se sont développées en union osseuse, aucune correction n'est possible.

Il est aussi nécessaire de se détendre que de faire de l'exercice. Lorsque vous êtes fatigué, prenez quelques minutes de repos et lâchez prise physiquement et mentalement. Un peu d'entraînement vous permettra de tout laisser tomber, et même si ce n'est que pour cinq minutes, l'aisance redonnera une vigueur renouvelée. Peu importe la position adoptée, si elle est confortable et permet aux muscles de perdre toute tension. Dans de tels moments, il est bon de laisser les paupières se fermer doucement, ce qui donne du repos aux yeux. La fatigue oculaire est très épuisante pour tout le corps et entraîne souvent de graves inconforts.

Beaucoup ne savent pas comment se détendre. Ils se croient détendus, mais leur corps est en tension. Lorsqu'elle est relâchée, toute partie du corps qui peut être soulevée retombe comme si elle était morte. Les personnes qui effectuent beaucoup de travail mental sont parfois tellement excitées par des idées qui refusent de se libérer jusqu'à ce qu'elles aient été élaborées ou exprimées, qu'elles ne peuvent pas dormir pour le moment. Quelques minutes de détente permettent ensuite de se reposer. Une fois le problème résolu, le travailleur est récompensé par un doux sommeil. Une nuit occasionnelle de ce type d'éveil ne fait pas de mal, à condition de ne pas consommer de drogues telles que le café, l'alcool, la strychnine et la morphine.

Nous sommes sans aucun doute destinés à être utiles. Les hommes et les femmes normaux ne sont satisfaits que s'ils sont utiles. De là, nous avons notre travail ou notre vocation. Cependant, les personnes qui se retrouvent dans une ornière, et elles risquent de le devenir si elles travaillent tout le temps à une seule chose, perdent en efficacité. Il est donc bon d'avoir une vocation ou un passe-temps pour aiguiser son esprit et son corps.

Le type de passe-temps n'a pas beaucoup d'importance, à condition qu'il soit intéressant. Nous perdons beaucoup de temps qui pourrait nous donner plus de plaisir s'il était intelligemment employé. Une heure par jour consacrée à un sujet pendant quelques années dans un esprit de jeu fournira un vaste fonds d'informations et pourra, à terme, être d'un bénéfice inestimable.

Ceux qui travaillent beaucoup avec leurs mains feraient bien de prendre chaque jour du temps pour se récréer mentalement, et ceux qui travaillent dans les canaux mentaux devraient ressentir de la joie et bénéficier des efforts physiques. Quelques passe-temps, selon les circonstances, peuvent être : la photographie, la musique, une langue étrangère, le théâtre, la littérature, l'histoire, la philosophie, la peinture, le jardinage, l'élevage de poulets, de chiens ou d'abeilles, la floriculture et la botanique. Certaines personnes sont devenues célèbres grâce à leurs passe-temps. Ils sont excellents pour garder l'esprit fluide, ce qui aide à conserver la jeunesse physique.

Il y a quelque chose de particulièrement bénéfique à s'occuper et à observer les choses grandir et se développer. Il est bien connu que les femmes restent jeunes plus longtemps que les hommes. Nous avons de bonnes raisons de croire que l'une des causes est leur relation intime avec les enfants. La culture de fleurs, de légumes, de poulets et de chiots a la même influence, à un degré moindre. Les choses tendres et impuissantes font ressortir les meilleures qualités de notre nature. Nous ne pouvons pas être en termes trop intimes avec la nature, alors, si possible, choisissez un passe-temps qui vous met en contact étroit avec elle et ses produits.

CHAPITRE XXIII.

RESPIRATION ET VENTILATION.

L'appareil respiratoire est vraiment merveilleux de beauté et d'efficacité. Les médecins se plaignent de la façon dont la nature construit le tube digestif, disant qu'elle est en partie superflue, mais aucune plainte de ce genre n'est déposée contre les poumons et leurs accessoires.

Le système respiratoire peut être comparé par sa forme à un arbre bien ramifié, avec un tronc, des branches et des feuilles creux : la trachée est le tronc ; les deux bronches, l'une allant au côté droit et l'autre au côté gauche, sont les branches principales ; les bronchioles et leurs subdivisions sont les plus petites branches et rameaux ; les cellules aériennes sont les feuilles.

La trachée et les bronches sont des tubes munis d'anneaux cartilagineux pour les empêcher de s'effondrer. Ils sont tapissés de muqueuse. Les bronches dégagent des branches qui à leur tour se divisent et se subdivisent jusqu'à devenir très fines. Sur les dernières subdivisions sont regroupées de nombreuses cellules ou vésicules. Ce sont les cellules de l'air et c'est ici que l'échange a lieu, le sang abandonnant l'acide carbonique et recevant de l'air inspiré un apport d'oxygène. Cet échange s'effectue à travers une très fine couche de muqueuse, l'air étant d'un côté et les capillaires sanguins de l'autre.

L'ensemble des voies respiratoires est tapissé de muqueuse. Cette membrane est ciliée, c'est-à-dire qu'elle est parsemée de minuscules projections ressemblant à des poils, s'étendant dans les voies respiratoires. Ceux-ci sont constamment en mouvement, un peu comme le grain dans un champ lorsque le vent souffle doucement. Leur fonction est d'empêcher l'entrée de particules étrangères dans les cellules de l'air, car leur mouvement de propulsion s'éloigne des poumons, vers les voies aériennes externes.

Dans certaines grandes villes où les conditions atmosphériques sont défavorables et l'air chargé de poussière et de fumée, les cils sont incapables d'empêcher l'entrée de toutes les fines particules étrangères présentes dans l'air. Ces particules irritent alors la muqueuse, qui sécrète suffisamment de mucus pour emprisonner les intrus. Par conséquent, il y a parfois une expulsion de mucus gris ou noir, ce qui ne devrait alarmer personne dans ces circonstances, si l'on se sent bien. Normalement, la membrane muqueuse ne sécrète que suffisamment de mucus pour se lubrifier, et lorsqu'il y a une expulsion importante de mucus, cela signifie que le système respiratoire ou le système digestif, ou les deux, sont maltraités. Dans de tels moments, le malade doit faire l'inventaire de ses habitudes et les corriger.

Les cellules d'air sont constituées d'une membrane très fine. Leur surface est si grande que si on pouvait les aplatir, elles formeraient une feuille d'environ 2 000 pieds carrés. Nous ne pouvons pas expliquer de manière satisfaisante pourquoi il y a un échange de gaz à travers leurs parois, ni comment le système respiratoire peut agir si efficacement à la fois comme échappement de matières nocives et comme apport d'éléments nécessaires. La répartition des capillaires sanguins, si minuscules que l'œil nu ne peut les distinguer, est merveilleuse. Au microscope, ils ressemblent à des motifs de dentelle délicate, complexe et magnifique.

Les poumons reçoivent plus de sang que toute autre partie du corps. Une petite partie est destinée à nourrir la structure pulmonaire, mais la majeure partie est purifiée. Une fois que le sang a voyagé vers diverses parties du corps pour effectuer son travail de transport de nourriture, d'oxygène et de collecte de déchets, il retourne au cœur et du cœur, il est envoyé aux poumons. Là, il abandonne son gaz acide carbonique et reçoit un apport d'oxygène. Ensuite, il retourne au cœur et une fois de plus, il est envoyé dans toutes les parties du corps pour distribuer l'élément vital, l'oxygène.

Les poumons dégagent de la vapeur aqueuse, un peu de matière animale et une chaleur considérable, mais leur fonction principale est d'échanger l'acide carbonique du sang contre l'oxygène de l'air. Lorsque les graisses, les sucres et les amidons, sous leur forme modifiée, sont brûlés dans le corps pour produire de la chaleur et de l'énergie, de l'acide carbonique et de l'eau se forment. Le gaz est absorbé par la circulation sanguine, qui est en même temps privée de son oxygène. Cet échange transforme le sang du rouge en une teinte bleuâtre. La couleur rouge est due à l'union de l'oxygène avec le fer dans les globules sanguins, formant en gros la rouille.

L'ajustement subtil qui existe dans la nature peut être observé en prenant en considération le fait que les animaux dégagent du dioxyde de carbone et respirent de l'oxygène, tandis que la végétation expire de l'oxygène et inhale du dioxyde de carbone. En d'autres termes, la vie animale crée des conditions favorables à la croissance des plantes et la végétation rend possible l'existence des animaux.

Un animal de classe supérieure peut vivre plusieurs jours sans eau, plusieurs semaines sans nourriture, mais seulement quelques minutes sans oxygène. Lorsque le sang est surchargé de gaz acide carbonique et que l'oxygène n'arrive plus aux poumons, la vie cesse au bout de cinq ou six minutes environ. Cela montre clairement à quel point il est important d'avoir un apport suffisant en oxygène. Une privation aiguë de cet élément est immédiatement fatale, et une privation chronique d'un bon approvisionnement contribue à produire une détérioration précoce et une mort prématurée. Les poumons peuvent facilement être maintenus en bon état, et lorsque nous réfléchissons à la manière belle et efficace avec laquelle la nature nous a dotés d'un appareil respiratoire et d'une réserve inépuisable d'oxygène, nous devons sûrement comprendre la folie de ne pas nous servir de ce qui est si vital, mais absolument gratuit.

Une mauvaise alimentation et un air impur sont en grande partie responsables de toutes sortes de troubles respiratoires, du simple rhume à la forme la plus aggravée de tuberculose pulmonaire. L'exercice et la respiration profonde sont dans une large mesure un antidote à la suralimentation, mais il existe une limite au-delà de laquelle les poumons refusent de tolérer cette forme d'abus.

Des expériences ont montré que si l'acide carbonique rejeté quotidiennement par un homme adulte était solidifié, il équivaudrait à environ sept onces de carbone solide, provenant des graisses, des sucres et des amidons brûlés dans le corps. Il est bon de se rappeler qu'il existe diverses formes de brûlage ou de combustion. La combustion rapide est illustrée par les poêles et les fourneaux, où le carbone du charbon ou du bois s'unit rapidement et violemment à l'oxygène. Une combustion lente se produit dans la pourriture du bois, la rouille du fer et de l'acier et l'union de l'oxygène avec la matière organique dans les corps animaux. Les deux processus sont identiques, ne variant qu'en rapidité et en intensité.

Les personnes qui rejettent quotidiennement sept onces de carbone surchargent leur corps. Ils absorbent trop de nourriture et provoquent par conséquent une combustion trop importante. Ce forçage a des effets néfastes sur le système, car en cas de combustion forcée, le corps n'est pas capable de se nettoyer complètement. Une partie de la suie reste dans les carneaux (les vaisseaux sanguins) et se dépose dans les différentes parties du moteur (la carrosserie). Résultat : Durcissement, ce qui signifie perte d'élasticité et vieillissement du corps. Le vieillissement du corps entraîne une détérioration de l'esprit. Une bonne respiration est une bonne chose, mais si elle n'est pas accompagnée d'une bonne alimentation, elle n'apporte pas les meilleurs résultats.

L'air atmosphérique contient environ quatre parties d'acide carbonique pour 10 000 parties d'air. L'air expiré devient très fortement chargé de ce gaz, environ 400 à 500 parties pour 10 000. Il ne faut pas longtemps avant que l'air d'une pièce fermée et occupée soit si fortement chargé de ce gaz et si pauvre en oxygène que sa respiration constante est préjudiciable. La circulation sanguine devient empoisonnée, ce qui déprime immédiatement les forces physiques et mentales. L'avertissement est souvent donné par une sensation de langueur et peut-être un léger mal de tête. Les gens s'habituent à l'air impur pour ne apparemment ressentir aucun effet néfaste, mais cela se fait toujours au détriment de la santé. Les sens peuvent être émoussés, mais les conséquences néfastes s'ensuivent toujours. Garder une maison aussi hermétiquement fermée que possible afin de la garder au chaud permet d'économiser des factures de carburant, mais la détérioration corporelle et les maladies qui en résultent provoquent suffisamment d'inconfort et entraînent des factures de médecin qui compensent largement cette économie. C'est une mauvaise économie.

Un apport constant de l'air le plus pur possible doit être fourni aux poumons ; autrement, le sang devient tellement chargé de poison que la santé, dans son sens le meilleur et le plus vrai, est impossible.

L'air doit être inhalé par le nez. La manière dont il est expiré n'a pas beaucoup d'importance. Le nez est construit de telle sorte qu'il adapte l'air aux poumons. L'air inspiré est souvent trop sec, poussiéreux et froid. Le nez normal remédie à tous ces défauts. La membrane muqueuse des voies nasales contient des cils qui captent la poussière. Les voies nasales sont très tortueuses, de sorte que pendant leur passage, l'air se réchauffe et absorbe l'humidité.

La respiration buccale habituelle est une des causes du durcissement et du durcissement de la membrane muqueuse des voies respiratoires, car la bouche n'arrête pas les substances irritantes flottant dans l'air, ni ne réchauffe et n'humidifie suffisamment l'air inspiré. L'irritation produit une inflammation qui, à son tour, provoque un épaississement des membranes. Il est alors très facile de contracter certaines affections gênantes comme l'asthme. L'air très froid est irritant, mais le passage par le nez le réchauffe suffisamment.

Les effets néfastes de la respiration buccale sont bien visibles chez les enfants, chez lesquels elle soulève le palais et rapproche trop les dents latérales. Les dentistes doivent alors corriger la déformation et les enfants sont contraints de subir des désagréments prolongés. Cette respiration buccale est principalement due à une mauvaise alimentation, notamment une suralimentation, qui provoque un gonflement de la muqueuse, empêchant ainsi l'entrée de l'air par le nez et le forçant à passer par la bouche. La principale mesure curative est évidente. Réduisez l'approvisionnement alimentaire de l'enfant et donnez-lui des aliments de meilleure qualité. N'oubliez pas que les enfants ne devraient pas être gros.

La respiration normale est rythmée, avec une légère remontée de l'abdomen et de la poitrine lors de l'inspiration et une légère descente lors de l'expiration. Observez un bébé endormi et vous comprendrez ce que cela signifie. Le rapport entre la respiration et les battements du cœur est d'environ un à quatre ou cinq. Tout ce qui accélère le cœur entraîne une respiration plus rapide et vice versa. La respiration est pratiquement automatique, et si nous vivions dans des conditions naturelles, nous n'aurions besoin d'y prêter aucune attention, mais dans la mesure où notre mode de vie empêche la pleine utilisation des poumons, un peu de réflexion intelligente est nécessaire pour atteindre sa pleine efficacité.

Le corps doit être laissé aussi libre que possible par les vêtements et cela est particulièrement vrai pour la poitrine et la taille. Les femmes pèchent beaucoup contre elles-mêmes à cet égard. La plupart d'entre eux trouvent absolument nécessaire, pour leur bien-être mental, de resserrer la partie inférieure de la poitrine et la taille la plupart du temps, car en réalité, il ne faudrait pas être démodé. La statue de Vénus de Milo est généralement considérée comme représentant la plus haute forme de beauté et de perfection féminine dans l'art sculptural. Si les femmes vivantes consentaient à rester belles, au lieu d'être esclaves de la mode, ce serait bien mieux pour elles-mêmes et pour la race. Une femme corsetée ne peut pas respirer correctement, même si elle peut introduire sa main entre le corps et son corset pour prouver qu'elle n'est pas serrée. Les courbes naturelles des femmes sont plus gracieuses que celles produites par le corset. Il serait facile de donner aux seins un soutien suffisant, s'ils en ont besoin, sans contracter le corps, puis de faire suffisamment d'exercice pour garder la taille et l'abdomen fermes et en forme pour s'accorder avec un sens normal de ce qui est beau et approprié. .

La femme a raison d'être aussi belle que possible, et cela ne ferait aucun mal à l'homme de l'imiter en cela, car en réalité, « la beauté est sa propre excuse pour être ». Mais beauté et mode font rarement bon ménage. Regardez les modes qui étaient à la mode, et vous serez obligé de dire que beaucoup d'entre elles offensent les gens de bon goût. Les Américaines devraient cesser d'imiter les caprices des femmes de la pègre parisienne. Il y a des indications que les femmes se libèrent quelque peu des chaînes de la mode, ainsi que d'autres choses ridicules, alors espérons qu'elles seront bientôt assez courageuses pour paraître aussi belles que la nature leur permet de l'être, tant de visage que de silhouette. .

Les poumons, comme toutes les autres parties du corps, s'affaiblissent lorsqu'ils ne sont pas utilisés. La cavité thoracique s'agrandit pendant l'inspiration, mais cet élargissement est empêché s'il y a une constriction des côtes inférieures et de la taille. La respiration normale est abdominale. Une telle respiration est bénéfique pour la santé. Il masse doucement le foie à chaque respiration et est légèrement tonique pour l'estomac et les intestins. Cela donne vraiment un exercice interne. Cela aide à prévenir la constipation.

Une respiration superficielle provoque une dégénérescence du tissu pulmonaire et indirectement une dégénérescence de tous les tissus du corps, car elle prive le sang de suffisamment d'oxygène pour rester en bonne santé. Il empêche également l'exercice interne des organes abdominaux, qui est une activité nécessaire de l'organisme normal. Les personnes qui respirent peu profondément n'utilisent que les parties supérieures des poumons. Il n'est pas étonnant que les parties inférieures dégénèrent facilement. Dans la pneumonie, par exemple, la partie inférieure des poumons est généralement affectée en premier, et dans la tuberculose, on peut souvent obtenir des indications physiques dans la partie inférieure des poumons, en arrière, avant de pouvoir les trouver ailleurs. Les parties supérieures doivent être utilisées et par conséquent elles reçoivent plus d'exercice et plus de sang et deviennent ainsi plus résistantes. Il est bien connu que lorsque la partie supérieure des poumons est atteinte, la maladie est très grave.

Les hommes, tout comme les femmes, sont coupables d'une respiration superficielle. De nombreux hommes sont très inactifs et leur respiration devient lente. On peut y remédier en faisant des exercices vigoureux et quelques exercices de respiration. Parce que la respiration abdominale est la bonne méthode, certains culturistes physiques, qui mélangent ce qu'on appelle la Nouvelle Pensée avec leur système, préconisent l'exercice et la concentration de l'esprit sur l'abdomen en même temps. Ceci n'est pas nécessaire, car les exercices appropriés et la bonne attitude provoqueront une respiration abdominale sans accorder une attention particulière à l'abdomen.

L'homme était évidemment destiné à gagner sa nourriture grâce à l'effort physique et à l'exercice, et tant qu'il le faisait, les poumons étaient obligés de se dilater. Quelques exercices de course à pied ou d'ascensions de collines ou de montagnes suffiront à prouver la véracité de cette affirmation. Cependant, maintenant que l'homme peut prendre un tramway et gagner, ou du moins obtenir, son pain quotidien en s'asseyant dans un bureau, il est nécessaire de faire un peu d'exercice pour obtenir de bons résultats. L'agriculteur assis sur une charrue, une faucheuse ou une relieuse ne parvient pas non plus à utiliser ses poumons, mais s'il sort et jette du foin ou des bottes de céréales, il est sûr d'obtenir l'oxygène dont il a besoin.

Tout le monde devrait prendre l'habitude de respirer profondément plusieurs fois par jour. Au lever le matin, allez à la fenêtre ouverte ou à l'extérieur et prenez au moins une douzaine de respirations lentes et profondes, en inspirant lentement, en retenant l'air dans les poumons pendant quelques instants et en expirant lentement. Cela doit être répété midi et soir. Chaque fois que l'on est à l'air frais, il est bon de prendre quelques grandes respirations. Peu à peu, une bonne respiration deviendra une habitude, pour le plus grand bénéfice de la santé.

Il existe de nombreux exercices de respiration, mais chaque être intelligent peut faire ses propres exercices, je n'en décrirai donc qu'un seul. Ayez les mains pendantes sur les côtés, les paumes face à face . Inspirez lentement et en même temps amenez les bras, qui doivent être tenus droits, vers l'avant et vers le haut, ou vers l'extérieur et vers le haut, en les portant aussi loin que possible vers le haut et vers l'arrière au-dessus de la tête. Le mouvement du bras doit également être lent. À peu près au moment où les bras sont dans la dernière position, une inspiration complète a été prise. Maintenez la position des bras et la respiration quelques secondes puis expirez lentement et ramenez lentement les bras dans la première position. Répétez dix ou douze fois. Si pendant que l'on inspire et lève les bras, on monte aussi lentement sur la pointe des pieds et reprend lentement une position naturelle des pieds en expirant, l'exercice sera encore meilleur.

Les jeunes à la poitrine creuse peuvent atteindre une bonne capacité pulmonaire et un bon contour thoracique dans un délai très raisonnable. La persévérance dans une bonne respiration et un bon exercice donnera des résultats remarquables même en deux ou trois mois, et en même temps la nature peindra des roses sur les joues pâles. Il est facile d'augmenter l'expansion thoracique de plusieurs centimètres. Ceux qui s'étendent de moins de trois pouces et demi ne devraient pas être satisfaits tant qu'ils n'ont pas dépassé cette marque. Les personnes âgées peuvent également augmenter leur expansion thoracique et leur capacité respiratoire, mais cela prend plus de temps, car avec les années, les cartilages thoraciques ont tendance à se durcir et même à s'ossifier. Moins on respire, plus tôt l'ossification arrive.

Beaucoup de gens ont peur de l'air nocturne, sans raison. L'absence de soleil la nuit ne fait pas plus de mal que les jours nuageux. Pendant la nuit, l'air frais est toujours nécessaire, car on en utilise moins, et le peu que l'on respire doit être d'aussi bonne qualité que les circonstances le permettent. Ouvrez les fenêtres suffisamment grandes pour que l'air change constamment dans la chambre. Pendant l'hiver, il sera nécessaire de mettre des vêtements supplémentaires sur le lit, car personne ne peut obtenir le meilleur sommeil en étant frais. Certains trouveront peut-être préférable d'utiliser de la chaleur artificielle au pied du lit. En tout cas, par temps froid, il faut mieux couvrir les jambes et les pieds que toute autre partie du corps. Les personnes ayant une bonne résistance peuvent dormir dans un courant d'air sans le moindre mal, mais les gens ordinaires ne devraient pas dormir dans un courant d'air. Il est facile d'utiliser des écrans pour que le vent ne souffle pas sur le visage. Si l'air continue de remuer dans la chambre, le dormeur en reçoit suffisamment sans être dans le courant.

Certains ont l'habitude de fermer les fenêtres et les portes de leur chambre la nuit et de les ouvrir pour une aération complète pendant la journée. Si les chambres doivent être fermées, fermez-les le jour et ouvrez-les largement la nuit, car c'est à ce moment-là que l'air pur est nécessaire. Peu importe qu'ils soient ouverts ou fermés alors qu'ils sont inoccupés. Il est en fait écoeurant d'entrer dans certaines chambres et d'être obligé de respirer de l'air vicié.

Lorsque les gens sont malades, les pièces doivent avoir de l'air frais à tout moment. Les personnes malades dégagent plus de poisons que les personnes en bonne santé et elles ont besoin d'oxygène pour brûler les dépôts dans le système.

Une promenade matinale alors que la plupart des gens sont au lit est très instructive. On constatera que certaines maisons sont fermées le plus étroitement possible et que quelques-unes seulement sont convenablement aérées. Une personne qui insiste pour garder sa fenêtre ouverte en hiver est souvent considérée comme un monstre. Quel est le résultat de ce logement rapproché ? Le premier résultat est que le sang ne parvient pas à obtenir la quantité d'oxygène requise et est empoisonné par la réinspiration de l'air de la pièce. Le matin, le dormeur se réveille à moitié reposé et il lui faut une tasse de café ou autre chose pour obtenir un réveil complet. Les mauvais résultats sont cumulatifs, et après un certain temps, la mauvaise habitude de respirer de l'air impur la nuit sera un grand facteur de développement d'une sorte de maladie.

Une des raisons pour lesquelles certains ont si peur de l'air frais, surtout la nuit, est qu'ils deviennent tellement autotoxémiques à cause de mauvaises habitudes, en particulier de mauvaises habitudes alimentaires, qu'un léger courant d'air les fait éternuer et souvent prendre froid. Ils croient que l'air frais provoque l'irritation. Ce n'est pas le cas. L'irritabilité vient de l'intérieur et non de l'extérieur.

Après s'être habitué à une bonne ventilation la nuit, il est presque impossible de s'endormir dans une pièce étouffante.

Les sauvages sont singulièrement indemnes de maladies respiratoires, et la raison en est sans doute qu'ils ne s'abritent pas étroitement. Dans certaines régions du monde , ils craignent de laisser entrer des hommes civilisés dans leurs demeures, car ils pourraient y apporter des maladies respiratoires.

Non seulement les habitations, mais aussi les lieux publics, comme les tramways, les théâtres, les écoles et les églises, sont trop souvent mal ventilés. Dormir, ou plutôt somnoler à l'église, est si courant qu'il s'agit d'une plaisanterie. D'après mon expérience, la somnolence ne vient pas de l'ennui des sermons, mais de l'impossibilité de respirer du bon air dans de nombreuses églises.

N'oubliez pas que l'air expiré est une matière excrétrice et qu'il est à la fois impur et malsain de le consommer encore et encore.

Les courants d'air ne provoquent pas de rhume. L'air froid ne provoque pas de rhume. Les vêtements mouillés ne provoquent pas de rhume : ces facteurs peuvent être mineurs, mais le corps doit être en mauvais état avant de pouvoir attraper froid. Les rhumes s'attrapent généralement à table. Le manque d'air frais contribue également à produire des rhumes, ainsi que d'autres maladies.

La tendance dans notre pays est de trop chauffer les bâtiments. Les Européens sont à la fois surpris et mal à l'aise lorsqu'ils entrent pour la première fois dans nos habitations ou dans nos lieux de réunion publics. La température dans une habitation ne doit pas être forcée au-dessus de soixante-dix degrés Fahrenheit au moyen d'un chauffage artificiel. La température requise dépend beaucoup de l'attitude mentale et des habitudes de chacun. Ceux qui font suffisamment d'exercice ont une bonne circulation sanguine dans les extrémités et n'ont donc pas besoin d'autant de chaleur artificielle. Le meilleur chauffage vient de l'intérieur.

CHAPITRE XXIV.

DORMIR.

Un jeune bébé devrait dormir presque tout le temps, et il le fera s'il est intelligemment soigné. La suralimentation est le fléau de la vie du bébé et est la cause de la plupart de son agitation. Les premiers mois, le bébé doit être suffisamment éveillé pour prendre sa nourriture, puis se rendormir. En vieillissant, il dort de moins en moins.

Il n'y a pas d'heure fixe pour qu'un adulte dorme. Le montant varie selon les individus. L'idée largement répandue est qu'il faut huit heures par nuit. Cela peut être vrai pour certains. Beaucoup réussissent très bien avec sept heures de sommeil, voire moins. On dit que le grand inventeur Thomas Edison n'a eu que très peu de sommeil pendant de nombreuses années, et on rapporte que lorsqu'il s'intéressait à un problème, il manquait une nuit ou deux. Pourtant, il a vécu plus longtemps que la moyenne des individus et est désormais en bonne santé. Rares sont ceux qui ont accompli un travail aussi constructif que lui. De nombreuses autres personnalités éminentes ont eu le sommeil léger.

À mesure que les gens vieillissent, ils ont besoin de moins de sommeil que lorsqu'ils étaient jeunes. Il n'est pas rare que des septuagénaires ne dorment que cinq heures par nuit.

Bien que nous ne puissions pas dire combien de temps un individu peut avoir besoin de sommeil, chacun peut le découvrir par lui-même, et c'est bien mieux que d'essayer de vivre selon des règles souvent erronées.

Ceux qui vivent comme ils le devraient autrement, choisissent une heure précise pour se coucher et s'y conforment, sauf lors d'occasions spéciales, obtiennent tout le sommeil nécessaire. Ils se réveillent le matin reposés, prêts à accomplir une bonne journée de travail.

Pendant un sommeil profond, tous les efforts conscients cessent. Les organes vitaux ne font que le travail nécessaire pour maintenir le corps en vie. La respiration est plus légère, la circulation est plus lente et pendant un sommeil profond, il n'y a aucune pensée. Cet arrêt de la grande activité du corps et de l'esprit donne l'occasion aux millions de cellules qui composent le corps de prélever dans le sang ce qui est nécessaire pour les ramener à la normale . Au cours de la journée, bon nombre de ces cellules s'usent et s'épuisent. La nuit, ils récupèrent. Un sommeil paisible est donc très important.

Beaucoup pensent que « se coucher tôt et se lever tôt » est la bonne méthode, et que les heures de sommeil avant minuit sont plus rafraîchissantes et vivifiantes que celles qui suivent. Ce n'est qu'une croyance, peut-être bonne.

Une retraite anticipée conduit à une régularité, ce qui est très souhaitable. Prendre une retraite tardive signifie souvent perdre des habitudes mentales et physiques. Ceux qui sont réguliers à l'heure de leur retraite et vivent bien autrement se sentent reposés, qu'ils se couchent tôt ou tard. Les enfants devraient toujours prendre leur retraite tôt, sinon ils ne dormiront pas suffisamment. La nuit est la période naturelle de sommeil pour la plupart des créatures, ainsi que pour l'homme. C'est un héritage des âges. Il n'y avait pas d'éclairage artificiel à l'âge de pierre. L'homme ne pouvait rien faire pendant l'obscurité, alors il se reposait. Cependant, ceux qui doivent travailler la nuit n'ont aucune difficulté à dormir pendant la journée. La tendance chez les hommes est la même que chez les animaux, à dormir plus en hiver qu'en été, non pas qu'il faille plus de sommeil, mais parce que les nuits d'hiver sont plus longues.

Les enfants devraient se coucher tôt. Ils ont besoin de plus de sommeil que les adultes en raison de la plus grande activité cellulaire. De plus, les enfants qui veillent tard deviennent généralement irritables et nerveux.

Il n'est pas bon de manger juste avant de se coucher. Le sommeil qui suit un repas tardif est généralement interrompu et il n'y a pas cette sensation de luminosité et de clarté d'esprit avec laquelle on devrait se réveiller le lendemain matin.

Déjeuner avant de se coucher est une mauvaise habitude. Certains croient qu'ils doivent manger une pomme, ou peut-être un verre de lait, avant de se coucher, car ils pensent que cela leur apportera du sommeil. Le corps ne devrait pas être surchargé de nourriture supplémentaire à digérer pendant les heures de sommeil. Ce temps doit être consacré à la restauration du corps, et le sang contient suffisamment de matière.

Rêver est en grande partie une mauvaise habitude. Un individu normal rêve rarement, et ce généralement par imprudence. Les rêves commencent dès l'enfance et sont alors principalement dus à une consommation alimentaire excessive. En tant que productrice de cauchemars, la suralimentation n'a pas d'égal. Au cours de la vie adulte, les rêves sont causés par une mauvaise conduite physique et mentale, ainsi que par une habitude formée dans l'enfance. La peur, la colère, l'inquiétude, les stimulants, trop de nourriture, l'air impur et les vêtements trop chauds sont quelques-unes des causes qui produisent des rêves. Comme d'autres mauvaises habitudes, le rêve est difficile à surmonter une fois qu'il est fermement ancré. Le remède consiste à corriger ses autres mauvaises habitudes et à ne pas penser aux rêves. Un sommeil perturbé par les rêves n'est pas aussi sain qu'il devrait l'être et par conséquent pas aussi réparateur qu'un sommeil normal. L'esprit conscient n'est pas complètement au repos et l'esprit subconscient se déchaîne. Le sommeil normal est une inconscience totale. C'est le sommeil du juste et il doit être mérité.

Avant de se coucher, tous les vêtements portés pendant la journée doivent être enlevés. Les vêtements de nuit doivent être légers : coton, lin ou soie. Le lit doit être confortable, mais pas trop mou. Il doit y avoir suffisamment de couverture pour garder le dormeur confortablement au chaud, mais pas chaud. Ceux qui se couvrent de tellement de couettes ou de couvertures qu'ils transpirent pendant la nuit ne sont pas correctement rafraîchis. Il empêche un sommeil réparateur et rend la peau trop sensible. Cela réduit la résistance d'une personne aux changements climatiques. Les pieds doivent rester au chaud, même s'il est nécessaire de mettre de la chaleur artificielle au pied du lit. Par temps froid, les pieds et les jambes doivent être plus recouverts que le reste du corps. À partir de la taille, le revêtement doit être plutôt léger.

Un sommeil réparateur dépend de la relaxation de l'esprit et du corps. Ceux qui vivent toute la journée après s'être couchés ne s'endorment pas rapidement ni facilement. Cette habitude devrait être surmontée. Faites des affaires sur place, pendant les heures de bureau, si vous voulez avoir l'esprit frais. Il y a des jours si chargés de soucis que la nuit n'apporte pas de détente mentale, mais ceux qui ont commencé tôt dans la vie à pratiquer la maîtrise de soi constatent que ces jours diminuent à mesure que les années passent. Lorsqu'ils apprennent leur véritable relation avec le reste de l'humanité, avec l'univers et avec l'éternité, ils sont généralement disposés et capables de laisser la terre tourner et tourner pendant quelques heures sans leur attention personnelle. Ils se rendent compte que l'inquiétude et l'anxiété font perdre du temps et de l'énergie.

Beaucoup se plaignent de ne pas pouvoir dormir. Ils le répètent à eux-mêmes et aux autres plusieurs fois par jour. La nuit, ils se demandent pourquoi ils n'arrivent pas à dormir. Ils le font si souvent que cela devient une puissante suggestion négative, souvent suffisamment forte pour les empêcher de s'endormir. C'est une obsession. La véritable insomnie n'existe que dans l'esprit de la personne qui en souffre. Chaque médecin, tôt ou tard, a fait l'expérience de personnes qui disent ne pas pouvoir dormir. Les médecins qui donnent à ces patients des somnifères ou des potions commettent une grave erreur. Ces médicaments sont pris au détriment de certaines structures physiques, et le jour du règlement arrive toujours. Peut-être trouvera-t-il le patient avec des nerfs en panne ou un cœur défaillant. Pour être efficace, la dose doit être augmentée de temps en temps. Finalement, le résultat sera une maladie, physique ou mentale.

Ceux qui prétendent qu'ils « ne dorment pas du tout », ou qu'ils ne dorment « que quelques minutes » chaque nuit, dorment quelques heures, mais ils se font croire qu'ils ne dorment pas. Nous sommes obligés de dormir, et même ceux qui « ne dorment pas du tout » ne peuvent rester éveillés indéfiniment.

Ceux qui sont troublés par l'obsession du non-sommeil se rendront vite compte qu'ils dorment aussi bien que les autres s'ils cessent de réfléchir et de parler autant de ce sujet. J'ai vu des personnes souffrant de cette mauvaise habitude se rétablir en une semaine. Ceux qui ont pris des médicaments pour induire le sommeil passent généralement quelques mauvaises nuits lorsqu'ils y renoncent, après quoi la tempête nerveuse s'apaise et le sommeil redevient normal. Tous les médicaments doivent être jetés. Le médecin qui comprend mieux le fonctionnement de la nature que l'administration des médicaments aura le meilleur succès dans ces cas-là. Un sommeil apaisant vient toujours aux personnes possédant un esprit contrôlé dans un corps sain.

Si la journée a été épuisante et que les nerfs sont si vifs et si tendus que le sommeil ne vient pas, ne permettez pas à l'esprit de s'en inquiéter. Ne vous dites pas : « J'aimerais pouvoir dormir. Pourquoi n'arrive-t-il pas à dormir ? Une telle pensée agitée produit une tension mentale qui chasse le sommeil. Dites-vous plutôt : « Je suis très à l'aise. Je me repose bien. Peu importe que je dorme ou non. Détendez le corps par tous les moyens. Choisissez une position confortable et restez tranquille, les muscles détendus. Il est remarquable de constater avec quelle rapidité un corps détendu apporte la tranquillité à un esprit perturbé. Qu'un homme d'humeur combative détende son visage et ses poings et en très peu de temps sa colère disparaît. Cela ne fait aucune différence si une personne dort huit heures une certaine nuit. S'il se couche assez régulièrement, il dormira suffisamment. Ceux qui réalisent cette vérité ne se plaignent pas d'insomnie.

La plupart des gens qui réfléchissent beaucoup passent parfois des nuits où une idée prend si fortement possession du cerveau et exige si fortement d'être mise en forme qu'ils ne peuvent pas dormir. Dans de telles circonstances, il vaut mieux se lever et mettre au point cette idée. Trois ou quatre nuits comme celles-là dans une année ne feront pas de mal.

Les gens dorment rarement bien lorsqu'ils sont allongés sur le dos. Si la théorie de l'évolution est correcte, nous n'étions pas censés nous allonger sur le dos pendant notre sommeil. Une bonne position est de s'allonger sur le côté droit, la jambe droite étant en avant de la gauche, les deux étant fléchies. Une autre position qui est reposante pour beaucoup est de s'allonger sur le ventre, les bras éloignés du corps.

La respiration doit être entièrement nasale. Ce ne sera pas nasal s'il y a une obstruction du nez. Une personne en bonne santé qui respire par la bouche la nuit doit recourir à l'autosuggestion pour surmonter cette habitude. Il devrait se suggérer : « Je respirerai par le nez ; je garderai mes lèvres jointes ». S'il persiste ainsi et ferme la bouche lorsqu'il s'endort, avec le temps la respiration buccale cessera, et avec elle la désagréable habitude de ronfler. La nocivité de la respiration buccale est expliquée dans un autre chapitre.

À tout moment, la chambre doit être bien ventilée. Certaines personnes ont l'habitude de dormir dans des chambres non ventilées, mais en se levant le matin, elles ouvrent les fenêtres et donnent à la pièce une bonne aération. La ventilation ne sert à rien sauf lorsqu'il y a quelqu'un dans la pièce. Pendant la journée, la chambre peut être fermée avec très peu de dommages, bien qu'il soit préférable de la laisser au soleil et aérée autant que possible.

Le porche pour dormir est excellent. Dormir dehors, c'est bien et ce n'est pas une mode moderne. D'où Benjamin Franklin a obtenu ses informations, je ne le sais pas, mais il a ceci à dire à propos du sommeil en plein air : « Il est rapporté que Methusaleh , qui, étant le foie le plus long, peut être supposé avoir le mieux préservé sa santé, qu'il dormait toujours dans en plein air ; car lorsqu'il eut vécu cinq cents ans, un ange lui dit : " Lève-toi, Methusaleh , et bâtis-toi une maison, car tu vivras cinq cents ans de plus. " Mais Mathusalem répondit et dit : « Si je dois vivre encore cinq cents ans, cela ne vaut pas la peine de me construire une maison ; je dormirai dans les airs comme j'ai l'habitude de le faire. » Cela peut en partie expliquer . pendant certaines de ses nombreuses années. Sa prétendue conversation avec l'ange indique qu'il était un homme équanimisé.

Dans des circonstances ordinaires, ceux qui dorment à l'intérieur devraient avoir un châssis de fenêtre entièrement ouvert pour chaque personne présente dans la chambre, ou plus. C'est bien d'avoir beaucoup d'air frais, mais il n'est pas préférable de dormir dans un courant d'air. Lorsque le vent souffle à travers les fenêtres, il n'est pas nécessaire de les ouvrir grandes, car une ouverture de quatre pouces donnera alors autant d'air frais qu'une fenêtre s'ouvrant par temps plus calme.

Il est préférable de se lever le matin dès le réveil. Rester au lit à moitié endormi est source de paresse. Trop dormir et somnoler rend ennuyeux.

Ceux qui mangent trop ont besoin de plus de sommeil que les personnes modérées. La lenteur et la somnolence qui suivent un repas trop copieux sont familières à tous. Les animaux qui ne reçoivent pas régulièrement de nourriture, mais qui dépendent des vicissitudes des proies pour se nourrir, se gavent souvent de sorte qu'ils ne peuvent pas rester éveillés, mais tombent dans une stupeur qui peut durer plusieurs jours. L'homme, qui est généralement assuré de trois repas par jour, n'a aucune excuse pour cette forme d'auto-abus, mais malheureusement il la pratique trop souvent. C'est une habitude grossière à laquelle les gens raffinés ne continueront pas à se livrer.

Les jeunes enfants devraient faire une sieste chaque jour. Ils sont si actifs qu'ils ont besoin de ce repos. Les adultes peuvent avec profit faire une courte sieste, ne dépassant pas trente minutes, après le déjeuner. Ceux qui sont nerveux se doivent de faire une sieste. Ceux qui utilisent beaucoup leur cerveau trouveront dans la sieste de midi un excellent réparateur. Si le sommeil ne vient pas, ils devraient au moins fermer les yeux et rester détendus pendant un court instant. Une longue sieste fait qu'on se sent stupide.

Les malheureux qui sont dépendants de diverses drogues asservissantes, comme la cocaïne et la morphine, ont souvent le sommeil très léger. Ils se détériorent physiquement, mentalement et moralement. Ces personnes sont malades et ne peuvent pas répondre aux besoins des personnes en bonne santé.

La consommation de café détruit un sommeil réparateur. Au début, le café semble apaiser les nerfs, mais au bout de quelques heures , il produit l'effet inverse. La consommation habituelle de café contribue à provoquer une instabilité nerveuse prématurée et une dégénérescence physique.

Le sommeil s'autorégule. Si nous sommes normaux , nous n'avons pas besoin de réfléchir au sujet, sauf de choisir une heure régulière pour nous coucher et nous lever rapidement le matin au réveil.

Il est facile de chasser le sommeil. Ceux qui souhaitent profiter au mieux de ce doux restaurateur se doivent d'être réguliers.

CHAPITRE XXV.

JEÛNE.

Le jeûne est l'une des plus anciennes mesures curatives connues de l'homme, non seulement pour les maux du corps, mais aussi pour ceux de l'âme. Les traditions et la littérature orientales font fréquemment référence aux jeûnes. La Bible nous apprend que Moïse, Élie et Christ ont jeûné chacun quarante jours, et aucun effet néfaste n'est enregistré.

Addison connaissait la valeur du jeûne et de la tempérance. Il a écrit que « l'abstinence au bon moment tue souvent une maladie en embryon et détruit les germes d'une maladie ». Malheureusement, il n'a pas vécu aussi bien qu'il le savait. Son esprit brillant n'a donc eu que peu de temps pour travailler et le monde est perdant.

Notre propre grand philosophe, Benjamin Franklin, avait la même connaissance, car il a écrit : « Contre les maladies connues, la barrière la plus solide est la vertu défensive, l'abstinence. »

Il existe de nombreux préjugés contre le jeûne, car les gens ne comprennent pas ce qu'est le jeûne et ce qu'il accomplit. Le jeûne n'est pas mourir de faim. Jeûner, c'est se passer de nourriture lorsque le corps est dans un état tel que la nourriture ne peut pas être correctement digérée et assimilée. Mourir de faim, c'est se passer de nourriture lorsque le corps est en état de digérer et d'assimiler la nourriture et qu'il a besoin de se nourrir.

On croit généralement que si l'on refuse de manger pendant six ou sept jours, l'issue sera fatale. Dans de bonnes conditions, on peut se passer de nourriture pendant deux ou trois mois. Peut-être que la plupart des gens ne pourraient pas se passer de nourriture pendant cette dernière période, mais des jeûnes de cette durée sont enregistrés. Les personnes grasses peuvent vivre longtemps sur leurs tissus avant de retrouver un poids normal, et les personnes minces peuvent vivre sur l'eau pendant une période prolongée.

Les jeûnes prolongés ne doivent être pris que si cela est nécessaire, et ils doivent alors être pris sous la direction d'une personne expérimentée et possédant du bon sens. Si une personne a peur ou est entourée d'autres personnes qui lui font peur, elle ne doit pas jeûner de manière prolongée. Le danger le plus grave pendant le jeûne est la peur. Il faut plusieurs semaines pour mourir du manque de nourriture, mais la peur est capable de tuer en quelques jours, voire en quelques heures. Le guérisseur qui entreprend de diriger le jeûne contre la volonté des amis et des parents du patient, qui ont plus d'influence que lui, se porte préjudice professionnellement et met en doute la valeur thérapeutique qu'il préconise.

Les indications qui justifient le jeûne sont la douleur, la fièvre et les crises aiguës de toutes sortes de maladies. Certaines des maladies les plus courantes qui nécessitent un arrêt complet de l'alimentation sont : La phase aiguë de la pneumonie, l'appendicite, la fièvre typhoïde, la névralgie, la sciatique, la péritonite, le rhume, l'amygdalite, la coqueluche, le croup, la scarlatine, la variole et toutes autres maladies éruptives . maladies; coliques des reins, du foie ou des intestins ; tous les troubles aigus du tube digestif, qu'ils soient de l'estomac ou des intestins.

Parfois, il est nécessaire de jeûner dans les maladies chroniques, surtout en cas de douleur, mais en règle générale, les maladies chroniques cèdent à un traitement hygiénique et diététique approprié sans jeûne, à condition qu'elles soient guérissables. C'est là que de nombreux partisans du jeûne vont à l'extrême. Le jeûne est le moyen le plus rapide de s'en sortir, mais il est parfois très désagréable. En prenant plus de temps, le résultat peut être obtenu en vivant correctement et le patient est éduqué pendant sa convalescence. Dans les cas chroniques, il est particulièrement important de bien manger.

La seule maladie que je connaisse et qui semble être défavorablement influencée par le jeûne est la tuberculose pulmonaire à un stade bien avancé. De tels patients perdent rapidement du poids et des forces pendant le jeûne, et ils ont de grandes difficultés à les retrouver. Peut-être que d'autres ont eu des expériences différentes et ont fait des observations qui ne concordent pas avec cette affirmation, car on a signalé des cas de tuberculose guéris par le jeûne. Il convient de garder à l'esprit que tout cas diagnostiqué de tuberculose pulmonaire n'est pas une tuberculose. De nombreux cas présumés de tuberculose, dont certains sont ainsi diagnostiqués par des spécialistes les plus réputés, ne sont rien d'autre qu'une irritation des poumons due à l'absorption de gaz et d'acides provenant du tube digestif. Lorsque l'indigestion est guérie, ce qu'on appelle la tuberculose disparaît. Ce sont les seuls cas de tuberculose que j'ai vu bénéficier du jeûne, et l'amélioration est à la fois rapide et sûre.

Sans aucun doute, la tuberculose dans ses premiers stades pourrait être guérie par le jeûne, suivi de soins hygiéniques et diététiques appropriés, car au début la tuberculose est un symptôme localisé d'une alimentation désordonnée. À ce stade, la maladie n'est pas plus dangereuse que de nombreuses autres maladies qui ne sont pas considérées comme mortelles. Les sujets amenés à la table de dissection montrent clairement qu'un grand nombre d'entre eux ont eu à un moment donné une tuberculose pulmonaire, dont les lésions ont été guéries, et sont ensuite morts d'une autre affection. Cependant, si un patient est reçu après la manifestation de sueurs nocturnes abondantes, de grandes rougeurs des joues, d'une forte fièvre quotidienne, d'une émaciation, d'une expulsion importante de mucus des poumons et d'une grande lassitude et faiblesse, la règle est que la nutrition est si gravement altéré que rien ne ramènera le patient à la normale. Dans de telles circonstances, le jeûne hâte la mort. La famille et les amis n'hésitent pas à rejeter la faute sur le guérisseur. Une alimentation modérée prolongera la vie et ajoutera au confort de la personne qui en souffre. La suralimentation habituelle hâte la fin.

On dit que le cancer peut être guéri par le jeûne, mais c'est très, très douteux. Au début, il est souvent difficile de faire la différence entre un cancer et une tumeur bénigne. Les tumeurs bénignes disparaissent fréquemment avec un régime alimentaire limité. J'ai vu beaucoup de tumeurs disparaître avec un traitement rationnel, sans recourir au bistouri, mais je n'ai jamais vu un cas incontestable de cancer disparaître ainsi, bien que certaines des tumeurs en question aient été diagnostiquées comme cancéreuses. Les cancers, aux stades avancés, aboutissent à la mort du patient malgré tout traitement. En faisant très attention à leur alimentation, les patients atteints de cancer peuvent échapper à presque toutes les douleurs et tous les inconforts qui accompagnent généralement cette maladie. La modération préviendrait presque tous les cas de cancer, et particulièrement la modération dans la consommation de viande. C'est une maladie qu'il faut prévenir, car sa guérison est très douteuse.

Les rhumes disparaissent au bout de quelques jours, sans séquelles graves, si aucune nourriture n'est prise.

La fièvre typhoïde, traitée rationnellement dès le début, disparaît généralement en une semaine à douze jours si l'on donne uniquement de l'eau, et ne parvient pas à développer la gravité qu'elle atteint sous l'administration d'aliments et de médicaments. Il n'y a aucune complication.

L'appendicite est de plus longue durée, s'il s'agit d'une crise sévère, durant de deux à quatre semaines, mais après les premiers jours, le patient se sent à l'aise, sous un traitement sans nourriture et encore moins. L'opération n'est pas nécessaire.

En cas de calculs biliaires, accompagnés d'ictère et de coliques, il n'est pas nécessaire d'opérer. Le jeûne et le bain ramèneront le corps à la normale en peu de temps. Dans de tels cas, il est nécessaire de donner des bains aussi chauds que possible et de les prolonger jusqu'à ce que le corps soit détendu.

Il serait facile d'énumérer de nombreuses maladies, en indiquant les bienfaits que l'on peut tirer du jeûne, mais celles-ci indiquent la voie et suffisent.

Le seul symptôme infaillible du jeûne est la perte de poids. Cette perte est naturelle et n'a rien d'alarmant. Dès que l'on reprend les repas, la perte de poids s'arrête. Le poids peut alors rester stationnaire pendant un certain temps, mais le gain est généralement rapide. Avec le temps, le poids redeviendra normal.

Selon Chosat , la perte subie par les différents tissus en cas de famine est la suivante :

Graisse..................... 93 pour cent.
Sang.................. 75 " Rate.................. 71 " Pancréas...............
64 " Foie.................. 52 " Muscles............. ..... 43 "
Tissus nerveux.......... 2 "

Ce tableau a été établi à partir d'une expérimentation animale, mais s'accorde très bien avec d'autres observations, sauf en ce qui concerne la perte de sang, que d'autres ont trouvée inférieure à 20 pour cent. On remarquera que le tissu le plus élevé, le tissu nerveux, est à peine touché, mais que le tissu le plus bas, la graisse, disparaît presque.

Lorsqu'un individu a besoin de jeûner, son corps souffre d'une ingestion excessive de nourriture et d'une mauvaise élimination. Il surcharge sa nutrition et sollicite tellement ses énergies nerveuses dans d'autres domaines que le corps est incapable de se débarrasser des débris qui devraient s'échapper par les reins, les intestins, la peau et les poumons. Il est empoisonné par ses excrétions retenues, souffrant de ce qu'on appelle une auto-intoxication ou auto-empoisonnement. Il est sale intérieurement et a besoin d'un nettoyage. S'il s'est abusé au point de ne plus avoir la capacité d'assimiler la nourriture et de rejeter en même temps les déchets, il est évidemment approprié d'arrêter de manger jusqu'à ce que la puissance perdue soit retrouvée. En cas de fièvre, manger est un crime physique, car les glandes cessent de sécréter les sucs normaux. La bouche devient desséchée par manque de salive et les sucs gastriques et intestinaux ne sont pas sécrétés en quantité ou en qualité adéquate. Les aliments consommés dans de telles circonstances ne sont pas digérés. La température interne en cas de fièvre est supérieure à 100 degrés Fahrenheit, et il ne faut pas longtemps pour que les aliments se décomposent à une telle température, en particulier les aliments comme le lait et le bouillon, qui sont les aliments préférés des patients fiévreux. Ces substances alimentaires sont excellentes pour faire croître presque tous les germes présents dans le corps en cas de maladie.

En cas de douleur, il est nocif de manger, car les sécrétions sont alors perverties et la digestion est perturbée. Toutes les émotions violentes, comme la haine, la jalousie et la colère, signifient qu'aucune nourriture ne doit être prise tant que le corps n'a pas eu l'occasion de se détendre et de retrouver un peu de tonus. De telles émotions ne se développent pas aussi bien chez les individus en bonne santé que chez les malades, mais la santé parfaite est alors rare.

Lorsqu'ils se privent de nourriture, les gens sont sujets à divers symptômes, qui dépendent autant du tempérament que des conditions physiques. Une femme hystérique peut effrayer des préposés inexpérimentés et les amener à faire sa volonté par ses pitreries. Elle peut leur faire croire qu'elle est en train de mourir. D'un autre côté, des personnes bien équilibrées et intrépides peuvent jeûner pendant des semaines avec très peu de désagréments. Le jeûne n'est pas toujours agréable et un certain nombre de symptômes sont souvent présents.

Le plus rapide perd du poids, au début souvent jusqu'à deux livres par jour. C'est principalement de l'eau. Après les dix premiers jours, la perte peut être d'une demi-livre ou moins par jour. La perte de poids est plus importante chez les personnes lourdes et chez celles qui ont une forte fièvre.

La langue devient mal enduite et l'haleine est fétide, ce qui montre que la membrane muqueuse est occupée à rejeter les déchets. La langue reste enduite jusqu'à ce que le système soit propre, puis elle disparaît. La plupart des gens se sentent faibles lorsqu'ils tentent de marcher ou de travailler, mais ils se sentent forts lorsqu'ils se reposent. D'autres, gravement intoxiqués par la nourriture, gagnent en force à mesure que le système élimine les substances nocives du corps. Pendant un jour ou deux, l'envie de manger peut être assez insistante et persistante. Ensuite, la faim disparaît généralement et ne revient que lorsque la langue est propre. L'esprit devient plus clair à mesure que le corps devient plus propre. Ce bénéfice pour l'esprit, ou l'âme, est reconnu par les organisations religieuses depuis des siècles.

Un petit écoulement de sang provenant des intestins, au début, ne devrait pas provoquer d'inquiétude. Dans certains cas, une grande quantité de mucus jaune est rejetée dans l'intestin inférieur. Le foie rejette parfois tellement de bile que cela alarme le patient. Cela ne devrait causer aucune inquiétude. Lorsque la bile est poussée vers le haut dans l'estomac, c'est très désagréable. Les écoulements intestinaux sont souvent très sombres.

Il existe une tendance au frilosité, en particulier aux mains et aux pieds froids. Les éruptions cutanées et les palpitations cardiaques sont des symptômes occasionnels. Les personnes nerveuses, irritables et craintives présentent des symptômes trop nombreux pour être mentionnés. Plus ils sympathisent avec eux, plus leur situation empire.

De nombreux médecins ont mal interprété les symptômes du jeûne et ont donc condamné cette procédure. Ils constatent l'enduit nauséabond de la langue, la perte de poids et parfois des manifestations mentales particulières. Ils peuvent sentir l'haleine fétide et l'odeur désagréable de la peau et des écoulements intestinaux. Ils les interprètent comme des signes de détérioration physique et de dégénérescence. Ces manifestations indiquent que le corps tout entier se nettoie, rejetant les impuretés qui se sont accumulées, parce que le système a eu tellement de travail à accomplir qu'il n'a pas eu le pouvoir de s'auto-nettoyer. Rien n'est nécessaire pour prouver ce fait, si ce n'est de continuer le jeûne jusqu'à ce que les odeurs disparaissent et que la langue redevienne propre.

Les mauvaises odeurs dégagées par le corps ressemblent aux odeurs de fièvres sévères accompagnées d'une grande atrophie, et c'est pourquoi elles alarment ceux qui ont peu ou pas d'expérience avec les jeûnes prolongés. Ces odeurs sont souvent désagréables au bout d'environ une semaine de jeûne, même s'il n'y a pas de période fixe pour leur apparition. Ils ne devraient pas provoquer d'alarme car ils indiquent simplement que le corps est en train de se nettoyer, et c'est exactement ce qui est souhaité. Dans des conditions appropriées, je n'ai ni vu ni entendu parler d'un décès dû à un jeûne court. Ceux qui sont dans une telle forme physique qu'ils mourraient s'ils jeûnaient pendant cinq à dix jours mourraient s'ils étaient nourris.

Un autre symptôme qui peut alarmer le préposé est la baisse de la tension artérielle. C'est naturel et ne devrait causer aucune anxiété. Manger et boire maintiennent la tension artérielle élevée. Lorsque la consommation alimentaire diminue, la tension artérielle diminue. Lorsque la prise alimentaire est arrêtée, la tension artérielle diminue encore davantage. Ce fait devrait donner au guérisseur intelligent l'idée de réduire la consommation alimentaire dans des conditions anormales telles que l'artériosclérose et l'apoplexie. Lors de jeûnes prolongés, la tension artérielle devient généralement assez basse.

Certains jeûneurs peuvent continuer à faire des travaux légers, et lorsqu'ils y parviennent, c'est mieux, car cela les empêche de penser tout le temps à eux-mêmes. En cas de manque d'énergie, renoncez au travail et aux exercices vigoureux. Dans les maladies aiguës, il n'y a pas de choix. On est obligé de cesser de travailler. Dans les maladies chroniques, cela dépend du patient et du conseiller.

Chassez la peur de l'esprit et ne discutez pas du jeûne ou de l'un des symptômes avec qui que ce soit, à l'exception du conseiller. Il est préférable de ne parler du jeûne à personne de l'extérieur, car le public a des idées étranges à ce sujet. Si vous avez peur, ou si vous devez vous battre avec des voisins, des amis, des proches ou peut-être avec les autorités sanitaires, comme cela arrive parfois, il vaut mieux ne pas jeûner.

Boire toute l'eau désirée. Au début, plus on boit, plus le système se nettoie rapidement. Un verre d'eau toutes les heures de la journée, voire toutes les demi-heures, c'est bien. L'eau peut être tiède ou froide, mais elle ne doit pas être glacée ni chaude. Les deux extrêmes produisent une irritation.

En cas d'inflammation aiguë de l'estomac, rien ne doit être administré par voie orale. De petites quantités d'eau peuvent être administrées par rectum toutes les deux ou trois heures. En cas d'appendicite, seules de très petites quantités d'eau doivent être administrées par voie orale au début, jusqu'à ce que les symptômes aigus disparaissent. De grandes quantités de liquide peuvent provoquer un péristaltisme violent entraînant une douleur. En cas de nausée, ne donnez rien par voie orale, pas même de l'eau, jusqu'à ce que la nausée disparaisse. Les symptômes sont le langage des signes de la nature et, lorsqu'ils sont correctement interprétés, ils nous indiquent quoi faire et quoi ne pas faire.

Même s'il n'y a ni soif ni désir d'eau, il faut en prendre. S'il peut être pris par voie orale, donnez-en au moins un verre toutes les deux heures, pas nécessairement en une seule fois. Certains sont si sensibles qu'un demi-verre d'eau est tout ce qu'ils peuvent tolérer. Si l'estomac s'oppose à l'eau, donnez-la par voie rectale. Faites toujours cela en cas de nausées importantes. Après quelques jours, la consommation d'eau peut être réduite.

Prenez un bain rapide à l'éponge tous les jours et si vous avez tendance à avoir froid, l'eau doit être tiède ou tiède. Suivez avec quelques minutes de friction avec une serviette sèche. Les personnes en surpoids, ayant un bon fonctionnement cardiaque et rénal, peuvent prendre des bains chauds prolongés, si elles le souhaitent. Un frottement d'huile d'olive immédiatement après le bain, environ deux fois par semaine, est reconnaissant. Toutefois, ce n'est pas nécessaire.

Le côlon doit être lavé quotidiennement. Aucune quantité d'eau définie ne peut être prescrite. Parfois, des lavements sont pris en cas de difficultés, en raison de certaines crampes lorsque de l'eau entre dans l'intestin. Ceux qui ne sont pas habitués aux lavements devraient utiliser de l'eau à environ 100 degrés Fahrenheit. Un litre est un petit lavement. Deux litres en font un assez gros. Introduisez l' eau, restez immobile pendant quelques minutes puis laissez-la s'évanouir. Si les intestins sont très sales, faites deux ou trois lavages. S'il y a beaucoup de fermentation, ajoutez un peu de soude à l'eau. Le sel, environ une cuillère à soupe pour deux litres d'eau, stimule les intestins, mais son inconvénient est qu'il aspire l'eau des parois intestinales, privant ainsi le sang d'une partie de son liquide. Il en va de même pour la glycérine. L'ingrédient le moins nocif qui puisse être ajouté à l'eau pour stimuler l'action est peut-être une quantité suffisante de savon de Castille pur pour rendre l'eau opaque. Le savon, cependant, a tendance à éliminer une trop grande partie du mucus qui lubrifie l'intestin. Dans l'ensemble, rien de mieux que l'eau claire. Si cela donne de bons résultats, n'utilisez rien d'autre.

Ceux qui sont très sensibles et faibles constatent souvent que l'expulsion de l'eau de l'intestin non seulement les affaiblit davantage, mais provoque également des douleurs. Dans de tels cas, le Dr Hazzard recommande une sonde rectale (et non une sonde du côlon), ce qui est très bien, car elle permet de vider l'intestin sans aucune crampe. Le tube doit être inséré à environ six pouces.

Pour faire le lavement, adoptez soit la position genou-poitrine (à genoux avec les épaules près du sol), soit allongez-vous sur le côté droit avec les hanches surélevées. Ces positions permettent à l'eau de s'écouler dans le côlon par gravité.

Lorsqu'il est nécessaire d'apporter du liquide au corps par le rectum, introduisez simplement une pinte ou moins d'eau claire, modérément tiède. Répétez aussi souvent que nécessaire pour éloigner la soif, qui surviendra rarement plus de trois heures.

Gardez le corps au chaud à tout moment. S'il est difficile de rester au chaud, couchez-vous et utilisez suffisamment de couvertures, en laissant les fenêtres suffisamment ouvertes pour laisser entrer de l'air frais. La nuit, utilisez de la chaleur artificielle au pied du lit. Si des bouillottes, des briques ou des pierres chaudes sont utilisées, elles doivent être assez grandes ; sinon, ils deviennent froids vers deux ou trois heures du matin, au moment où la chaleur est la plus nécessaire. Si un grand récipient, tel qu'une cruche, est utilisé pour retenir l'eau, les draps sont enlevés des pieds du patient, ce qui est souvent un grand soulagement.

Aucun aliment spécial n'est adapté pour rompre tous les jeûnes. Il faut commencer par une alimentation nature, avec modération. Trop manger ou manger des aliments indigestes à ce moment-là peut entraîner des maladies, voire la mort. Si le jeûneur manque de maîtrise de soi, la nourriture doit lui être apportée en quantité suffisante par le préposé.

Si le jeûne n'a duré que deux ou trois jours, aucune précaution particulière n'est nécessaire, si ce n'est que les premiers repas doivent être plus petits que d'habitude.

Comme les indiscrétions dans l'alimentation obligent presque tous les jeûneurs, il est nécessaire de faire un peu mieux qu'auparavant, ou de répéter le jeûne. Il est préférable de vivre de manière à ce que le jeûne ne soit pas nécessaire.

Si le jeûne a été prolongé, il est préférable de commencer à donner des aliments liquides. Que devons-nous nourrir ? Cela dépend du patient et des circonstances. Le jus du raisin Concord n'est pas bon car il fermente trop facilement. Beaucoup de ceux qui sont obligés de jeûner sous peine de mourir ont été tellement empoisonnés par la nourriture et leurs organes digestifs sont dans un état si horrible depuis des années qu'ils sont incapables de manger des fruits acides. Cela est particulièrement vrai pour ceux qui consomment de grandes quantités d'amidon. Parfois, ils sont incapables de manger des fruits pendant un certain temps après le jeûne. À d'autres moments, l'irritabilité des organes digestifs disparaît lorsque l'on s'abstient de manger. Pour ces personnes, des bouillons et du lait peuvent être employés.

Le jus d'oranges, d'ananas, de raisins de Californie, de cerises, de mûres ou de tomates peut être administré. Les tomates peuvent être transformées en bouillon et égouttées, mais rien ne doit être ajouté à ce bouillon sauf du sel. Les personnes corpulentes devraient se contenter de jus de fruits. Ils ne sont pas fortement recommandés aux personnes très minces et nerveuses, car les jus de fruits ont un effet à la fois fluidifiant et rafraîchissant. Le lait est très utile et peut être donné soit sucré, soit sous forme de babeurre.

Les personnes minces et nerveuses peuvent recevoir en toute sécurité des bouillons, de préférence à base d'agneau, de mouton ou de poulet. Retirez toute la graisse, hachez la viande maigre et laissez-la mijoter (sans bouillir) jusqu'à ce que tout le jus soit extrait de la viande. Filtrer et laisser refroidir. Une fois froid, écumer le gras. Réchauffez ensuite le bouillon et servez. Ce bouillon ne doit pas être assaisonné pendant la cuisson, mais un peu de sel peut être ajouté au moment de servir. Pour une livre de viande maigre, il devrait y avoir environ un litre de bouillon. Une tasse de thé suffit pour commencer un repas, et il est souvent nécessaire d'en donner moins. La plus grave erreur est de se précipiter pour reprendre des repas complets. Les remarques concernant une alimentation modérée s'appliquent également au lait et aux jus de fruits.

D'ordinaire, on ne rompt pas le jeûne avec des féculents, mais cela peut parfois être fait avec avantage, surtout dans les cas qui ont été habitués à de grandes quantités de féculents et à peu d'aliments crus frais. L'amidon doit cependant être dans un état facilement digestible et se présenter sous la forme d'une bouillie très fine à base de flocons d'avoine ou de blé entier. Il doit être cuit quatre à six heures et assaisonné avec seulement un peu de sel. Quelques-uns peuvent rompre le jeûne avec un repas complet sans aucun résultat négatif, mais la plupart des gens ne peuvent pas le faire sans souffrir et les résultats peuvent être fatals. Il est donc prudent de rompre le jeûne avec des aliments liquides simples, à prendre avec modération.

Quatre ou cinq jours après avoir rompu le jeûne, on devrait pouvoir manger les aliments ordinaires. Ce qui suit est une suggestion sur la manière de se nourrir immédiatement après un jeûne d'environ deux semaines :

Premier jour : Bouillon de tomates une fois ; bouillon de mouton deux fois.

Deuxième jour : Petit-déjeuner, jus d'orange. Déjeuner, babeurre. Dîner, tranches de tomates.

Troisième jour : Petit-déjeuner, babeurre. Déjeuner, salade de laitue et tomates, assaisonnée de sel. Dîner, œuf poché, céleri.

Quatrième jour : Petit-déjeuner, pomme au four et lait. Déjeuner, pain grillé et beurre. Dîner, côtelettes d'agneau, compote de petits pois, céleri.

Si un repas provoque de la détresse, omettez le suivant et continuez à omettre des repas jusqu'à ce que le confort et la facilité reviennent. Si la digestion est très faible ou si la maladie dure longtemps, ne donnez pas de nourriture solide dès que recommandé ci-dessus. Dans tous les cas, il faut faire preuve de maîtrise de soi, de modération et de bon sens.

Les repas doivent être modérés. Augmentez progressivement jusqu'à ce que la quantité de nourriture ingérée soit suffisante pour effectuer la reconstruction corporelle nécessaire. Plus le jeûne est long, plus il faut faire preuve de prudence au début. Ce n'est pas le moment d'expérimenter.

Pour que le jeûne soit un bénéfice permanent, il est nécessaire d'apprendre ensuite à bien manger et de mettre ces connaissances en pratique. C'est la partie la plus importante à souligner, et pourtant tous les livres que j'ai lus sur le sujet n'y ont prêté aucune attention. Dans presque tous les cas, le jeûne est nécessaire à cause d'erreurs répétées en mangeant et en buvant. Ces erreurs ont généré des maux corporels en premier lieu et si le plus rapide y revient, ils recommenceront. La maladie ne prend pas toujours le même type qu'au départ, mais c'est la même vieille maladie. Pendant un jeûne, il y a récupération parce que le corps a une chance de devenir propre, et un corps propre ne peut pas rester longtemps déséquilibré, à condition qu'il n'y ait pas de défauts organiques. En faisant des erreurs en mangeant après la fin du jeûne, le corps redevient sale et plein de débris, ce qui signifie davantage de maladies. Il ne faudra peut-être pas plus d'un tiers d'abus pour provoquer une deuxième panne, comme il en a fallu pour provoquer la première.

Certaines personnes jeûnent à plusieurs reprises et en sont quelque peu fières. Ils devraient avoir honte du fait qu'ils doivent jeûner à maintes reprises, car cela témoigne soit d'une ignorance, soit d'une volonté faible et sous-développée. Le jeûne devrait enseigner à tout être intelligent qu'il s'agit d'une mesure d'urgence, et que les urgences se rencontrent rarement dans une vie bien réglée .

Les débauches alimentaires qui suivent le jeûne doivent être évitées. Un peu de volonté correctement appliquée les empêchera. Une alimentation grossière peut obliger à un autre jeûne. Nous devons manger et il est préférable de manger pour pouvoir manger régulièrement plutôt que d'être obligé de se priver de nourriture à des intervalles variables. Celui qui est modéré dans son alimentation, fait preuve d'un certain degré d'intelligence dans le choix de sa nourriture, est sobre à d'autres égards et prévenant et gentil dans ses relations avec les autres, ne sera pas malade.

Le jeûne est efficace pour purifier un cerveau incapable de fonctionner correctement car baigné de sang impur. Il est remarquable de constater à quel point le cerveau fonctionne bien lorsque l'estomac n'est pas surmené. La suralimentation du corps entraîne une sous-alimentation du cerveau. Avec une alimentation correcte, le cerveau est efficace, clair et capable de supporter des charges soutenues.

Il ne fait aucun doute qu'un jeûne, suivi d'un régime léger, contenant moins d'aliments riches en féculents et en protéines et plus de légumes succulents et de fruits frais, avec leurs jus nettoyants et leurs sels bénéfiques pour la santé, entraînerait la récupération de plus de la moitié des aliénés. La plupart d'entre eux souffrent fonctionnellement et les perspectives sont ici très encourageantes. Le Christ a guéri un fou « par la prière et le jeûne ». Une alimentation adéquate ferait des merveilles dans les prisons. Ce serait également très bénéfique pour les filles rebelles et les jeunes hommes esclaves de la passion. Saint Pierre recommandait le jeûne comme aide à la moralité, ce qui est une autre preuve de la profondeur de sa sagesse.

Combien de temps doit durer un jeûne ? Jusqu'à ce que son objet soit atteint. Il est rarement nécessaire de jeûner un mois, mais il est parfois conseillé de poursuivre le jeûne pendant quarante jours, voire plus. Si le jeûne est pris à cause de la douleur, continuez jusqu'à ce que la douleur disparaisse. S'il y a de la fièvre, jusqu'à ce qu'il n'y ait plus de fièvre. Dans les cas chroniques, il n'est pas toujours nécessaire de continuer le jeûne jusqu'à ce que la langue soit propre. Lorsque le patient n'a plus de douleur ni de fièvre et qu'il est à l'aise dans tous les domaines, commencez à le nourrir légèrement. Les personnes maigres et qui ont une alimentation lente, dont un symptôme est une muqueuse grisâtre dans la bouche et la gorge, ne doivent pas jeûner plus longtemps que nécessaire, car elles réagissent généralement lentement et mal.

Si les gens sautaient un ou deux ou trois repas dès qu'ils commençaient à se sentir mal, aucun jeûne prolongé ne serait nécessaire, car lorsque le système commence à être dérangé, il se redresse très rapidement lorsque la nourriture est refusée. Il est impossible qu'une maladie grave se développe chez une personne qui jeûne, à moins qu'elle ne soit dans une condition physique exceptionnellement mauvaise au début du jeûne, car lorsque la nourriture est refusée, il n'y a rien dont la maladie puisse se nourrir. Aucune nouvelle maladie ne peut survenir pendant un jeûne.

Les jeûnes ramènent souvent à la santé des gens qui ne peuvent récupérer par aucun autre moyen connu de l'homme, à moins de ne manger presque rien – un semi-jeûne. Il arrive parfois qu'un patient meure pendant un long jeûne ou immédiatement après, mais rappelez-vous que des millions de personnes meurent prématurément sur cette terre chaque année sans jamais manquer leur repas un seul jour. Rappelez-vous également que ceux qui jeûnent longtemps sont généralement des « cas désespérés », abandonnés à la mort par les médecins. Les gens qui jeûnent se sentent généralement à l'aise, alors pourquoi envier à quelques hommes et femmes un départ facile lorsqu'ils ne sont plus capables de vivre, et pourquoi censurer imméritéement ceux qui font de leur mieux pour soulager les malades au moyen de notre thérapeutique la plus précieuse . mesurer, jeûner ?

Il existe de nombreux préjugés contre le jeûne, mais une étude sereine des faits éliminera ces préjugés. La fièvre typhoïde, traitée de manière conventionnelle, s'avère souvent mortelle dans 15 pour cent des cas. un ou plusieurs cas et ceux qui survivent doivent subir une maladie longue et inconfortable qui les laisse souvent si affaiblis et avec des corps si dégénérés que la fin n'est souvent qu'une question de quelques mois ou années. La pneumonie et la tuberculose trouvent un endroit favorable pour se développer et s'avèrent dans ces cas très mortelles. Par contre, les cas de typhoïde traités par le jeûne, et les autres mesures d'hygiène nécessaires, guérissent en peu de temps, il n'y a pas de séquelles néfastes et le corps est en meilleur état qu'il ne l'était avant l'apparition de la maladie. Je n'ai jamais vu de décès dans un cas correctement traité, et la mortalité brille par son absence. Il en va de même pour les maladies chroniques curables. Là où l'alimentation et les médicaments ajoutent aux maux, le jeûne suivi d'une vie convenable apporte ensuite la santé.

Il est également bon de se rappeler que lorsqu'un individu meurt pendant le jeûne (non pas des effets du jeûne, mais de la maladie pour laquelle le jeûne a été commencé), peut-être cent mille personnes meurent de faim parce qu'elles ont trop à manger. Aussi stupide que cela puisse paraître, c'est la vérité, et voici l'explication : la suralimentation provoque des troubles digestifs et une perturbation des processus d'assimilation et d'excrétion. Plus on consomme de nourriture pendant que cette condition existe, moins on en extrait de nourriture. La nourriture fermente de manière pathologique plutôt que physiologique et empoisonne le corps. Plus on en mange dans ces circonstances, plus l'empoisonnement est grave et, à la fin, le corps fatigué abandonne avec lassitude la lutte pour l'existence, peut-être après une longue maladie chronique ou peut-être lors de l'attaque d'une maladie aiguë. La principale cause de décès est la trop grande quantité de nourriture.

Avicena , le grand médecin arabe, soignait au moyen de jeûnes prolongés.

Pour ceux qui craignent les effets d'un jeûne de quelques jours, voici quelques citations provenant de diverses sources :

"Mon prochain cas marquant est une merveilleuse illustration de la capacité d'auto-alimentation du cerveau pour faire face à une urgence, et une révélation, également, des limites possibles de la période de famine. C'était le cas d'un garçon frêle et de rechange de quatre ans. ans, dont l'estomac était tellement désorganisé par un verre de solution de potasse caustique qu'il était impossible de retenir même une gorgée d'eau. Il mourut le soixante-quinzième jour de son jeûne, l'esprit clair jusqu'à la dernière heure, et apparemment avec du corps, il ne restait plus que des os, des ligaments et une peau fine, et pourtant le cerveau n'avait perdu ni poids ni clarté fonctionnelle.

« Dans une autre ville, un accident similaire est arrivé à un enfant à peu près du même âge, chez qui il a fallu trois mois au cerveau pour épuiser entièrement la nourriture corporelle disponible. » — Dr. Eh bien, Dewey.

Cela montre à quel point la crainte des parents de permettre à leurs enfants de jeûner lorsque cela est nécessaire est infondée. C'est bénéfique même pour les bébés qui en ont besoin. Dans les cas cités ci-dessus, les conditions étaient très défavorables, car les enfants souffraient des effets de brûlures de soude, et pourtant ils vécurent sans nourriture respectivement soixante-quinze et quatre-vingt-dix jours. Si nécessaire, privez les enfants de nourriture et gardez-les au chaud. Alors rassurez-vous avec le fait qu'ils sont traités humainement et efficacement.

Le Dr Linda Burfield Hazzard, dans la dernière édition de son livre, Fasting for the Cure of Disease, déclare qu'elle a traité près de deux mille cinq cents personnes par cette méthode, les jeûnes variant en durée de huit à soixante-quinze jours, dont beaucoup ils durent plus d'un mois. Seize de ses patients sont morts en jeûnant et deux en suivant un régime léger. C'est loin d'être une mortalité de 1 pour cent. Si l'on prend en considération le fait que les personnes qu'elle a soignées appartenaient à la classe pour laquelle le médecin moyen ne peut rien faire, la mortalité est étonnamment faible. Cependant, elle en a perdu quelques-uns et, comme elle se bat pour ses convictions, les préjugés à son encontre et sa méthode de traitement de la maladie se sont révélés suffisamment forts pour la conduire à l'emprisonnement. Le Dr Hazzard possède peut-être la plus grande expérience du jeûne parmi tous les mortels, vivants ou morts. Son livre vaut la peine d'être lu.

Upton Sinclair a également écrit un livre sur ce sujet, intitulé The Fasting Cure. Il écrit du point de vue d'un profane intelligent dont les observations ne sont pas très approfondies. Le livre contient de nombreuses bonnes idées. Ceci est à partir de la page cinquante-sept :

"Le jeûne le plus long dont j'ai entendu parler au moment de la rédaction de mon article était de soixante-dix-huit jours ; mais ce record a depuis été battu par un homme nommé Richard Fausel . M. Fausel , qui tient un hôtel quelque part dans le Dakota du Nord, avait probablement pris part au jeûne. trop généreusement de la bonne chère destinée à ses invités, car il se trouvait au poids incommode de trois cent quatre-vingt-cinq livres. Il se rendit dans un sanatorium à Battle Creek et y jeûna pendant quarante jours (si mes souvenirs sont bons), et à force d'exercices vigoureux, il s'est débarrassé de cent trente livres. Je pense que je n'ai jamais vu de spectacle plus drôle que M. Fausel à la fin de ce jeûne, portant le même pantalon qu'il portait au début. Mais les tentations des hôteliers sont fortes, et quand il rentra chez lui, il se retrouva à reprendre du poids. Cette fois, il décida de faire le travail à fond, et se rendit chez Macfadden à Chicago, et partit sur un jeûne de quatre-vingt-dix jours. C'est un nouveau record, même si je me demande parfois s'il est tout à fait juste d'appeler cela « jeûne » lorsqu'un homme vit simplement d'un garde-manger interne de graisse. "

Bernarr Macfadden a également beaucoup écrit sur le jeûne. CC Haskell est un défenseur et directeur d'un tel traitement. De nombreux médecins emploient cette méthode de guérison. Un jour, l'ensemble du corps médical comprendra la valeur du jeûne en tant qu'agent curatif.

Pour rappel, permettez-moi de répéter : lorsque vous lisez et étudiez le sujet du jeûne, ne le considérez pas comme une guérison complète, car ceux qui retournent à leur mode de vie inapproprié développeront à nouveau la maladie. Après le jeûne, vivez bien.

Le corps efficace est propre à l'intérieur. Une peau impure est mauvaise. Un tube digestif encrassé est pire. Mais le pire de tout est un mauvais état de tous les tissus, y compris le sang, un état dans lequel une grande partie des déchets du corps est stockée au lieu d'être excrétée.

Si une telle condition ne peut être corrigée par la modération et la simplicité de l'alimentation, la seule chose qui s'avérera utile est l'abstinence temporaire.

Il serait facile d'énumérer de nombreux jeûnes longs, comme celui du Dr Tanner, qui prouva à un pays étonné que le jeûne d'un mois ou plus n'est pas mortel, mais peut au contraire être bénéfique. Ou encore on pourrait citer des cas comme les jeûnes pratiqués par les classes sous la direction de Bernarr. Macfadden . Ou encore, nous pourrions nous référer aux expériences des professeurs Fisher et Chittenden de Yale.

Cependant, nous n'examinerons qu'un seul cas supplémentaire, celui du Dr IJ Eales, dont le jeûne a suscité un intérêt considérable il y a plusieurs années. Le médecin était trop lourd, alors il a décidé de jeûner pour réduire son poids, également à des fins scientifiques. Pendant trente jours, il ne vécut que d'eau, avec de temps en temps un verre de limonade et une tasse de café. Au bout de trente jours , il rompit son jeûne avec un verre de lait malté.

Le médecin a travaillé dur pendant toute cette période, perdant du poids tout le temps, pesant trente kilos de moins à la fin de son jeûne qu'au début. Cependant, il n'a pas perdu de force, étant capable de faire autant de travail et de soulever des poids aussi lourds à la fin du jeûne qu'au début. Quiconque est en surpoids peut faire comme le médecin, car le corps utilise la graisse stockée pour produire de la chaleur et de l'énergie. Ce jeûne est entièrement détaillé dans le livre du Dr Eales intitulé Healthology .

Le jeûne est le moyen le plus rapide de produire la propreté interne, qui est la santé. Lorsque le système est propre, les envies, les désirs et les appétits ne sont pas aussi forts que lorsque le corps est plein de poisons. Pour cette raison , le jeûne est le meilleur moyen de détruire les envies de tabac, de café, de thé, d'alcool et d'autres drogues créant une dépendance. Si, une fois le jeûne terminé, l'individu mène une vie modérée et simple et est pleinement déterminé à ne pas recommencer à consommer ces drogues, une guérison permanente en sera la récompense. Cependant, il est très facile de retomber dans les vieilles habitudes. Une guérison permanente exige qu'il n'y ait aucun compromis, aucun dicton : « Je le ferai cette fois, mais plus jamais ». Une fois la vieille habitude reprise, il est presque certain qu'elle se poursuivra.

CHAPITRE XXVI.

ATTITUDE DU PARENT ENVERS L'ENFANT.

Des enfants heureux et en bonne santé sont la plus grande des récompenses. Tous les parents peuvent avoir de tels enfants, et c'est un devoir qu'ils se doivent à eux-mêmes, ainsi qu'à leurs enfants et à la race. C'est un devoir des plus agréables, car les bénéfices sont bien supérieurs au coût.

Pour avoir des enfants de première classe , les parents doivent être en bonne condition physique et contrôlés mentalement. Les parents chaotiques ne peuvent pas avoir d'enfants ordonnés. Les jeunes apprennent vite de leurs aînés et prennent généralement le relais d'un des parents. Ils apprennent intuitivement ce qu'ils peuvent faire et ce qu'ils ne peuvent pas faire et comment obtenir ce qu'ils veulent alors que nous les considérons trop jeunes pour comprendre.

Il est donc important que leurs premières impressions soient correctes. Commencez à former l'enfant comme il se doit dès le jour de sa naissance. Le premier entraînement portera sur l'alimentation et le sommeil. Ces points sont abordés plus en détail dans le chapitre suivant. Ils sont évoqués ici pour les mettre en valeur.

Nourrissez l'enfant trois fois par jour, mais ne le réveillez jamais pour qu'il soit nourri. Si vous donnez les trois repas, l'enfant s'y habituera bientôt et se réveillera au moment venu. Si l'enfant se tortille et s'inquiète, il peut être inconfortable d'être suralimenté ou avoir soif. Offrez-lui de l'eau mais pas de la nourriture.

Laissez l'enfant tranquille. Ne le faites pas rebondir et ne le transportez pas. Durant les premiers mois, le bébé a besoin de chaleur, de nourriture et de repos, et ne doit ressentir aucune excitation. Il ne faut pas le traiter comme un jouet. Après quelques mois, il commence à prendre conscience des choses et vous pouvez alors vous amuser beaucoup.

Le bon type d'amour consiste à faire ce qui est nécessaire pour l'enfant et rien de plus.

L'obéissance aux demandes raisonnables des parents est de la plus haute importance pour la réussite de l'éducation des enfants. Les parents devraient en être conscients avant même la naissance des enfants. Dès le début, soyez ferme, mais doux, avec les petits. Les enfants doivent être formés de telle sorte que lorsqu'on leur demande de faire quelque chose, ils le fassent immédiatement, sans aucune répétition. Cela leur évitera, ainsi qu'aux parents, bien des heures malheureuses.

La vie de nombreux parents et de nombreux enfants est rendue misérable par le manque d'un peu de fermeté parentale au début.

Il existe de nombreuses petites grâces qui ne sont pas vitales, mais qui sont pourtant importantes, et celles-ci devraient être enseignées aux enfants dès le plus jeune âge, car elles deviennent alors une seconde nature. Parmi celles-ci figurent les bonnes manières à table. Les manières disgracieuses à table n'ont aucune incidence sur la santé, mais elles donnent une impression défavorable aux autres. Nous sommes en partie jugés sur la présence ou l'absence de ces petites grâces.

Entraîner des enfants, c'est comme entraîner des arbres. Un jeune arbre peut pousser de la manière souhaitée, mais après quelques années, il ne répondra plus au palissage. La période de la petite enfance est plastique, et c'est ensuite le moment de planter les graines dans l'esprit de l'enfant et d'enseigner de bonnes habitudes.

Il n'est pas difficile de former les enfants. Si les parents sont ordonnés et fermes, au lieu d'hésiter, les enfants s'alignent presque intuitivement. Apprenez-leur à obéir et ils seront plus tard capables de commander intelligemment et avec considération.

Les bébés sont impuissants au début. Cela adoucit le cœur des parents à leur égard jusqu'à ce qu'ils deviennent très indulgents. Faire plaisir et chouchouter les enfants est mauvais pour eux. La gentillesse consiste à faire pour eux ce qui est pour leur bien, ce qui n'est pas toujours ce qu'ils désirent.

Si les enfants sont correctement formés au début, ils n'auront besoin que de très peu de formation par la suite.

CHAPITRE XXVII.

ENFANTS.

Les statistiques sont généralement très arides et sans intérêt, mais elles prennent parfois un intérêt tragique, et l'importance des quelques-unes présentées ici est si grande qu'elles méritent une attention particulière.

Les chiffres précis utilisés sont tirés des statistiques de mortalité du recensement des États-Unis et couvrent l'année 1912, qui est la dernière année pour laquelle nous disposons d'informations précises. Des statistiques fiables sur la mortalité ne sont disponibles que dans une partie du pays, ce qui n'est pas à notre honneur. La population est indiquée dans le volume comme étant de 92 309 348 habitants. La zone d'enregistrement, qui est la zone de collecte des statistiques de mortalité, compte 53 843 896 personnes. Dans cette zone, le total des décès est le suivant :

Moins d'un an......... ..... 154 373
Moins de dix ans............. 235 262

En tenant pour acquis que la mortalité infanto-juvénile parmi les personnes non enregistrées est la même, nous obtenons le nombre suivant de décès d'enfants par an aux États-Unis, en chiffres ronds :

Moins d'un an......... ..... 280 000
Moins de dix ans............. 425 000

Il s'agit d'une estimation très prudente et 300 000 est généralement le nombre de décès annuels chez les bébés de moins d'un an.

Même dans des conditions idéales, un bébé mourrait occasionnellement, mais ces décès seraient si rares qu'ils susciteraient des commentaires surpris. Certains deviennent des parents qui n'ont pas le droit de l'être et mettent au monde des enfants qui ne sont pas physiquement aptes à survivre, et ceux-ci meurent généralement quelques jours ou quelques semaines après leur naissance. Cependant, ces bébés ne constituent qu'une petite minorité et au moins quatre-vingt-dix-neuf sur cent devraient survivre. Pas un seul bébé né physiquement en bonne santé ne mourrait s'il était intelligemment soigné, et le fait que chaque année nous perdions plus d'un quart de million de nourrissons de moins d'un an aux États-Unis constitue une mise en accusation de nos vies et de notre intelligence, et un défi pour une meilleure nos voies.

Chaque enfant mis au monde devrait avoir la possibilité de vivre. C'est loin d'être le cas aujourd'hui. Les enfants sont tellement handicapés qu'ils sont rabougris physiquement et émoussés mentalement s'ils survivent.

Supposons que tous les dix ans, une armée de 4 250 000 hommes et femmes âgés de vingt à trente ans soit détruite en même temps dans ce pays ! L' indignation, le chagrin et l'horreur seraient si grands qu'un moyen serait bientôt trouvé pour mettre fin aux massacres périodiques.

Mais nous permettons que tant d'enfants de moins de dix ans soient détruits tous les dix ans. Le massacre des innocents ne suscite pas beaucoup de protestations, parce que nous y sommes tellement habitués, et les bébés partent un à un dans tout le pays. La procession vers la tombe fait naître cette pensée : "Le petit va mieux. Désormais il ne souffrira plus. C'est la volonté de la Providence." C'est une calomnie contre la Providence, car cette énorme mortalité est due aux erreurs parentales, erreurs commises pour la plupart par ignorance, mais néanmoins blâmables. Il incombe aux parents d'acquérir les connaissances qui permettront d'éviter de telles erreurs coûteuses et fatales. La loi de la nature est la même que la règle de l'homme en ce sens que l'ignorance de la loi n'excuse personne. Les résultats sont les mêmes, que nous nous trompions sciemment ou par ignorance.

Il est difficile d'apprendre aux gens à bien traiter leurs bébés, car presque toutes les informations sur le sujet sont erronées. Lorsqu'un enseignant présente la vérité mais que peu de gens l'acceptent, car la grande majorité est de l'autre côté. Les parents qui acceptent la vérité ont du mal à la mettre en pratique, car toutes les mains sont contre eux. Il faut plus de force de caractère et de courage moral que l'individu moyen n'en possède pour résister aux critiques des voisins, des amis, des parents et des conseillers médicaux.

Les rares personnes qui ont le courage de leurs convictions et les connaissances nécessaires récoltent une riche moisson. Ils ont des bébés qui vont bien. Ils voient leurs enfants grandir avec un corps sain et un esprit clair. Ils s'épargnent une grande partie des soucis qui sont le lot des parents d'enfants élevés selon les normes conventionnelles. Enfin, mais non des moindres, ils ont la satisfaction de donner à la race des individus meilleurs que leurs parents ou leurs grands-parents. Il existe de nombreuses possibilités d'amélioration humaine, et cette amélioration se produira automatiquement si nous ne l'empêchons pas en allant contrairement à la nature.

Les bébés en bonne santé naissent de parents normaux et en bonne santé. S'ils peuvent avoir des grands-parents normaux, tant mieux, mais dans la mesure où nous ne pouvons pas modifier le passé, concentrons-nous sur le présent. Si nous prenons soin du présent, l'avenir donnera naissance à une population de parents et de grands-parents en bonne santé, et les bébés auront alors toutes leurs chances. Le passé a une grande influence, car l'enfant d'aujourd'hui est l'héritier du passé, modifié par le présent. Celui qui influence le présent laisse sa marque sur l'avenir. En tant qu'individus, nous n'accomplissons généralement pas grand-chose au cours de notre vie, mais si nous influençons notre temps pour le mieux, il est difficile de dire où l'amélioration cessera ou quel sera le résultat global. Une vérité communiquée aux autres agit un peu comme un caillou jeté dans l'eau. Son influence se fait sentir dans des cercles de plus en plus larges.

L'enfance et la jeunesse sont plastiques. Le corps et l'esprit sont sensibles aux influences environnantes. Si l'hérédité est défavorable , elle peut être largement modifiée par des environnements favorables. Si un enfant naît de parents en mauvaise santé, mais sans aucun défaut grave, et qu'il est intelligemment soigné après la naissance, il grandira et sera en bonne santé. D'un autre côté, un enfant né de parents en bonne santé et mal soigné, tombera malade et mourra peut-être jeune.

Au cours des premières années, des habitudes se forment et influenceront et contrôleront largement les années de maturité. La plupart des enfants apprennent de mauvaises habitudes dès la naissance. Il est aussi facile d'acquérir de bonnes habitudes que de mauvaises, et comme les gens sont en grande partie des créatures d'habitudes, chaque parent devrait s'efforcer de donner à ses enfants un bon départ. Les parents font rarement le mal intentionnellement, mais ils sont négligents et de nombreuses habitudes parentales de la race sont mauvaises, et les générations futures doivent en souffrir.

Il est plus facile et plus économique d'avoir des bébés en bonne santé que d'avoir des bébés malades. La manière saine est la manière simple. Cela implique simplement de la maîtrise de soi, du bon sens et des connaissances constructives de la part des parents.

SOINS PRÉNATALS.

Il est communément admis qu'une femme enceinte doit manger pour deux. La femme sage n'augmentera pas sa consommation alimentaire. Si elle n'est pas en forme physiquement au moment de la conception , elle aura généralement intérêt à diminuer l'apport alimentaire.

Un bébé en bonne santé ne devrait pas peser plus de six, ou au plus sept livres à la naissance. Cinq livres, ce serait mieux. Il ne faut pas beaucoup de nourriture pour nourrir un bébé de ce poids, et le bébé ne pèse pas autant que peu de temps avant la naissance. La majeure partie de la nourriture est utilisée comme combustible, mais la quantité de combustible nécessaire pour chauffer un bébé maintenu au chaud dans le corps de la mère est presque négligeable.

L'une des premières et des plus importantes conditions pour avoir des enfants en bonne santé est d'éviter l'erreur du « manger pour deux ». De toute façon, la plupart des gens mangent trop, et il ne devrait y avoir aucun encouragement dans ce sens.

Les conséquences d'une suralimentation sont nombreuses et graves. La mère devient trop lourde ou bien elle devient dyspeptique. La suralimentation et la consommation d'aliments de mauvaise qualité sont les principales causes des problèmes liés à la grossesse. Les futures mamans peuvent être à l'aise. La grossesse et l'accouchement sont physiologiques. Les femmes normales souffrent très peu de désagréments ou de douleurs. Les souffrances pendant la grossesse, les douleurs et les accidents de l'accouchement sont des mesures de l'anormalité de la mère. Plus l'inconvénient est grand, plus l'individu s'est éloigné de sa vie naturelle. Les femmes qui vivent normalement depuis la conception, ou avant, jusqu'à la naissance du bébé seront surprises du peu d'inconvénients.

Pour obtenir des résultats optimaux, le père doit être gentil, attentionné et maître de lui-même. C'est un fait désagréable que beaucoup d'hommes sont brutaux et inconsidérés envers leurs épouses et leurs enfants à naître. Ceux qui n'ont aucune expérience médicale peuvent difficilement se rendre compte de l'ampleur de cette brutalité . Les femmes sont peut-être en partie responsables, car elles n'enseignent pas à leurs garçons à être prévenants et gentils et elles les laissent dans l'ignorance des matières qui sont importantes et qui peuvent être mieux enseignées par les parents.

Une femme enceinte doit être maîtresse de son corps. Durant cette période, le mari n'a moralement aucun droit matrimonial. Si les garçons étaient éduqués par leurs parents dans ce domaine , ils seraient raisonnables plus tard, et le garçon moyen de quatorze ou quinze ans est assez vieux pour recevoir une telle éducation.

La gestation doit être une période de calme. Toute excitation et toute passion sont nuisibles. La mère doit être aussi libre de toute gêne que possible. La gaieté devrait être la règle. Ceux qui ne sont pas naturellement joyeux devraient cultiver cet état d'esprit désirable. Les sujets horribles et horribles ne devraient pas être abordés. La lecture ne doit pas être tragique. L'étude de la nature et la philosophie des hommes qui ont trouvé la vie douce comptent parmi les occupations mentales utiles. L'attitude mentale a un effet non seulement sur la mère, mais aussi sur le bébé à naître. Il est difficile de douter que la graine du bien ou du mal soit souvent plantée dans le cerveau de l'enfant avant la naissance, selon l'état mental et physique de la mère. Les mères qui vivent naturellement peuvent rejeter toute inquiétude au sujet du mal qui pourrait leur être causé par la maternité, car il n'y en aura pas. L'absence de soucis a un effet positif sur la mère et l'enfant.

Les différents maux dont souffrent les mères sont en grande partie causés par le fait de manger à deux. La suralimentation provoque un surpoids chez ceux dont la nutrition est au-dessus de la moyenne et une indigestion chez ceux qui n'ont qu'une capacité digestive ordinaire. Ceux qui sont en surpoids ont une tension artérielle trop élevée et ceux qui souffrent d'indigestion absorbent une partie des produits toxiques de décomposition des intestins. Les maux de tête sont un résultat courant. Les palpitations cardiaques proviennent de la pression des gaz. Une tension artérielle anormale peut entraîner une albuminurée , un gonflement des membres inférieurs et un surpoids chez la mère et l'enfant. Les nausées matinales sont presque toujours dues à une consommation alimentaire excessive. Si cela s'avère gênant, réduisez la quantité de nourriture et simplifiez les combinaisons. Au lieu de prendre des plats lourds et riches, augmentez la quantité de fruits et légumes frais.

La naissance d'un gros bébé comporte de nombreux dangers pour la mère et l'enfant. Parfois, l'un ou les deux sont blessés et parfois l'un ou les deux meurent . C'est pour cette raison que beaucoup de femmes ont peur de devenir mères. Il serait difficile d'estimer à quelle fréquence cette peur provoque des infractions à la loi, car toutes les grandes villes ont leurs médecins qui s'enrichissent grâce aux pratiques illégales de ces femmes. Parfois, ces médecins font partie des membres respectés de la profession, suffisamment éminents pour jouir d'une réputation nationale. La récompense financière est suffisamment importante pour inciter les hommes à enfreindre la loi et ils continueront à le faire aussi longtemps que les conditions actuelles existeront.

Il est important que la future maman soit modérée dans son alimentation. Trois repas par jour suffisent. Entre les repas, rien d'autre que de l'eau ne doit être avalé. Déjeuner conduit toujours à trop manger.

Un repas par jour peut être composé de féculents, mais pas plus d'un repas. N'importe lequel des féculents peut être choisi, les produits céréaliers, le riz, les pommes de terre, les châtaignes. Si la digestion est bonne, prenez occasionnellement des haricots, des pois ou des lentilles mûrs, mais ceux-ci sont si lourds qu'il ne faut pas les consommer très fréquemment et toujours avec modération. Une fois les féculents sélectionnés, prenez soit du beurre, soit du lait, ou une quantité modérée des deux. Parfois, il est acceptable de prendre des fruits avec les féculents, mais cela devrait être l'exception et non la règle. Les fruits doivent généralement être consommés seuls ou accompagnés d'aliments non féculents. La consommation de féculents doit être limitée à un repas par jour car une quantité excessive de cet aliment provoque un durcissement des tissus. Les os du bébé, qui devraient être très mous, flexibles et souples à la naissance, deviendront trop durs si l'on mange beaucoup d'amidon.

Une fois par jour, on peut prendre une sorte d'aliment protéique, mais il faut aussi le consommer avec modération, car sinon, des changements dégénératifs se produiront, qui se manifesteront dans l'un des troubles communs à la grossesse . Des œufs et des viandes plus légères, des noix ou du poisson frais peuvent être sélectionnés. Quel que soit le type de protéine consommé, il doit être aussi frais que possible. Le porc ne doit pas être utilisé. Avec les protéines, consommez soit des fruits, soit des légumes, et cela ne fait pas beaucoup de différence. Personne ne pourrait rêver d'un meilleur repas que de bonnes pommes et noix de pécan.

Assurez-vous de manger suffisamment de légumes crus et de fruits crus pour fournir les sels nécessaires à l'organisme.

Pour le troisième repas, mangez des fruits. Du fromage cottage, du lait sucré ou dur ou du babeurre peuvent être pris avec le fruit. Ne prenez pas de lait deux fois par jour, car s'il est pris deux fois et d'autres aliments protéinés une fois par jour, trop de protéines sont ingérées.

Un verre ou deux de babeurre constitueront un bon repas à tout moment. Le Dr Waugh, qui a plus de quarante ans d'expérience et est bien connu des deux côtés de l'Atlantique, recommande très fortement le babeurre pendant la grossesse. Le babeurre et le lait fermenté sont meilleurs que le lait sucré. L'acide lactique semble avoir un effet adoucissant sur le tube digestif. Le lait sucré est constipant pour de nombreuses personnes. Le babeurre et le lait fermenté ne constipent pas au même degré.

La consommation de fruits et légumes a tendance à prévenir la constipation. Les seuls remèdes internes justifiables sont les cathartiques, et les gens normaux n'en ont pas besoin. Cependant, il est préférable de prendre un cathartique léger ou un lavement plutôt que de laisser le côlon se charger de déchets. La constipation chez les gros mangeurs de viande est une maladie plutôt grave, car les déchets du côlon des gros mangeurs de viande sont très toxiques. Les déchets coliques des végétariens ne sont pas si toxiques.

Les desserts doivent être utilisés avec parcimonie et rarement. Ils ne sont pas une nécessité, mais une habitude, et s'ils sont consommés quotidiennement , ils constituent une mauvaise habitude.

Pour le bien de l'enfant à naître, évitez tous les stimulants et stupéfiants. Les alcooliques et le café ne doivent pas être consommés. Et il est préférable d'éviter les épices fortes et les sauces riches. Un peu d'abnégation et de maîtrise de soi dans ce domaine rapportera de grands bénéfices pour des bébés en bonne santé, heureux et satisfaits, et il n'y a pas de plus grandes bénédictions.

La mère doit être active, mais ne doit faire aucun exercice violent. Les travaux légers sont une bonne chose, mais aucune mère ne devrait être invitée à faire le ménage ou à se tenir debout au-dessus du lavoir. Elle devrait avoir l'occasion d'être à l'air libre tous les jours et elle devrait profiter de cette opportunité. Pourquoi certaines femmes ont honte de la grossesse est difficile à comprendre pour les personnes normales, car l'éloge de la maternité a été chanté par les plus grands poètes et sa gloire dépeinte par les plus grands peintres du monde.

Ce sentiment de fausse pudeur est responsable d'une grande partie du laçage serré pendant la grossesse. Ceci est préjudiciable à la fois à la mère et à l'enfant et est l'une des raisons de diverses sensations inconfortables. Cela aide à provoquer les nausées matinales. Il est dans l'intention de la nature que les petits soient libres et confortables avant la naissance, c'est pourquoi un double sac est prévu entre les parois duquel se trouve du liquide. Le bébé repose dans le sac intérieur.

Le laçage serré empêche la liberté souhaitée et affaiblit les muscles de la mère. Cela aggrave également toute tendance à la constipation et au gonflement des jambes. Cela prolonge l'accouchement et le rend plus douloureux. C'est un prix trop élevé à payer pour une fausse modestie et une vanité.

S'il est nécessaire de soutenir le ventre et les seins dans un souci de confort, cela peut se faire sans les comprimer et le soutien doit venir des épaules.

La peau doit faire l'objet d'une attention particulière, car une peau active aide à maintenir le sang pur et la circulation normale. Effectuez un frottement sec vigoureux au moins une fois par jour, et deux fois par jour serait préférable. Un rapide épongage à l'eau froide suivi d'un vigoureux frottement à sec est une bonne chose, mais le frottement est plus important que l'épongage. Un gommage à l'huile d'olive est souvent apaisant et peut être pris aussi souvent que vous le souhaitez.

S'il y a une tendance à être malade et nerveux, prenez un bon bain chaud en restant dans l'eau jusqu'à ce que vous ressentiez une sensation de bien-être, même si cela doit prendre plus de trente minutes, à condition que le cœur et les reins fonctionnent bien. Un fonctionnement défectueux du cœur et des reins contre-indique les bains chauds prolongés, mais de tels troubles n'apparaîtront pas si la mère vit correctement. Dans de telles conditions, sauter quelques repas ne peut avoir que de bons résultats. Lorsque vous recommencez à manger, consommez juste assez de nourriture pour nourrir le corps, car tout ce qui va au-delà crée de l'inconfort et des maladies.

Ces indices, aussi simples soient-ils, contiennent suffisamment d'informations pour priver la gestation et l'accouchement de leurs horreurs, s'ils sont intelligemment observés. Si la femme civilisée désire être aussi indolore que la sauvage, elle doit mener une vie simple.

ENFANCE.

Si le bébé vit jusqu'à l'âge d'un an, ses chances de survie sont assez bonnes, mais au cours de la première année, la mortalité est épouvantable. Des statistiques complètes ne sont pas disponibles, mais par endroits, un cinquième, voire un quart des bébés nés périssent pendant cette période. La mortalité est principalement due à la suralimentation et à la distribution d'aliments de mauvaise qualité.

Le parent moyen aime son bébé. Il aime à mort la petite chose impuissante. Selon les mots d'Oscar Wilde : « Nous tuons ce que nous aimons ». Les bébés sont tués par trop d'amour, qui prend la forme d'une indulgence excessive. Il y a environ trente ans, le célèbre médecin Charles B. Page écrivait :

"Combien de nourrissons nés en bonne santé meurent avant d'atteindre leur première année - des bébés qui pendant des mois sont considérés à tort comme des images de santé - "n'ont jamais connu de jour de maladie jusqu'à ce qu'ils soient attaqués" par le choléra infantile, la scarlatine ou autre chose. Ils sont bourrés de nourriture, rendus grossiers par la graisse, et pendant un certain temps sont actifs et rusés, le délice des parents et des amis - puis, après une saison de constipation, une saison de vomissements chroniques et une saison de choléra infantile, le petit émacié les squelettes sont enterrés dans le sol, à l'abri de la vue de ceux qui les ont littéralement aimés jusqu'à la mort. C'est le sort d'un tiers de tous les enfants qui naissent. En règle générale, les bébés sont nourris comme un serviteur ignorant nourrit la cuisinière. - remplissant souvent la chambre de combustion si pleine que les couvercles sont relevés, le poêle fume et gaze à chaque trou, et le feu est soit complètement éteint, soit, s'il y a combustion de tout le corps de charbon, le poêle est rapidement brûlé et détruit. Chez bébé, l'échauffement, c'est la fièvre qui le consume, et, en éteignant le feu, trop souvent le feu de la vie s'éteint aussi."

On pense que les gros bébés sont des bébés en bonne santé. C'est une erreur, car plus le bébé est gros, plus il risque de combler une tombe précoce. Les gens réfléchis et bien informés se rendent compte qu'un enfant qui pèse huit livres ou plus à la naissance est une indication d'une violation de la loi maternelle. Tôt ou tard , la mère et l'enfant devront payer pour cela. Le surpoids est un handicap. Il empêche le nettoyage interne complet et la combustion, sans lesquels la santé est impossible.

En raison des idées fausses qui prévalent sur le poids des nourrissons, il convient de mettre un peu l'accent sur le sujet. Si la mère a bien vécu pendant sa grossesse, l'enfant est souvent léger à la naissance, parfois cinq livres ou moins. Le médecin moyen secoue la tête et dit que les chances de survie du bébé sont très faibles. Les amis, les voisins et les parents diront la même chose. Ils ont tort. Que les parents se souviennent que les enfants légers ne sont pas encombrés de graisse et rarement de maladies. Un bébé léger est généralement un bébé en bonne santé et, s'il est correctement soigné et s'il n'est pas suralimenté, il s'épanouira. Les parents de ces bébés devraient être reconnaissants plutôt que alarmés.

Il n'est pas naturel que les bébés pèsent neuf ou dix livres à la naissance, et lorsqu'ils le font, c'est le signe d'une mauvaise action maternelle, qu'elle en soit consciente ou non. Les bébés ne devraient pas être gros, et ils ne devraient pas non plus l'être en grandissant, si l'on souhaite obtenir les meilleurs résultats.

Chez les bébés, il vaut mieux rechercher la qualité que la quantité.

Toute mère qui en est capable devrait allaiter son bébé. Il n'y a pas de nourriture pour remplacer le lait maternel. Les bébés développent une plus grande force et résistance lorsqu'ils sont nourris naturellement que lorsqu'ils sont élevés au biberon. Les bébés s'épanouissent à merveille dans une atmosphère d'amour et tirent l'amour du sein de leur mère à chaque gorgée.

D'après les informations disponibles, qui ne sont pas aussi complètes et précises qu'on pourrait le souhaiter, il ressort que de six à treize bébés au biberon meurent au cours de la première année alors qu'un seul enfant nourri au sein périt. Le bébé au biberon ne prend pas un bon départ. Si une mère est malade et épuisée, on ne devrait pas lui demander d'allaiter son bébé. Si la mère a de la fièvre, elle ne doit pas risquer la santé du bébé en allaitant. Certaines mères n'ont pas assez de lait pour nourrir leur bébé. Presque tous ceux qui vivent convenablement donnent au début suffisamment de lait pour nourrir leurs nourrissons. S'il n'y a pas assez de lait, l'enfant doit pouvoir prendre ce qu'il y a dans ses seins et celui-ci doit être complété par du lait de vache.

Le Dr Thomas F. Harrington a déclaré récemment :

"De 80 à 90 pour cent de tous les décès dus aux maladies gastro-intestinales chez les nourrissons ont lieu chez les nourrissons nourris artificiellement; ou dix bébés au biberon meurent pour un nourrisson nourri au sein. Dans les institutions, on a constaté que le taux de mortalité est souvent de 90 à 100 pour cent lorsque les bébés sont séparés de leur mère. Pendant le siège de Paris (1870-71), les femmes ont été obligées d'allaiter leurs propres bébés en raison du manque de lait de vache. La mortalité infantile de moins d'un an est tombée de 33 à 7 pour cent. Pendant la famine du coton de 1860, les femmes ne travaillaient pas dans les filatures. Elles allaitaient leurs bébés et la moitié de la mortalité infantile a disparu.

Ce sont des faits remarquables qui mettent en évidence au moins deux vérités. Premièrement, ils confirment la supériorité de l'alimentation naturelle sur celle de l'alimentation artificielle. Deuxièmement, ils montrent que lorsque la mère n'est pas suralimentée, les nourrissons sont en meilleure santé. Pendant le siège de Paris, la nourriture était rare dans cette ville. Les gens de toutes les classes sociales devaient vivre de manière assez frugale. Ils ne pouvaient pas trop manger comme à l'époque tranquille de paix et de prospérité, et le résultat fut que les mères et les bébés étaient en meilleure santé. La mortalité infantile n'était plus que d'un peu plus d'un cinquième de ce qu'elle était auparavant. Si le peuple français avait tenu compte de la leçon, les hommes d'État et les philosophes de cette nation n'auraient pas aujourd'hui à s'inquiéter de sa population quasi stationnaire.

Ce serait bien mieux si moins d'enfants naissaient et si ces quelques-uns étaient en meilleure santé. A quoi sert la naissance de l'armée de 425 000 enfants qui périt chaque année ? Cela laisse la nation plus pauvre à tous égards. Une mère fatiguée et épuisée par des veillées éveillées, et finalement laissée avec un cœur douloureux à cause de la perte de son enfant, ne vaut pas autant qu'elle qui a un enfant chantant à aimer et qui, à travers son amour maternel, rayonne de gentillesse et de bonne humeur. aux autres. Les conditions qui éliminent un si grand nombre de nos enfants ont tendance à affaiblir les survivants.

Cela coûte trop cher de mettre des enfants au monde pour les gaspiller si généreusement. Cela peut paraître étrange, mais c'est l'égoïsme éclairé, qui est le plus grand bien, car il apporte des bénédictions à tous.

L'alimentation artificielle est à l'origine de nombreux problèmes qui peuvent ne pas se manifester avant plusieurs années. Les bébés nourris au biberon sont souvent dodus, voire gras, mais ils ne sont pas aussi forts que ceux nourris naturellement. Ils attrapent très rapidement toutes sortes de maladies infantiles. Le système glandulaire, si facilement perturbé chez les enfants, est plus facilement affecté chez les bébés nourris au biberon. C'est ainsi qu'ils ont souvent des glandes salivaires enflées, ou un gonflement des glandes du cou ou des amygdales.

Ne soyez pas pressé de nourrir le bébé après la naissance. La nature a fait en sorte que le nourrisson n'ait pas besoin d'être nourri immédiatement. C'est une bonne idée d'attendre au moins vingt-quatre heures après la naissance avant de mettre le bébé au sein, car alors tout le tumulte et l'excitation auront eu une chance de s'apaiser.

Beaucoup donnent au bébé un cathartique quelques heures après la naissance. C'est une erreur. Les cathartiques sont des irritants et c'est un très mauvais début d'abuser immédiatement de la muqueuse du tractus intestinal. Cette muqueuse est délicate et chez les enfants l'appareil digestif est facilement perturbé. Avant la naissance, il n'y avait pas de digestion gastrique ou intestinale, tous les processus nutritifs se déroulant dans les tissus du petit corps. Un traitement doux est nécessaire pour obtenir les meilleurs résultats. Les cathartiques avec leur action sévère sur les membranes délicates sont contre-indiqués. Le premier lait de la mère est suffisamment cathartique pour stimuler l'action des intestins, mais il est cathartique de la nature et ne fait aucun mal.

En règle générale , le bébé est nourri trop souvent et trop dès la naissance. Si l'enfant semble en bonne santé, la recommandation du médecin sera probablement de le nourrir toutes les deux heures, jour et nuit, ou toutes les deux heures pendant la journée et toutes les trois heures la nuit. Si le petit semble faible, ces tétées sont augmentées en nombre. De dix à vingt-quatre tétées en vingt-quatre heures ne sont pas rares et parfois les nourrissons sont nourris au sein ou au biberon deux et même trois fois par heure. L'excuse pour cela est que l'estomac du bébé est petit et ne peut pas contenir beaucoup de nourriture à la fois et doit pour cette raison être rempli souvent, car le bébé doit grandir, et plus il reçoit de nourriture, plus il grandit vite. L'estomac du bébé est petit, car le petit a besoin de très peu de nourriture. L'être humain grandit et se développe pendant vingt à vingt-cinq ans. Cette croissance est lente et pendant la petite enfance, la quantité de nourriture nécessaire n'est pas grande. L'enfant, s'il est correctement pris en charge, est gardé au chaud. Il n'a donc besoin que de peu de carburant. Les idées sur les besoins alimentaires sont tellement exagérées qu'il est difficile pour les parents de comprendre quelle quantité modérée de nourriture permettra à leur bébé de bien se nourrir.

Un adulte en meilleure santé ne pourrait pas supporter une consommation alimentaire aussi fréquente. Il serait malade dans peu de temps. Les bébés ne supportent pas mieux cette situation, et la seule preuve de ce fait est qu'aux États-Unis, au moins 280 000 bébés de moins d'un an périssent chaque année. Pendant la petite enfance, presque tous les problèmes sont d'ordre nutritionnel. Avec un estomac et des intestins en excellent état, bébé défie toutes sortes de maladies, à condition qu'on lui donne les attentions simples et de bon sens nécessaires autrement, comme être maintenu au chaud et propre dans une pièce bien ventilée . Avec un tube digestif sain et une alimentation adéquate, le petit peut résister à l'attaque de la vaste horde de germes qui troublent tant l'esprit des adultes, ainsi que leur corps, lorsque les gens ne prennent pas soin de eux-mêmes.

Les résultats d'une alimentation trop fréquente et d'une suralimentation sont effroyables. Le premier effet néfaste est un trouble digestif. Alors un ou plusieurs maux de l'enfance font leur apparition. On appelle cela des maladies, mais ce ne sont que des symptômes d'une alimentation pervertie, même si nous insistons pour leur donner des noms.

Un bébé en bonne santé est un bébé absolument normal et en bonne santé à tous points de vue. Or, les bébés d'aujourd'hui passent pour être en bonne santé lorsqu'ils sont gros et souffrent de toutes sortes de troubles, à condition que ces maux soient tolérés. Nous avons besoin d'une nouvelle norme de santé. Une santé parfaite est un cadeau que tout parent normal peut offrir à ses enfants, et nous devrions nous contenter de rien de moins. Les bébés peuvent et doivent être élevés sans maladie, mais, malheureusement, les bébés, qui sont toujours en bonne santé, sont si rares qu'ils deviennent des curiosités.

De nombreux bébés présentent des signes de suralimentation maternelle quelques heures ou quelques jours après la naissance. L'un des signes courants est l'écoulement nasal. Ceci est aggravé par la suralimentation du nourrisson. Et c'est ainsi que sont peut-être posées les bases d'un catarrhe qui durera toute la vie. Au fil du temps, diverses maladies font leur apparition, telles que le rachitisme, l'enflure des glandes scrofuleuses, autrefois appelées scrofuleuses, les oreillons, la rougeole, la scarlatine, la diphtérie, les boutons, l'eczéma et le choléra infantile. Les parents ont appris à rechercher ces maladies. On leur a dit qu'ils appartenaient à l'enfance. C'est une calomnie contre la nature, car elle tend dans le sens de la santé.

L'idée qui prévaut actuellement est que divers germes présents dans l'eau, les aliments, l'air et la terre sont responsables de ces maladies, mais ce n'est pas le cas. Le fait que les nourrissons correctement soignés ne développent pas l'une de ces maladies est une preuve suffisante que les germes en eux-mêmes ne sont pas capables de provoquer ces maladies. Les germes jouent un rôle dans la plupart de ces maladies, mais c'est un rôle bienveillant. Ce sont des charognards qui tentent de débarrasser le corps de ses débris et de ses poisons. Par de faux raisonnements, on leur reproche d'être à l'origine de maladies, alors qu'en réalité leur multiplication n'est qu'un effet. Ils sont un sous-produit de la maladie. Les bactéries dites pathogènes ne se développent jamais dans le corps du bébé tant que celui-ci n'a pas été suralimenté ou nourri avec des aliments inappropriés suffisamment longtemps pour briser sa résistance.

Non seulement une alimentation inappropriée tue une armée de bébés chaque année, mais elle handicape également très sérieusement les survivants. L'état dégénéré du système laisse chaque enfant avec une sorte de faiblesse. Les bases peuvent être posées pour une indigestion, des troubles catarrhales, qui peuvent ou non être accompagnés de végétations adénoïdes et de difficultés respiratoires, des troubles glandulaires, souvent précurseurs de la tuberculose, en fait les enfants peuvent contracter n'importe quelle maladie pendant la petite enfance, du catarrhe chronique aux rhumatismes.

Les maladies mentales sont également le résultat d'une alimentation insensée. Un bébé en bonne santé est heureux. Un bébé malade est en colère. La colère et la colère sont des perversions mentales. La colère est une folie temporaire. Une suralimentation excessive entraîne souvent une perversité mentale, l'épilepsie et même une véritable folie. Un corps sain donne un esprit sain. Si les gens prenaient soin de leur corps correctement, notamment en ce qui concerne l'alimentation, les asiles pour aliénés ne seraient pas nécessaires à leurs fins actuelles.

Un autre problème grave qui découle de la suralimentation du nourrisson est un besoin anormal de stimulants. Ce besoin peut ensuite être satisfait de plusieurs manières. Certains consomment du café, de l'alcool et des drogues créant une dépendance. D'autres tentent de le satisfaire en mangeant trop. Quelle que soit la manière dont le malade procède pour satisfaire ce besoin, il ne le guérit pas, car il grandit grâce à ce dont il est nourri. La morphine demande plus de morphine. Le tabac réclame plus de tabac. Une offre excédentaire de nourriture nécessite plus de nourriture ou d'alcool. La victime meurt enfin martyre de ses appétits anormaux.

Relativement peu de ceux qui voient leurs erreurs ont la volonté de se débarrasser des chaînes de l'habitude. Très peu de gens réfléchissent assez clairement et remontent assez loin pour se rendre compte que la maladie et la mort prématurée sont en grande partie dues aux habitudes que les parents ont formées à l'égard du nourrisson ou du bébé à naître. Et les parents ont reçu le même genre d'héritage indésirable de leurs parents, et ainsi de suite, les enfants souffrent pour les péchés de leurs parents. Ce qu'il y a de joyeux dans une telle rétrospective, c'est qu'il y a beaucoup à faire, que nous n'avons pas besoin de poursuivre cette chaîne apparemment sans fin d'asservissement physique à la génération suivante, et que si les enfants ne naissent pas correctement ou ne sont pas traités correctement pendant la petite enfance, il est encore temps de faire un changement pour le mieux. La nature est gentille et avec de la volonté et de la détermination, un changement peut être apporté à tout moment qui entraînera une amélioration, à condition que des maladies si graves ne se soient pas emparées du corps que la récupération soit impossible. Cela n'excuse pas les retards, car plus les erreurs sont autorisées, plus elles sont difficiles à surmonter.

Trois ou quatre tétées par jour suffisent pour tout bébé. Les tétées doivent être organisées de manière à être réparties uniformément pendant la journée et rien ne doit être donné la nuit à l'exception de l'eau. Procurez-vous un ou deux biberons. Gardez les biberons et les tétines scrupuleusement propres. Ceux-ci doivent être utilisés comme bouteilles d'eau. L'eau doit également être propre. Chauffez-le à 103 ou 104 degrés Fahrenheit, de sorte qu'il soit chaud de 98 à 100 degrés lorsqu'il entre dans la bouche du bébé. Laissez le bébé boire de l'eau trois ou quatre fois par jour, et peut-être qu'il en voudra une ou deux fois pendant la nuit, mais ne lui donnez pas de lait la nuit.

Les bébés suralimentés sont irritables et pleurent souvent. Les mères interprètent cela comme un signe de faim. La plupart des bébés ne savent pas ce qu'est la faim. Comme les adultes, ils ont soif, mais au lieu de boire de l'eau pour étancher leur soif, on leur donne du lait. Cela les satisfait pendant un moment, puis l'irritabilité due au lait gâté dans le tube digestif provoque davantage d'agitation et de pleurs, et ils sont à nouveau nourris. La comédie des erreurs continue jusqu'à se transformer en tragédie.

Quelle quantité de nourriture faut-il donner au bébé à la fois ? Lorsque les parents sont en bonne santé et que le bébé naît correctement et est ensuite nourri trois fois par jour, la consommation alimentaire se régule d'elle-même. L'enfant n'aura généralement pas besoin de plus de lait qu'il ne devrait, complété par de l'eau. La meilleure façon de commencer est de laisser le nourrisson prendre ce qu'il désire. Autrement dit, laissez l'allaitement se poursuivre pendant que le nourrisson manifeste beaucoup de plaisir et d'enthousiasme. Lorsque l'enfant commence à s'amuser avec le sein ou le biberon, la source de nourriture doit être immédiatement retirée. L'enfant augmentera progressivement sa consommation.

Certains bébés en prendront trop. Les mauvais résultats seront bientôt évidents et la mère ne devra alors pas faire de compromis, mais réduire immédiatement la consommation. Les signes de surconsommation alimentaire chez les nourrissons sont les mêmes que ceux montrés par les adultes. Ce sont l'inconfort et la maladie. Le premier se manifeste par la colère et l'irritabilité. La maladie peut être de toute nature, allant d'une éruption cutanée à une forte fièvre.

L'estomac du bébé est sensible et déteste la quantité excessive de nourriture fournie. Ainsi, le nourrisson vomit souvent du lait caillé, et parfois avant que le lait n'ait eu le temps de cailler. C'est une forme d'autoprotection. Si la mère tenait compte de ce signe en retirant toute nourriture jusqu'à ce que l'estomac soit calmé, en remplaçant l'eau entre-temps, puis en réduisant la nourriture du bébé dans les limites de la capacité digestive, il n'y aurait plus de problèmes. Vomir est la façon dont le nourrisson dit : « S'il vous plaît, ne me nourrissez pas jusqu'à ce que mon estomac redevienne normal, puis ne me donnez pas plus que ce dont j'ai besoin, et c'est moins que ce que j'ai reçu. » Rappelez-vous qu'il s'agit du langage des signes de la nature, qui ne trompe jamais, et qui est si évident que toute personne ayant une compréhension ordinaire devrait en comprendre le sens, malgré les enseignements populaires erronés. Après que l'enfant a vomi, nourrissez-le modérément et augmentez son apport alimentaire à mesure que sa capacité digestive augmente.

Si les vomissements sont mal interprétés et que la suralimentation se poursuit, soit le bébé meurt, soit l'estomac établit une tolérance, transmettant le problème à d'autres parties du corps. Un organe ne souffre jamais longtemps seul. La circulation transmet la maladie à d'autres parties, assistée par les nerfs sympathiques, présents dans toutes les parties du corps.

Lorsque l'estomac a établi sa tolérance, plusieurs choses peuvent se produire, dont quelques-unes seulement seront discutées, car le processus est essentiellement le même, bien que les résultats semblent si différents. Chez les nourrissons dont la puissance digestive n'est pas très forte, la quantité excessive de lait caille, ainsi que la partie digérée. L'eau du lait est absorbée, mais le caillé passe dans le côlon sans être digéré et est rejeté dans les selles sous forme de caillé. Ils sont en partie décomposés au cours du trajet dans le tube digestif, produisant des poisons dont une partie est absorbée. Une partie reste dans le côlon, ce qui rend les sécrétions intestinales très offensives.

Le passage de caillé dans les selles est un signal de danger indiquant une suralimentation et doit être pris en compte immédiatement. Si ce n'est pas le cas, les chances de guérison du choléra infantile, surtout par temps chaud, sont grandes. Le choléra infantile est dû à la suralimentation ou à l'utilisation d'un lait de qualité inférieure, ou aux deux. Il s'agit d'une forme d'intoxication au lait dans laquelle les intestins sont très irritables. Pour se protéger, ils jettent une grande quantité de sérum, ce qui épuise bientôt le système du pauvre petit malade, et la mort prend trop souvent une autre jeune vie. Si le choléra infantile fait son apparition, le bébé a toutes ses chances de vivre si l'alimentation est immédiatement interrompue et si l'on lui donne de l'eau chaude chaque fois qu'il le souhaite, mais pas en trop grande quantité à la fois. Ne donnez pas de cathartiques, car ils irritent une muqueuse déjà gravement perturbée, mais faites un petit lavement d'eau tiède avec du sang une à deux fois par jour. Gardez le bébé à l'aise, en veillant à ce que les pieds et l'abdomen restent au chaud, mais donnez-lui beaucoup d'air frais. Les médicaments ne font qu'aggraver une maladie déjà assez grave. Cette maladie est produite par des abus si graves que, malgré les meilleurs soins, le bébé meurt souvent. C'est facile à prévenir.

Les bébés forts et dotés d'un grand pouvoir digestif sont souvent capables de digérer et d'assimiler d'énormes quantités de lait, plusieurs litres par jour. Ils ne peuvent pas utiliser toute cette nourriture. S'ils le pouvaient, leur taille serait énorme en peu de temps. Il ne leur est pas si facile d'excréter l'excédent que de l'assimiler. La peau, les reins, les poumons et les intestins se retrouvent surmenés. Souvent, les muqueuses du nez et de la gorge sont sollicitées pour faciliter l'élimination. Ce sont les bébés dont on dit qu'ils attrapent facilement froid. Leurs rhumes ne sont pas attrapés. Ils leur sont nourris. Cet abus constant de la membrane muqueuse entraîne une inflammation, de nature subaiguë, ou elle peut être si légère qu'elle n'est qu'une irritation. Le résultat avec le temps peut être un catarrhe chronique ou un épaississement de la membrane muqueuse du nez et de la gorge. Pendant que le catarrhe s'installe fermement, les végétations adénoïdes sont assez courantes.

Dans d'autres cas , une trop grande partie du travail d'excrétion est confiée à la peau. La même chose arrive à cette structure qu'à la membrane muqueuse.

Il est conçu pour une excrétion en quantité limitée et lorsque davantage de matières étrangères, pour la plupart de nature très irritante, se déposent pour être éliminées par la peau, elles deviennent enflammées. Ça démange. Peu après, il y a une crise d'eczéma. Le bébé gratte, enfonçant ses petits ongles avec volonté. Le nourrisson a bientôt le visage couvert de plaies et le cuir chevelu est squameux. La bonne chose à faire est de réduire considérablement l'alimentation. Ensuite, la fermentation produisant de l'acide dans l'estomac et les intestins cessera, mais suffisamment de nourriture pour nourrir le corps sera absorbée, la peau n'aura plus que son travail normal à accomplir, la cause de l'irritation aura disparu et les effets disparaîtront en peu de temps. temps. Deux semaines suffisent souvent pour retrouver la peau lisse et douce que tout bébé devrait avoir. Les personnes qui souffrent de ces troubles sont presque toujours en surpoids, et les parents se demandent pourquoi leurs bébés, qui sont en si bonne santé, devraient être ainsi troublés !

Les mères doivent à leurs bébés allaités de mener une vie saine et simple. Il n'est pas toujours possible de vivre idéalement, mais chaque mère peut manger simplement et contrôler son humeur. Une alimentation saine et la sérénité contribueront grandement à produire une alimentation saine pour l'enfant. Les stimulants et les stupéfiants doivent être évités. La viande ne doit pas être consommée plus d'une fois par jour et il serait préférable d'utiliser moins de viande et plus d'œufs ou de noix. Les fruits et légumes frais doivent être consommés quotidiennement. Ce sont des rajeunisseurs et des purificateurs. Les aliments céréaliers doivent être aussi naturels que possible. Le pain doit être composé principalement de farine de blé entier. Si du riz est mangé, il ne doit pas être poli. Le sucre raffiné doit être consommé avec modération, voire pas du tout. Les pommes de terre sont meilleures cuites. Le lait pur est aussi bon pour la mère que pour l' enfant. Les aliments très assaisonnés ou les plats riches doivent être évités. En bref, la mère doit vivre le plus près possible de la nature.

L'importance de la gaieté ne peut guère être surestimée. Une mère nerveuse qui s'inquiète ou qui se laisse dominer par l'une des passions négatives et déprimantes, empoisonne un peu son bébé avec chaque goutte de lait que l'enfant prend.

Certaines mères sont incapables d'allaiter leur bébé. Cela est principalement dû au manque de connaissances, car les femmes qui s'occupent elles-mêmes correctement sont presque toujours capables de nourrir leurs enfants. Il se peut que cette fonction soit en grande partie perdue si la prépondérance actuelle de l'alimentation artificielle persiste et si diverses inoculations ne sont pas arrêtées. Certaines mères éprouvent un grand plaisir à allaiter leur bébé. D'autres refusent de le faire, de peur de ruiner leurs chiffres.

Quelle que soit la raison pour laquelle on prive le nourrisson de sa nourriture naturelle, les parents doivent se rendre compte que ses chances de santé et de vie sont diminuées par cet acte. Si l'on fait preuve d'intelligence et de soins pour élever les bébés nourris au biberon, seuls quelques-uns mourront ; en fait, aucun ne mourra dans ces circonstances, à condition qu'ils soient nés avec un niveau de résistance normal. Il incombe donc aux parents de ces bébés d'être extrêmement prudents. On ne peut nier qu'il y ait des difficultés, ou plutôt des inconvénients, sur le chemin , mais il n'y a pas d'obstacles insurmontables.

Le meilleur substitut courant au lait maternel est le lait de vache. S'il est propre et administré avec modération, il conviendra à l'enfant et ne produira aucun résultat fâcheux.

Au lieu d'utiliser toujours la même bouteille, il devrait y avoir un numéro, afin d'avoir suffisamment de temps pour les nettoyer. Si trois tétées sont données chaque jour, il devrait y avoir six biberons. Si quatre repas sont donnés, huit biberons. Utilisez un ensemble tous les deux jours. Les flacons doivent être rincés après utilisation. Faites-les ensuite bouillir dans de l'eau additionnée de soude ou un peu de lessive, rincez-les dans plusieurs eaux et réservez-les. S'il fait beau, laissez-les au soleil. Avant utilisation, rincer à nouveau à l'eau stérile. Les mamelons doivent faire l'objet de soins tout aussi bons. Dans l'alimentation des bébés, la propreté passe avant la piété.

Chaque biberon ne doit être utilisé que pour une seule tétée, et il faut préparer autant de biberons qu'il y a de tétées pour la journée.

Si les gens vivent à la campagne , il est facile d'obtenir du lait pur. Si l'on est en ville, il faut s'arranger avec un laitier fiable et doté d'une conscience. Il est préférable d'obtenir le lait d'une certaine vache, au lieu de prendre un mélange provenant de plusieurs vaches. Choisissez un animal en bonne santé qui ne donne pas de lait très riche, comme la Holstein. Elle devrait avoir chaque jour la nourriture verte dont elle a besoin, de l'herbe en été et du foin et de l'ensilage de la meilleure qualité en hiver. La ration céréalière doit être modérée, car les vaches contraintes à une dégénérescence rapide. Ils sont épuisés. La vache ne doit pas être inquiétée ni fouettée. Elle devrait pouvoir être heureuse, et les animaux sont heureux s'ils sont traités correctement. L'approvisionnement en eau doit être propre et non provenir de l'une de ces cuves ou abreuvoirs sales qui déshonorent certaines fermes. La grange doit être lumineuse et bien ventilée. Il doit être maintenu propre et exempt de vapeurs d'ammoniac que l'on trouve dans les écuries sales. La vache doit être brossée et le pis lavé avant chaque traite. Le trayeur doit se laver les mains et porter des vêtements d'où aucune impureté ne tombera. La première partie du lait tiré ne doit pas être mélangée à celui qui doit nourrir le bébé. Le lait doit être aspiré dans un récipient propre et immédiatement filtré à travers un coton chirurgical stérile dans des bouteilles en verre. Ceux-ci doivent être mis de côté pour refroidir, le contenu n'étant pas exposé aux poussières tombant de l'air. Le lait peut également être mis directement dans les biberons et mis de côté dans un endroit froid jusqu'à ce que vous en ayez besoin. Chauffez ensuite le lait à 100 degrés Fahrenheit.

Pardonnez une petite répétition : si possible, laissez l'enfant téter. S'il n'y a pas assez de lait, laissez le bébé prendre ce qu'il y a et donnez-lui du lait de vache en plus. S'il est impossible d'allaiter le bébé, procurez-vous le lait d'une vache en bonne santé, propre, bien nourrie et bien traitée. Le lait de vache doit être préparé comme suit : Prendre des parts égales de lait et d'eau. Ou prenez deux parts de lait et une part d'eau. Mélangez, et à cela peut être ajouté du sucre de lait dans la proportion d'une cuillère à café rase par litre. Avant de nourrir, augmentez la température du lait à environ 104 degrés Fahrenheit, de sorte qu'il atteigne environ 100 degrés une fois nourri. Il est préférable de réchauffer au bain-marie.

Le lait ne doit pas être conservé longtemps avant d'être utilisé. Limiter l'âge à trente-six heures après avoir été retiré de la vache. Vingt-quatre heures, ce serait mieux. Le lait du soir peut être donné au nourrisson le lendemain en toute sécurité, si les précautions appropriées ont été prises. Le lait ordinaire est assez sale et les bébés ne s'en nourrissent pas. Faites un effort pour obtenir du lait propre pour le bébé.

La composition du lait maternel et du lait de vache est à peu près la suivante :

	Eau	Albumine	Graisse	Sucre	Sels
Humain	87,58	2,01	3,74	6,37	,30
Vache	87,27	3,39	3,68	4,97	0,72

L'albumine du lait maternel est en grande partie d'une sorte qui n'est pas coagulée par acidification, alors que presque toute l'albumine du lait de vache coagule. L' albumine non coagulée est digérée et absorbée plus facilement par le système nutritif du bébé que celle coagulée. C'est l'une des raisons pour lesquelles les bébés ne s'épanouissent pas aussi bien avec le lait de vache qu'avec leur alimentation naturelle.

Le sucre du lait n'est pas comme le sucre raffiné. Bien qu'il ne se dissolve pas aussi facilement dans l'eau et n'ait donc pas un goût aussi sucré que le sucre raffiné, il est meilleur pour l'enfant. Si du sucre est ajouté au lait, il faut utiliser du sucre de lait. Les pharmaciens l'ont sous forme de poudre.

L'ajout d'eau d'orge et de chaux au lait du bébé est une folie. Les différentes formes de lait modifié ne donnent pas d'aussi bons résultats que l'ajout d'eau et d'un peu de sucre de lait, comme décrit précédemment. Si vous croyez en des modifications telles que la méthode du lait de qualité supérieure et l'ajout de féculents et d'eau de chaux, je vous renvoie à votre médecin de famille ou à des manuels sur l'alimentation des nourrissons.

Il est difficile d'améliorer un bon lait de vache. Il est bon de se rappeler que l'organisme humain est très adaptable, même dans la petite enfance. Les principaux facteurs de l'alimentation du nourrisson sont la propreté et la modération.

Les bébés nourris au biberon devraient recevoir très tôt des jus de fruits ou de légumes, ou les deux, et il serait bon de donner également un peu de ces jus aux bébés allaités. Ces derniers ne nécessitent pas autant que les premiers. Commencez le premier mois avec une cuillère à café de jus d'orange mise dans la gourde une fois par jour. Augmentez progressivement jusqu'à ce qu'au bout de quatre ou cinq mois, la quantité puisse être d'une à deux cuillerées à soupe. N'ayez pas peur de donner du jus d'orange car il est acide, car il se décompose rapidement dans l'estomac et se réorganise en formant des sels alcalins. C'est le fruit que l'on peut obtenir à presque toutes les saisons. Il est préférable de prendre des oranges douces et de filtrer le jus. Le fruit doit être en parfait état. Au lieu du jus d'orange, on peut utiliser le jus de céleri cru, d'épinards, de chou, de pomme, de mûre et d'autres fruits et légumes juteux, mais ces jus doivent tous provenir de fruits ou de légumes en parfait état. Aucun sucre ne doit être ajouté ni aux jus de fruits ni aux jus de légumes.

Le lait maternel coagule en petits flocons, facilement sollicités par les sucs digestifs, après quoi ils sont facilement absorbés. Le lait de vache coagule en morceaux d'albumine assez gros, durs et donc assez difficiles à digérer. Cela se produit lorsque le lait est pris rapidement et non dilué. Cependant, lorsqu'elle est diluée et prise lentement, cette tendance est largement surmontée. Pour cette raison , il est préférable d'avoir des tétines avec de petites perforations.

La pasteurisation ou la stérilisation du lait sont presque universellement recommandées par les médecins. Même ceux qui ne croient pas à de telles procédures ne parviennent généralement pas à les condamner sans réserve. Pour une discussion de cette erreur, je vous renvoie au chapitre sur le lait.

Ne donnez aucune sorte de médicaments aux petits. Ils font toujours du mal et jamais du bien. S'il y a une exception à cela, c'est dans la gamme des laxatifs ou des cathartiques doux, comme de petites doses d'huile de ricin, de cascara segrada ou d'eaux minérales, mais il n'y a aucune excuse pour donner des remèdes métalliques, comme le calomel. Si les bébés sont nourris avec modération avec de bons aliments , ils ne seront pas constipés. S'ils sont manipulés imprudemment et deviennent constipés, il est nécessaire de recourir soit au lavement, soit à un cathartique léger. Gardez à l'esprit que ces remèdes ne guérissent pas. Ils ne font que soulager. Le remède viendra lorsque les erreurs de la vie seront corrigées afin que le corps puisse accomplir son travail sans être entravé.

Les inoculations et les vaccinations sont des erreurs graves, souvent mortelles. Les produits animaux frottés ou injectés dans le petit corps sont toxiques. Ils sont le résultat de changements dégénératifs (maladies) dans le corps des lapins, des chevaux, des vaches et d'autres animaux. La loi de la nature veut que la santé soit méritée ou gagnée. La santé signifie la propreté, il est donc vraiment absurde d'introduire dans le corps ces produits de décomposition animale. Des statistiques peuvent être données, montrant à quel point ces agents sont bénéfiques, mais elles sont trompeuses. À l'époque où le public et les autorités croyaient à la sorcellerie, il n'était pas difficile de prouver l'existence incontestable des sorcières. Tout ce que le public considère comme vrai peut très facilement être étayé par des chiffres.

L'utilisation de sérums, bactérines, vaccins et autres produits de laboratoire biologique est aujourd'hui presque une obsession. Leurs valeurs curatives et préventives sont reconnues. La plupart du temps, les enfants sont assez forts pour rejeter les poisons sans montrer d'effets prolongés ou prononcés, mais de temps en temps, un enfant est tellement empoisonné qu'il lui faut des mois pour retrouver la santé et, trop souvent, la mort est la fin. Parfois, le décès survient quelques minutes après l'injection, mais on nous informe que le médicament n'y est pour rien. Empoisonner délibérément le sang d'un bébé est un crime. Donnez au petit une chance équitable de vivre en bonne santé. Un bébé bien soigné ne sera pas malade un seul jour. La connaissance et les bons soins préviendront la maladie.

Un bébé capable de rester en bonne santé pendant un mois, une semaine ou un jour peut le rester tous les jours.

Au début, un bébé normal dort presque tout le temps, de vingt à vingt-deux heures par jour. Le nourrisson ne doit pas être dérangé. Il suffit de le nourrir trois fois par jour, de lui donner de l'eau au biberon trois ou quatre fois par jour et de le garder propre, sec et chaud, mais pas chaud.

La plupart des bébés sont baignés quotidiennement. Tout va bien, mais les bains doivent être donnés rapidement. L'eau doit être à environ 100 degrés Fahrenheit. Le savon doit être du plus doux, par exemple un bon savon de Castille, et il doit être bien rincé, car le savon laissé dans les pores agit comme un irritant. Séchez si bien la peau avec un chiffon doux qu'il n'y aura ni gerçures ni rugosités. Les plaies, les éruptions et les inflammations sont des signes d'une mauvaise gestion. N'utilisez pas de poudres à caractère métallique, comme l'oxyde de zinc. Une poudre à saupoudrer de talc finement moulu est bonne. Si l'enfant est gardé au sec, propre et modérément nourri, la peau restera en bon état.

Les bébés ne prospèrent pas sans un bon air. Gardez la pièce bien ventilée à tout moment en laissant entrer de l'air frais provenant d'une source qui ne produira aucun courant d'air. Il n'est pas nécessaire de réchauffer la chambre du bébé. En fait , une pièce fraîche est préférable. Lorsque l'enfant doit être exposé à l'air, emmenez-le dans une pièce chaude. Des couvertures douces garderont le bébé au chaud. Les membres doivent être libres afin que l'exercice puisse s'effectuer sans restriction de mouvements.

Le bébé ne doit pas être dérangé inutilement. Les jeunes parents font l'erreur d'utiliser le bébé à des fins de spectacle. Par souci de politesse, d'autres vantent indûment le « seul bébé au monde », alors qu'il en existe des millions d'autres tout aussi bons. Laissez l'enfant tranquille, lui donnant ainsi l'opportunité de devenir aussi supérieur que les parents le pensent. Le processus de frimeur crée de l'excitation et jette les bases de l'irritabilité, de l'irritabilité et de la nervosité. L'enfant s'épanouit dans une atmosphère paisible. Lorsqu'il est éveillé, il est bon de lui parler doucement et de manière apaisante, car ainsi le nourrisson commence à apprendre la langue de sa mère. Un bon langage doit être employé. Ceux qui apprennent à leurs enfants le langage bébé les handicapent, car ils devront bientôt désapprendre cela et apprendre le vrai langage. Les paroles de bébé peuvent être « mignonnes » à dix-huit mois, mais lorsque les enfants conservent ce mode d'expression au-delà de quatre ou cinq ans, cela semble idiot.

Vers l'âge de neuf ou dix mois, le bébé allaité doit être sevré. Le sevrage progressif est peut-être la meilleure solution. Donnez d'abord une tétée de lait de vache par jour et deux tétées au sein ; puis deux tétées au lait de vache et une au sein, et enfin du lait de vache entièrement. Entre neuf et douze mois, commencez à donner des féculents. Au début, l'enfant en prendra très peu et augmentera progressivement. Donnez du pain si rassis que l'enfant doit l'imbiber de salive avant de pouvoir l'avaler. En travaillant ainsi, en suçant le pain rassis, l'enfant apprend à accomplir les mouvements de mastication, et c'est un entraînement précieux. Ne donnez jamais de pain trempé dans du lait et ne donnez jamais de lait pendant que du pain est en train d'être mangé. Si le repas est composé de pain et de lait, donnez le pain soit avant de prendre du lait, soit après. Les féculents ne doivent pas être lavés avec des liquides. Au lieu de donner du pain rassis, du zwieback peut être utilisé. Donnez occasionnellement quelques cuillères de gruau d'avoine ou de blé entier très fin et bien cuit , mais moins la nourriture est bâclée, mieux c'est, car elle ne reçoit pas le traitement buccal approprié. Les produits à base de blé donnés à l'enfant doivent être fabriqués à partir de farine de blé entier, soit au moins trois quarts de blé entier et seulement un quart de farine blanche. La farine raffinée manque des sels dont l'enfant a besoin pour sa santé et sa croissance.

De nombreuses mères commencent à donner des féculents lorsque leur bébé a quatre ou cinq mois. L'enfant reçoit des pommes de terre, du pain ou tout autre féculent pouvant se trouver sur la table. C'est une erreur, car l'enfant n'est pas préparé à digérer les féculents à un âge aussi précoce. Certains ferments digestifs sont pratiquement absents durant les premiers mois de la vie. Une telle alimentation causera invariablement des problèmes. Le bébé ne doit pas être amené à table.

On croit généralement qu'un bébé doit pleurer pour exercer ses poumons. Un bébé en bonne santé et à l'aise pleurera peu ou pas du tout, et ce n'est pas nécessaire. Il n'est pas difficile de donner aux plus petits un peu d'exercice pour remplir leurs poumons. Les bébés peuvent s'accrocher avec ténacité à un doigt ou à une fine tige. Élevez ainsi le bébé qui ne pleure pas plusieurs fois au-dessus du lit et laissez-le pendre quelques secondes à chaque fois. Cela projette la poitrine vers l'avant et exerce les poumons. De plus, ce petit travail de gymnastique est pleinement apprécié. Cela aide à développer la force et le bon caractère. Les pleurs contribuent à rendre le bébé colérique et agité. Un peu de pleurs de temps en temps, c'est bien, mais beaucoup indiquent un inconfort, une maladie ou un enfant gâté. La plupart des mères seraient surprises de voir à quel point les bébés sont bons lorsqu'ils ont la chance d'être bons.

Après avoir lu ceci, certains se demanderont sûrement combien d'onces faut-il nourrir le bébé. Je ne sais pas. Personne d'autre ne le sait. Différents bébés ont des exigences différentes. La clé est donnée ci-dessus. Si les bébés tombent malades , cela est presque toujours dû à une suralimentation et à une mauvaise alimentation. La meilleure chose à faire est donc de réduire la consommation alimentaire.

Un bébé en bonne santé est une source de joie sans fin, tandis qu'un bébé malade sape la vitalité de la mère. Il est dommage que l'art d'une culture infantile efficace soit si peu connu.

ENFANCE.

Les enfants peuvent être grossièrement divisés en deux types : les plus robustes et les plus délicats ou nerveux. Les enfants robustes peuvent supporter presque toutes sortes d'abus sans qu'il en résulte de préjudice apparent, mais l'immunité n'est qu'apparente. L'enfant qui grandit se débarrasse naturellement facilement et rapidement des influences de la maladie, mais si le handicap est trop grand, l'enfant perd dans la course.

On ne peut abuser impunément du type nerveux , car le corps de ces enfants délicatement équilibrés est facilement perturbé. Ils doivent recevoir des soins plus intelligents que ceux habituellement accordés au type robuste. Si les soins ne leur sont pas prodigués , ils deviennent faibles physiquement, avec un système nerveux instable, ou périssent prématurément.

Certains parents se plaignent du fait que les enfants des autres peuvent faire ce que les leurs ne peuvent pas faire et ils se demandent pourquoi. Il ne faut pas perdre de temps à faire de telles comparaisons, car il n'y a pas deux enfants exactement pareils, de même qu'il n'y a pas deux feuilles ni même deux objets apparemment semblables comme les grains de blé qui sont exactement pareils . Les soins nécessaires varient donc quelque peu, même s'ils sont fondamentalement les mêmes.

Si le type nerveux reçoit des soins appropriés, il en résultera une bonne santé. Ces enfants ne tolèrent pas autant d'exposition ni autant de nourriture que les enfants robustes. L'important est d'apprendre ce dont ils ont besoin et de veiller ensuite à ce qu'il n'y ait pas d'excès, et ainsi permettre à l'enfant de grandir physiquement fort et mentalement efficace.

Les enfants délicats ont peut-être plus de chance que les plus forts, car ils apprennent très tôt qu'ils ont des limites. S'ils commettent des excès, les résultats sont si désagréables qu'ils apprennent vite à être prudents. Cette prudence sert de protection tant que dure la vie.

Les enfants robustes, en revanche, apprennent vite qu'ils sont forts. Ils entendent leurs parents s'en vanter. Ils ont l'idée que parce qu'ils sont forts , ils le resteront toujours et que rien ne leur fera de mal grave. En se montrant à la hauteur de cette erreur, ils sapent leurs constitutions. Les parents devraient enseigner à leurs enfants la loi de la compensation appliquée à la santé, c'est-à-dire que celui qui la mérite et personne d'autre a une santé permanente. Les enfants ne tiendront pas toujours compte des véritables enseignements une fois qu'ils auront quitté l'influence parentale, mais les parents ont au moins fait de leur mieux.

Les enfants robustes ont leurs maux, comme la varicelle, les oreillons, la fièvre et la rougeole, mais ils s'en débarrassent si vite et avec si peu d'inconvénients qu'ils sont vite oubliés. En règle générale , les parents ne se rendent pas compte que ces maladies sont dues à une mauvaise alimentation et que cette mauvaise alimentation est causée par une mauvaise alimentation. On pense généralement que les enfants doivent être atteints de toutes les maladies dites infantiles. Certaines mères exposent leurs nourrissons à tout ce qui peut se trouver dans le quartier, dans l'espoir que les enfants les prendront et en finiront avec eux.

Chaque fois qu'un enfant est malade, cela reflète soit l'intelligence, soit la performance des parents. Il est naturel que les enfants se portent parfaitement bien, et ils resteront dans cet état heureux si on leur en donne l'occasion. S'ils sont correctement nourris, ils ne contracteront aucune des maladies des enfants malgré une exposition répétée. Il n'existe pas de germe de maladie connu dans la science médicale suffisamment puissant pour s'établir dans le système d'un enfant sain et indemne et y causer des dommages. Il faut d'abord que la santé de l'enfant soit altérée par des soins inappropriés, et alors les soi-disant germes de la maladie trouveront un habitat hospitalier. Si les enfants reçoivent des aliments naturels en quantités normales , ils sont à l'abri des maladies. Les nourrir avec du sucre raffiné et des produits à base de farine blanche, du lait pasteurisé ou stérilisé, des pommes de terre frites dans de la graisse, de la viande marinée et divers autres aliments en ruine détruit leur résistance et ils deviennent alors une proie facile aux maladies.

Certains parents font l'erreur de croire qu'ils peuvent mal nourrir leurs enfants et prévenir les maladies par la vaccination ou l'inoculation de produits de maladies provenant de divers animaux. Cela est contraire à la raison, au bon sens et à la nature et c'est impossible. Toute personne qui est continuellement maltraitée de quelque manière que ce soit, qu'elle soit un nourrisson ou un adulte, se détériorera. Si la maladie n'est pas celle qu'on redoute, ce sera une autre.

Les enfants robustes se transforment généralement en adultes insouciants. C'est pourquoi un grand nombre d'entre eux, voire la grande majorité, meurent avant l'âge de cinquante ans, alors qu'ils sont dotés de constitutions censées durer plus d'un siècle. Ils sont des cibles brillantes pour la fièvre typhoïde, la maladie de Bright, diverses formes de troubles cardiaques et hépatiques, les rhumatismes et la pneumonie, qui sont tous en grande partie causés par une alimentation trop copieuse. Ces maladies surviennent souvent sans avertissement apparent. Autrement dit, les victimes se croyaient en bonne santé. Cependant, ils ne savent pas ce qu'est la véritable santé. Ils ont été dans un état de santé tolérable, ne souffrant pas de douleurs très gênantes, mais ils n'ont pas eu l'état corporel normal qui se traduit par un esprit clair et vif. En règle générale , l'indigestion est suffisamment présente pour provoquer des gaz dans les intestins et une langue enduite. On consomme généralement suffisamment de nourriture pour produire une tension artérielle excessive.

Les bases d'un tel état de choses sont posées dès l'enfance, oui, souvent avant la naissance de l'enfant. On comprend facilement à quel point il est important pour les parents de transmettre à leurs enfants quelques informations pertinentes sur la santé. Ils devraient au moins leur apprendre ce qu'est réellement la santé, ce que beaucoup de gens ignorent.

Lorsque ces personnes fortes tombent malades, il est souvent difficile, voire impossible, de faire quoi que ce soit pour elles, car leurs habitudes sont si grossières et ont acquis une telle maîtrise que les patients ne veulent ou ne peuvent pas changer leurs habitudes .

Les faibles ont de meilleures chances de survivre jusqu'à un âge avancé, car beaucoup d'entre eux apprennent à faire attention très tôt dans la vie. En lisant la vie d'hommes éminents qui ont vécu longtemps, il est courant de constater qu'ils n'ont jamais été forts.

À l'âge d'un an, le bébé est généralement sevré. L'enfant ordinaire n'a plus besoin du lait maternel, car à ce moment-là, sa capacité digestive est suffisamment grande pour supporter le lait de vache et divers féculents. Le problème le plus important maintenant est de savoir comment nourrir l'enfant. Si aucune erreur importante n'est commise, il connaîtra une croissance et une santé ininterrompues. Si les erreurs sont nombreuses et graves, il y aura sûrement des maladies et trop souvent les abus sont si grands que la mort vient et met fin aux souffrances.

Jusqu'à l'âge de deux ans, les meilleurs aliments sont le lait, les produits à base de blé entier et les fruits. Aucun autre aliment n'est nécessaire. Plus la nourriture du bébé est simple et préparée de manière naturelle et claire, mieux c'est. Les adultes qui mangent trop au point de souffrir d'un appétit blasé peuvent penser qu'ils ont besoin d' une grande variété d'aliments, mais cela n'est jamais nécessaire pour les nourrissons ou les adultes normaux. Le lait, le blé complet et les fruits contiennent tous les éléments nécessaires à la croissance, à la force et à la santé. Bien sûr, nourrissez-vous simplement. Les enfants se contentent parfaitement de pain et de lait ou simplement d'une sorte de fruit lors d'un repas, s'ils sont correctement formés. L'envie d'une grande variété d'aliments à chaque repas est due à une mauvaise gestion parentale.

Les enfants ne doivent pas être nourris plus de trois fois par jour. Il ne devrait pas y avoir de déjeuner. Les enfants recevront tout ce qui est bon pour eux, tout ce dont ils ont besoin en trois repas. Les bonbons ne doivent pas être donnés entre les repas et les fruits doivent être considérés comme un aliment et non comme un mets délicat à consommer à toute heure de la journée. S'ils ne sont pas habitués à déjeuner, ils n'auront aucune envie de déjeuner. Si les enfants sont habitués à quatre ou cinq repas par jour , ils en veulent et soulèvent des objections fâcheuses lorsqu'ils sont privés d'un ou deux d'entre eux. Il est facile de donner de mauvaises habitudes aux enfants. Nous ne pouvons pas reprocher à la mère moyenne de donner des déjeuners à ses enfants, car elle ne sait pas mieux et voit d'autres mères faire de même.

Les enfants qui ne reçoivent pas de déjeuner s'épanouissent mieux que ceux qui ont toujours des bonbons, des fruits ou du pain et de la confiture à leur disposition. C'est la même chose avec les adultes. Dans les Dakotas et le Minnesota, on trouve de nombreux Scandinaves et Allemands. Pendant la fenaison et la récolte, ces gens, naturellement très forts, mangent quatre à cinq fois par jour. La chaleur, la quantité excessive de nourriture et les grandes quantités de café consommées provoquent de nombreuses maladies pendant et après la saison de dur labeur et de consommation héroïque. Les soi-disant Américains de ces communautés se contentent généralement de trois repas par jour, et ils sont aussi bien nourris et capables de travailler que ceux qui mangent beaucoup plus.

Le sucre raffiné à base de canne et de betterave doit être donné aux enfants avec parcimonie. Le sucre raffiné est le produit chimique qui est en grande partie responsable de la perversion des goûts des enfants. Un goût normal est très souhaitable, car il protège celui qui le possède. Un goût pervers, au contraire, lui cause des ennuis. Le sucre n'est pas un bon aliment. C'est un extrait. Il est facile de cultiver l'envie de sucre, mais pour les personnes qui n'y sont pas habituées, le sucre concentré a un goût désagréable.

La perversion du sens du goût, généralement commencée par le sucre, est aggravée par l'usage de beaucoup de sel, de poivre et de divers condiments et épices. Si l'enfant est nourri avec des aliments non naturels, très assaisonnés, à l'âge de quelques années, son goût est tellement perverti qu'il ne sait pas quel est le goût réel de la plupart des aliments courants et refuse de manger les meilleurs d'entre eux lorsque l'état de santé est mauvais. on peut consommer les concoctions destructrices auxquelles il a été habitué.

Il est naturel que les enfants apprécient les fruits, mais certains ont un goût si pervers qu'ils s'opposent à un repas s'ils peuvent obtenir des crêpes ou des gaufres avec du beurre et du sirop, des purées avec du sucre et de la crème, du jambon ou du bacon avec des pommes de terre sautées, ou pain frais et viande avec cornichons. De nombreux parents permettent à leurs enfants de vivre de cette classe d'aliments à l'exclusion de tous les aliments naturels. Les enfants ont besoin de beaucoup de sels naturels, et lorsqu'ils vivent si largement d'aliments dénaturés, leur état physique se détériore toujours. Il est vrai qu'à l'œil moyen, ces enfants peuvent paraître en bonne santé, mais leur condition physique n'est pas la moitié de celle qu'ils pourraient l'être.

Le thé et le café ne doivent jamais être donnés aux enfants. Ils sont déjà assez mauvais pour les adultes. Chez les enfants, ils retardent le développement corporel. La stimulation et la sédation sont mauvaises pour le système nerveux. Le café est aussi nocif que le tabac pour l'enfant en pleine croissance.

Mettre en garde contre l'alcool peut paraître insensé, mais certains parents donnent réellement de la bière et du whisky à leurs nourrissons. La bière est donnée comme boisson et le whisky comme médicament pour tuer la douleur et apaiser les enfants. Ceux qui n'ont pas vu d'enfants maltraités de cette manière auront peut-être du mal à croire qu'il existe une telle profondeur d'ignorance. Ces enfants meurent facilement.

D'autres calment leurs enfants avec les différents sirops apaisants. Les dernières analyses qui se sont présentées sous mes yeux ont montré que ces remèdes contenaient une quantité considérable d'opium, de laudanum, de morphine et d'autres poisons mortels. La morphine et l'opium ne sont pas bien supportés par les enfants et ces "amis de la mère" ont apaisé de nombreux bébés dans un sommeil dont ils ne peuvent se réveiller. Prenez pour règle de ne donner aux enfants aucun médicament, ni breveté ni prescrit par les médecins. N'oubliez pas que tout remède qui apaise un enfant est un poison. Les enfants qui reçoivent des soins appropriés n'ont besoin d'aucun apaisement médical.

Les condiments ne doivent pas être utilisés. Le sel n'est pas nécessaire malgré la croyance populaire contraire, même si une petite quantité ne fait pas de mal. Manger du sel est une habitude et, lorsqu'il est excessif, c'est une mauvaise habitude. Le sel est un bon conservateur, mais il n'y a guère d'excuse pour que nous utilisions massivement les aliments en conserve. Il y a tellement d'aliments qui peuvent être consommés sans être conservés dans ce pays qu'il ne serait pas difficile d'exclure ces aliments de qualité inférieure du régime alimentaire. Les enfants dont les aliments ne sont pas assaisonnés ne désirent pas d'assaisonnement, à condition qu'ils soient nourris dès le départ avec des aliments naturels. Ils veulent l'assaisonnement parce qu'on leur apprend à manger leur nourriture de cette façon. Si on leur donne chaque jour des fruits frais, comme des pommes, des oranges, des cerises, des raisins et des baies, ils obtiennent tous les assaisonnements dont ils ont besoin, et ce, sous forme naturelle.

On objecte qu'une telle alimentation prive les enfants de bon nombre des bonnes choses de la vie. Ce n'est pas vrai. Les aliments naturels ont toujours meilleur goût que les aliments trafiqués. La nature confère aux produits alimentaires une saveur que l'homme n'a jamais pu égaler, encore moins surpasser. On apprend aux enfants à aimer les aliments anormaux. Quoi de mieux que de donner aux enfants de bons aliments dont ils se nourrissent, ou des aliments dénaturés qui ont bon goût pour un palais perverti, mais qui sont nuisibles ?

Au lieu de donner du sucre ou des bonbons, donnez-lui des raisins secs, des figues, des dattes ou des pruneaux sucrés. Les jeunes enfants peuvent recevoir le jus filtré de ces fruits, obtenu soit en trempant les fruits crus plusieurs heures, soit en les faisant mijoter. Les enfants qui reçoivent ces fruits n'ont pas envie de sucre raffiné. Ils aiment mieux ces sucres naturels que l'extrait artificiel. Ces fruits sucrés remplacent les féculents.

Très peu de gens connaissent quelque chose de précis sur les valeurs alimentaires. Ceux qui ont étudié les aliments et leurs valeurs pour pouvoir bien nourrir les enfants font généralement l'erreur de croire qu'ils doivent avoir à chaque repas tous les éléments nécessaires dans des proportions à peu près appropriées. C'est une grave erreur qui entraîne des ennuis. L'enfant a besoin de sels, de protéines, de sucres et de graisses, et en l'absence de sucre, d'un peu d'amidon. Le lait contient toutes ces substances sauf l'amidon. Donnez un repas de fruits et deux repas de féculents par jour. Le lait peut être donné avec tous les repas ou seulement une ou deux fois. Ne donnez pas trop de lait, car c'est un aliment riche.

Jusqu'à ce que l'enfant ait deux ans, confinez-le dans ses féculents en mangeant plutôt des produits à base de blé entier. Ne donnez pas de pain blanc. Le pain blanc est un aliment peu satisfaisant. Il est si insipide et si dépourvu des sels naturels du blé qu'il faut en manger trop pour le satisfaire. Les enfants qui se contenteraient d'une quantité raisonnable de pain complet mangent davantage de pain blanc et ne se sentent toujours pas rassasiés. Il en va de même pour le riz, le riz brun naturel étant si supérieur au riz poli qu'il n'y a pas de comparaison possible.

Le pain doit être grillé au four jusqu'à ce qu'il soit croustillant et clair, sinon il doit être rassis. Laissez le pain à griller rassis, puis placez-le au four lorsqu'il refroidit. Faites des tranches moyennement fines. C'est une façon simple et satisfaisante de préparer des toasts. Le pain brûlé – ce qu'on appelle habituellement du pain grillé – n'est pas un aliment adapté aux jeunes enfants.

Après la deuxième année, augmentez progressivement la variété d'amidon. Certaines des meilleures formes d'amidon faciles à obtenir sont : le riz soufflé ou le blé soufflé ; riz brun non poli; triscuit ou biscuit de blé râpé ; les flocons de maïs et de blé préparés ; pommes de terre cuites; de temps en temps, des flocons d'avoine ou du gruau de blé entier bien cuits . Les bouillies doivent être données rarement, voire jamais. Les enfants les mâchent rarement bien et nécessitent une mastication approfondie. Le riz ne doit pas être sucré, mais une fois que l'enfant en a assez, du lait peut lui être donné. Une petite quantité de beurre peut être servie avec du riz ou des pommes de terre au four. Les aliments céréaliers doivent être consommés secs. Laissez les enfants les mastiquer, comme ils le devraient, et comme ils ne le feront pas si les féculents sont humidifiés avec du lait. Lorsqu'ils ont eu suffisamment de ces féculents et qu'une seule sorte doit être servie au repas, donnez-leur du lait, si le lait doit faire partie du repas. Observer les suggestions données ici sur la manière de donner des féculents aux enfants peut faire la différence entre le succès et l'échec de leur éducation. Ce sont les petites choses qui sont importantes dans la garde des enfants.

Les fruits acides ne doivent pas être donnés dans les repas contenant des féculents. Les enfants forts, qui ont beaucoup d'occasions d'être au grand air et qui sont très actifs, peuvent supporter cette combinaison, mais elle est préjudiciable au type nerveux. Ce n'est pas une bonne chose de faire habituellement de telles combinaisons pour des enfants robustes. Un bon repas peut être composé de fruits suivis de lait. Ne coupez pas les fruits en tranches, saupoudrez-les de sucre et recouvrez-les de crème. Donnez à l'enfant le fruit et rien d'autre. Ni les oranges ni les pamplemousses ne doivent être sucrés. Leur saveur est meilleure sans. Si les enfants veulent des sucreries, offrez-leur un repas composé de fruits sucrés.

Lorsque l'enfant atteint l'âge de dix-huit mois, il doit avoir appris à mastiquer suffisamment bien pour pouvoir manger divers fruits. Les pommes, les oranges, les pamplemousses, les baies, les cerises, les raisins et les melons font partie des aliments qui peuvent être donnés. Si l'enfant ne mastique pas bien, broyez le fruit ou grattez-le très finement. Les fruits sucrés nécessitent tellement de mastication que seul leur jus doit être donné jusqu'à ce que l'enfant soit en âge de mastiquer complètement. Les bananes doivent également être refusées jusqu'à ce qu'il n'y ait aucun doute sur la mastication. Ils doivent être bien mûrs, la peau étant foncée par endroits et la chair ferme et sucrée. Une banane verte est très féculente, mais une banane mûre ne contient pratiquement pas d'amidon et se digère facilement.

Au début, le repas est constitué de fruits, suivis de lait. Le babeurre ou le lait fermenté peuvent remplacer le lait sucré. Un peu plus tard, commencez à donner de temps en temps du fromage cottage à la place du lait, si l'enfant l'apprécie.

Les légumes succulents peuvent être donnés assez tôt. À l'âge de deux ans, on peut donner des oignons cuits, des petits pois, du chou-fleur, des aubergines et des courges. Augmentez progressivement la variété jusqu'à ce que tous les légumes succulents soient utilisés. Au début, il peut être nécessaire d'écraser ces légumes.

Plus les enfants restent longtemps sans viande, mieux c'est, et s'ils n'acquièrent jamais l' habitude de manger de la viande , ce serait une bénédiction. Si les parents croient qu'il est important de nourrir leurs enfants avec de la viande, ils devraient attendre que leurs petits aient au moins quatre ans avant de commencer. Les viandes sont assez digestes, mais trop stimulantes pour les jeunes. Les poulets et autres volailles peuvent être utilisés dans un premier temps, et il est préférable d'utiliser des jeunes oiseaux. Le bœuf et le porc ne devraient pas figurer au menu des enfants. A l'âge de sept ou huit ans, la variété peut être augmentée. Cependant, les parents qui souhaitent faire de leur mieux avec leurs enfants ne leur donneront que peu ou pas de viande. Beaucoup de chagrins que les parents souffrent à cause de leurs enfants capricieux disparaîtraient si les jeunes étaient nourris avec des aliments moins stimulants.

Les œufs sont meilleurs pour les enfants que la viande. Il n'est cependant pas nécessaire de les donner. Les enfants reçoivent suffisamment de lait pour fournir toutes les protéines dont ils ont besoin. Les œufs peuvent être donnés plus tôt que la viande. À l'âge de deux ans et demi, un œuf peut être donné occasionnellement. À trois ans, on peut leur donner un jour sur deux, un œuf par repas. À l'âge de cinq ou six ans, un œuf peut être donné quotidiennement, mais pas plus d'un à la fois. S'ils sont bouillis, trois minutes et demie suffiront. S'ils sont durs, faites-les cuire quinze à vingt minutes. Un œuf bouilli pendant sept ou huit minutes est non seulement dur, mais coriace. Une ébullition plus longue rend l'albumine moelleuse. Préparez toujours les œufs simplement, sans utiliser de graisse.

Les œufs peuvent être administrés en combinaison avec des fruits ou des légumes. Le lait ne doit pas être pris dans la farine d'œufs, car si de telles combinaisons sont faites, l'enfant obtient plus de protéines que nécessaire. Les œufs sont faciles à digérer et la principale objection à leur utilisation gratuite pour nourrir les enfants est que l'apport en protéines serait trop important, ce qui provoquerait des maladies.

Les noix ne doivent pas être données avant que les enfants ne soient en âge de les mastiquer complètement. La meilleure combinaison est la même que pour les œufs. Les enfants de moins de six ans ne devraient pas consommer plus d'une demi-once de noix à un repas. Les noix de pécan sont les meilleures. Les enfants mâchent rarement assez bien les noix, c'est pourquoi ils ne devraient que rarement les utiliser. Ils peuvent être moulus très finement et transformés en beurre de noix, qui peut remplacer le beurre ordinaire.

Ne donnez pas de beurre jusqu'à ce que l'enfant ait terminé sa deuxième année. Le lait entier contient toute la matière grasse nécessaire. Le beurre doit toujours être consommé avec modération, car même s'il se digère facilement, c'est un aliment très concentré.

La question sera à nouveau posée : « Quelle quantité dois-je nourrir mon enfant ? Je ne le sais pas, mais je sais que la plupart des enfants reçoivent au moins trois fois plus de nourriture que ce qui est bon pour eux. Les gens peuvent établir une tolérance à l'égard d'un certain poison et apparemment le prendre en toute impunité pendant un certain temps. Certains consommateurs d'arsenic et morphinomanes prennent quotidiennement suffisamment de leurs drogues respectives pour tuer une douzaine d'hommes normaux. Cependant, les drogues, si elles ne sont pas arrêtées, finissent toujours par ruiner l'utilisateur. C'est la même chose avec la nourriture. Les enfants semblent tolérer un excès pendant une période de temps plus ou moins longue, mais la suralimentation finit toujours par produire un inconfort et une maladie, et si elle se poursuit, elle entraînera une mort prématurée.

Environ un tiers ou un quart de ce que mangent les enfants est nécessaire à leur alimentation. Le reste crée des ennuis. Lisez les chapitres de ce livre sur la suralimentation et sur la consommation alimentaire normale. Ils donnent de précieux conseils. Ce sont les parents qui connaissent le mieux leurs enfants et c'est la mère qui peut ou devrait être capable de détecter les signes d'un danger imminent. S'il y a un changement marqué dans l'humeur de l'enfant, cela indique généralement une maladie. Certains enfants deviennent très gentils lorsqu'ils sont sur le point de tomber malades, mais la plupart d'entre eux sont si grincheux qu'ils rendent la vie de la famille misérable. Une haleine nauséabonde et fébrile précède presque toujours l'attaque. Un signal de danger courant est une ligne blanche autour de la bouche. Un autre problème est l'apparence blanche et pincée du nez. Un visage rouge est assez courant. La langue n'a jamais l'air normale. À l'exception de la langue anormale, ces symptômes ne sont pas tous présents avant chaque crise, mais un ou plusieurs d'entre eux le sont généralement. Quels que soient les signes de problèmes, arrêtez immédiatement de vous nourrir. Si cela est fait, la maladie ne se développe généralement pas, mais si l'alimentation continue, il y aura certainement une maladie. Ces symptômes indiquent que la digestion est sérieusement perturbée. C'est une folie de se nourrir lorsqu'il y a une crise aiguë d'indigestion. En plus, c'est très cruel, car cela cause beaucoup de souffrance.

De tels symptômes chez les enfants sont causés par une mauvaise alimentation, et la suralimentation est généralement la principale faute. Le remède est très simple : nourrir moins.

Une langue enduite indique trop de nourriture. Une langue propre montre que les organes digestifs fonctionnent bien. Si la langue n'est pas lisse et d'une jolie couleur rose, cela signifie que l'enfant a trop mangé et les repas doivent être réduits en quantité jusqu'à ce que la langue redevienne normale, ce qui peut prendre quelques mois dans les cas chroniques. De petites taches saillantes particulières, lorsqu'elles sont rouges et proéminentes sur le bout et les bords de la langue, indiquent une irritation du tube digestif et nécessitent une réduction de la consommation alimentaire.

Les parents pourront bientôt apprendre quelle quantité nourrir leurs enfants s'ils se laissent guider par ces conseils. Une mauvaise santé des enfants indique un échec parental, et c'est un domaine où ils ne peuvent pas se permettre d'échouer. Les parents doivent être honnêtes avec eux-mêmes et ne pas rejeter la faute là où les médecins l'ont mis : sur les bactéries, les courants d'air, la météo, etc. Parfois, le climat est très éprouvant pour les bébés, mais il ne tue jamais ceux qui bénéficient de soins intelligents.

S'il s'avère que l'enfant d'à côté, du même âge, mange trois ou quatre fois plus que votre enfant, ne vous inquiétez pas pour votre petit, mais donnez à l'enfant du voisin un peu de sympathie silencieuse car ses parents sont assez ignorants. punir le petit si cruellement.

Pour ceux qui désirent des indications plus précises concernant l'alimentation des enfants, un plan a été préparé depuis plusieurs jours. C'est une alimentation très simple, mais c'est le genre d'alimentation qui fera fleurir une rose sur chaque joue. L'enfant sera heureux et satisfait et apportera de la joie au cœur des parents.

Petit-déjeuner : du pain grillé au blé entier, du beurre et un verre de lait.

Déjeuner : Une pomme au four et un plat de fromage blanc.

Souper : Riz brun cuit à la vapeur ou bouilli et lait.

Petit déjeuner : Blé soufflé et lait.

Déjeuner : Oranges et lait.

Souper : Un œuf, des panais et des oignons, tous deux cuits.

Petit-déjeuner : Gruau ou bouillie de blé entier et lait.

Déjeuner : Baies et lait.

Souper : Pomme de terre au four, épinards et une assiette de laitue.

Petit déjeuner : Biscuit de blé râpé et lait.

Déjeuner : Compote de pruneaux et lait ou fromage cottage.

Souper : Pain grillé au blé entier et lait.

Ce ne sont que des indices. Lorsqu'un fruit juteux est suggéré, un autre peut être remplacé. À la place des légumes succulents mentionnés, d'autres peuvent être utilisés. N'importe lequel des amidons peut être sélectionné à la place de ceux donnés. Cependant, aucune erreur ne sera commise en utilisant des produits à base de blé entier comme base d'amidon.

Les desserts ne doivent pas être servis souvent aux enfants. Les gâteaux riches et toutes sortes de tartes doivent être omis de la carte des plats. Il est vrai que certains enfants peuvent s'en occuper, mais à quoi bon prendre des risques ? Une crème anglaise nature, légèrement parfumée, peut être accompagnée de pain grillé. Si la crème glacée est au-dessus de tout soupçon, un plat modéré de celle-ci avec une certaine forme d'amidon peut être donné, mais le lait ne doit pas être pris au cours du même repas avec de la crème glacée ou de la crème anglaise.

À la fin de la troisième année, il est temps de commencer à nourrir les salades de légumes, même si elles peuvent être données plus tôt aux enfants qui mastiquent bien. La vinaigrette doit être très simple, rien de plus qu'un peu de sel et d'huile d'olive, ou de la crème glacée. Aucun pansement n'est nécessaire. Les légumes en salade peuvent être consommés avec le repas contenant des œufs et des légumes succulents en compote.

Vers l'âge de sept ou huit ans, l'enfant peut être soumis au même régime que ses parents, à condition qu'ils vivent simplement. Sinon, continuez un peu plus longtemps selon l'ancienne méthode. Pour obtenir les meilleurs résultats dans l'éducation des enfants, la simplicité est absolument nécessaire.

Les enfants soumis très tôt à une alimentation stimulante développent une précocité mentale et sexuelle, toutes deux préjudiciables au bien-être physique. Le premier objectif est de donner aux enfants un corps sain, et il n'y aura alors aucune difficulté à leur transmettre les connaissances dont ils ont besoin.

Chez les garçons suralimentés, l'envie sexuelle est si forte qu'ils acquièrent des habitudes secrètes et commettent parfois des actes manifestes. L'excès de protéines est particulièrement à blâmer. Beaucoup ne comprennent pas ces faits et le résultat est que les parents manquent à leur devoir envers leurs enfants.

Il est préférable de ne pas amener de jeunes enfants à table s'il y a quelque chose dessus qu'ils ne devraient pas avoir, car cela aboutit presque toujours à une mauvaise alimentation. Les enfants sont curieux et demandent un peu de ceci et un peu de cela. Sans réfléchir, les parents leur donnent de petites bouchées et avant la fin du repas , ils ont mangé de six à douze sortes d'aliments différents, certains d'entre eux étant impropres à la consommation des adultes. Si l'enfant comprend qu'il ne faut pas demander ces choses et respecte cette règle, tout va bien, mais de tels enfants sont rares. Un enfant qui demande avec inquiétude ceci et cela à table s'énerve et dérange ses parents.

Ne modifiez pas brusquement la façon dont vous vous nourrissez, à moins que celle-ci ne soit vraiment mauvaise.

Les enfants actifs font tout l'exercice dont ils ont besoin. Ils doivent passer une grande partie de la journée à l'air libre, et cela est encore plus important pour les plus délicats. La chambre doit être bien ventilée, mais les enfants doivent rester au chaud et au chaud, sinon ils ne dormiront pas bien.

Une fois que l'enfant est en âge de ne pas se salir, un ou deux bains par semaine suffisent. Il n'y a aucune vertu à tremper. La natation est différente, car ici l'enfant est actif dans l'eau et cela ne l'affaiblit pas pour autant. La natation devrait faire partie de l'éducation de chaque enfant.

L'heure du coucher devrait être tôt. Les enfants doivent être rentrés et la lumière éteinte avant 8 heures, et 7 heures sont préférables pour les enfants de moins de cinq ans. S'ils veulent se lever tôt le matin, laissez-les, mais couchez-les tôt le soir.

Les nourrissons ne doivent pas être exposés longtemps aux rayons directs du soleil d'été, car ils risquent de provoquer des maladies. Cela donne des maux d'estomac, puis il y a une crise de fièvre. Si rien n'est nourri, c'est généralement tout, mais il n'est pas nécessaire de rendre les bébés malades de cette manière. Ils ne doivent pas non plus être réfrigérés.

Mari et femme ne sont pas toujours d'accord, mais ils commettent une erreur lorsqu'ils ne sont pas d'accord en présence de leurs enfants. Les jeunes profitent rapidement d'une telle situation et commencent à monter les parents les uns contre les autres. Lorsqu'il y a une divergence d'opinions, la décision du parent qui parle en premier devrait être maintenue, du moins pour le moment. Ensuite, lorsqu'ils sont seuls, l'homme et la femme peuvent discuter de la question si cela ne leur convient pas, et même se quereller à ce sujet, si cela leur fait plaisir. Les parents qui ne se contrôlent pas ne peuvent pas conserver longtemps le plein respect de leurs enfants. Le respect perdu n'est pas très éloigné de l'amour perdu.

Les gens s'opposent souvent à un changement de méthode, car, disent-ils, le nouveau plan causera trop de problèmes. Le plan décrit ici cause moins de problèmes que la méthode conventionnelle de prise en charge des enfants. C'est plus simple et donne de meilleurs résultats. Si cette mesure était appliquée, la mortalité des enfants de moins de dix ans dans ce pays serait réduite de plus de 400 000 par an à moins de 25 000. Malgré tout, un certain nombre de jeunes se livreront à des farces mortelles.

Il y a des difficultés à élever correctement des enfants, mais un enfant en bonne santé est une telle récompense que les efforts sont récompensés au centuple. Rien n'épuise plus vite les parents qu'un enfant qui s'inquiète et qui pleure toujours, toujours au bord de la maladie ou sous ses griffes. Pour élever des enfants, la meilleure façon est la plus simple.

L'ENTRAÎNEMENT MENTAL DE L'ENFANT.

Un corps sain est la première exigence de l'enfant. Cependant, si l'entraînement mental est médiocre et donne une vision erronée de la vie, un bon physique ne sert à rien.

Il est assez généralement admis parmi les observateurs que les sept premières années de la vie laissent les impressions mentales qui guident toute la vie et qu'après l'âge de quatorze ans, la tendance mentale change rarement. Il existe quelques individus suffisamment forts pour se remettre mentalement après avoir atteint la vie adulte, mais ils sont si peu nombreux qu'ils sont presque négligeables, et même eux sont largement influencés par leur jeunesse et leur enfance. Il est aussi facile de prendre de bonnes habitudes mentales que de mauvaises. Il est du pouvoir de tous les parents de donner à leurs enfants un corps et un esprit sains, et c'est un devoir qui devrait s'avérer un plaisir. La raison pour laquelle un tel héritage est si rare est qu'il nécessite une maîtrise de soi considérable et que la plupart des parents mènent une vie chaotique.

De la mentalité dépend le succès dans la vie. "C'est l'esprit qui enrichit le corps." Quelle que soit l'ampleur du succès d'un individu aux yeux du public, si la personne n'a pas la bonne perspective, la bonne vision et la bonne compréhension, son succès est une chose vide de sens. La richesse et le succès sont considérés comme synonymes, mais j'ai trouvé plus de misère chez les riches que chez les pauvres. Les besoins physiques peuvent être satisfaits et la souffrance est terminée, mais les besoins mentaux ne peuvent être satisfaits que par la compréhension, qui doit être cultivée dès l'enfance.

"Tous nos problèmes remontent à l'enfant : politique corrompue, malhonnêteté et cupidité dans le commerce, guerre, anarchisme, ivresse, incompétence et criminalité." - Moxom .

Doté d'un corps sain et d'un bon esprit, chaque individu est capable de devenir un membre utile de la société, et c'est tout ce que l'on peut attendre de l'individu moyen. Tout ne peut pas être éminent, et ce n'est pas nécessaire.

Des impressions mentales de l'enfant et des habitudes formées dans l'enfance et la jeunesse dépendent le fonctionnement mental et les habitudes de la vie ultérieure. Il est donc nécessaire de nourrir les petites gens dans une atmosphère appropriée. Si l'enfant est correctement éduqué dès son plus jeune âge, il n'aura pas de mauvaises habitudes sérieuses à surmonter au cours des années suivantes et, comme chacun le sait, les habitudes sont le lien le plus difficile à rompre. Il est difficile de vaincre les habitudes de café et d'alcool, mais il est encore plus difficile de vaincre les mauvaises habitudes mentales.

Tout d'abord, laissez le bébé tranquille la plupart du temps. Certaines mères sont si pleines d'amour et d'absurdités qu'elles prennent leurs bébés pour les câliner et les aiment à intervalles rapprochés, et puis il y a les parents admiratifs qui aiment flatter les parents en leur disant que le bébé est le plus beau qu'ils aient vu. ; c'est un bébé exceptionnel. Les proches doivent donc déranger le bébé et l'embrasser. Cela ne devrait pas être le cas. L'enfant doit être gardé dans une pièce calme et ne doit pas être dérangé. Il n'y a pas de bébés exceptionnels. Ils se ressemblent tous, sauf que certains sont un peu plus sains que d'autres. S'ils sont laissés seuls, ils ont les meilleures chances de devenir des hommes et des femmes exceptionnels.

Accorder trop d'attention aux bébés les rend mécontents et irritables. Ils apprennent vite à aimer puis à exiger de l'attention. S'ils ne comprennent pas immédiatement, ils deviennent de mauvaise humeur et pleurent jusqu'à ce qu'on leur prête attention. Ainsi, les fondements de la mauvaise humeur sont posés dès le berceau. Ils parviennent à leurs fins dès l'enfance en pleurant. Plus tard , ils développent l'habitude de pleurnicher. Lorsqu'ils grandissent , ils s'inquiètent et s'inquiètent. De telles dispositions sont la faute des parents.

Il ne faut pas longtemps aux enfants pour apprendre à se débrouiller, et s'ils y parviennent en étant désagréables, vous pouvez être sûr qu'ils développeront le pire côté de leur nature. Faites comprendre à l'enfant qu'être désagréable n'achète rien et que ce sera bientôt la fin. Les enfants bien soignés sont heureux. Ils ne causent presque aucun problème à leurs aînés. Prodiguer trop de soins à un bébé peut être agréable à la mère au début, mais il en va autrement lorsqu'il s'agit de s'occuper d'un enfant gâté et gâté de huit ou neuf ans.

De nombreux crimes sont commis au nom de l'amour. Beaucoup de bébés sont tués par l'amour. Si l'amour n'est pas tempéré par la compréhension, il est aussi mortel qu'un poison. De nombreux parents pensent qu'ils font preuve d'amour lorsqu'ils font plaisir à leurs enfants, mais au lieu de cela, ils les mettent sur la voie qui mène à la décadence physique et mentale. Le véritable amour est serviable, gentil et patient. Le genre parasite est bruyant, démonstratif et impatient.

Faites ce qui est nécessaire pour les enfants, mais ne leur permettez pas de provoquer un travail inutile. Ce qu'ils peuvent faire par eux-mêmes, ils devraient le faire. On peut leur apprendre à être utiles très tôt. Il faut leur apprendre à être propre et bien rangé. Ils devraient apprendre très tôt à s'habiller et à garder leurs chambres et leurs effets personnels en bon état, quel que soit le nombre de domestiques. Ces petites choses se reflètent dans leur vie ultérieure. Ils contribuent à former le caractère de l'individu. C'est ce que nous faisons qui fait en grande partie de nous ce que nous sommes, et chaque petit acte et chaque pensée a une petite influence sur notre vie. Un corps ordonné contribue à créer un esprit ordonné et vice versa.

Beaucoup d'enfants riches sont vraiment malheureux. Parfois, les parents pauvres ont tellement d'enfants que chacun ne reçoit que peu d'attention, mais les enfants de nombreux riches ne reçoivent aucune attention parentale. Les parents sont trop occupés à accumuler ou à préserver une fortune et à gravir les échelons sociaux pour s'occuper de leurs enfants. Leur élevage est délégué à des domestiques. Parfois, les petits sont exposés pendant quelques minutes, puis les parents sont aussi fiers d'eux que des peintures coûteuses qui ornent les murs ou des chiens et des chevaux ensanglantés dans les chenils et les écuries. Aucun service payant ne peut compenser le manque d'amour parental.

L'idéal aujourd'hui, surtout pour les filles, semble être d'en faire des ornements, de les dresser à devenir inutiles. Les filles, tout comme les garçons, devraient apprendre à être utiles. Il faut leur apprendre que ceux qui ne travaillent pas sont des parasites. Si certains ne travaillent pas, d'autres doivent travailler trop dur. On raconte que Mark Twain a dîné avec un noble anglais qui se vantait d'être comte et de ne pas travailler. "Dans notre pays", a déclaré Mark Twain, "nous n'appelons pas les gens de votre classe des comtes ; nous les appelons des vagabonds."

Peu importe la richesse des parents, ils doivent apprendre à leurs enfants à gagner leur vie et leur inculquer l'idéal du service, car une vie d'oisiveté est un échec. Les escrocs et les gaspilleurs ne sont pas contents. Le plus grand contentement dans la vie vient de l'accomplissement d'un bon travail. L'amour extatique et le plaisir déchaîné ne peuvent pas durer. Travailler avec amour et plaisir, c'est bien. Mais l'amour et le plaisir sans travail se corrodent.

Les enfants très attendus deviennent égoïstes. Ils deviennent vite des voleurs, attendant et prenant tout sans rien donner. C'est immoral, car la vie est une question de compensation et consiste à donner aussi bien qu'à prendre. Les enfants devraient apprendre à respecter les autres et ne devraient pas être autorisés à donner des ordres aux domestiques ; non pas que cela nuise aux domestiques, mais cela a un effet néfaste sur les enfants.

Étant donné que la période de développement de l'enfant est si longue, il est important d'avoir une bonne adaptation au foyer entre les parents et les enfants. Le manque d'adaptation épuise les parents, en particulier la mère, et donne de fausses impressions aux jeunes. Pour éviter les frictions et obtenir de bons résultats, les enfants doivent apprendre l'obéissance. L'obéissance est l'un des tremplins vers la capacité de commander.

Dans les foyers où les paroles des parents font loi, il y a peu de frictions. L'obéissance doit être enseignée dès le début. Dès que l'enfant se rend compte que les parents pensent ce qu'ils disent et qu'il est inutile de s'inquiéter et de se plaindre d'un ordre, l'affaire est réglée. Comme c'est différent avec les enfants désobéissants ! Les parents doivent leur dire quoi faire à plusieurs reprises, puis l'enchère reste souvent annulée.

Commencez à enseigner l'obéissance et la rapidité dès que les enfants comprennent, car cela est plus difficile plus tard. Plus les enfants sont âgés, plus c'est difficile. Les enfants savent si peu de choses et sont si vaniteux qu'ils ne se rendent pas compte qu'en raison du manque d'expérience, d'observation et de réflexion, ils ne peuvent pas toujours se guider en toute sécurité. Lorsqu'on leur permet d'agir de manière à gêner les autres et à se nuire à eux-mêmes, ils n'abandonnent pas cette licence de bonne grâce. Il y a des moments où il faut être ferme et où il faut alors faire preuve de fermeté. Il est nécessaire que les parents coopèrent.

Différents parents ont différentes manières de corriger leurs enfants, et il n'est pas difficile de leur faire comprendre que l'obéissance fait partie du plan de la petite enfance. Par exemple : si les enfants sont appelés pour un repas, ils doivent venir rapidement. S'il y a une tendance à rester à la traîne, dites-leur que s'ils ne viennent pas à l'appel, ils n'auront rien à manger jusqu'au prochain repas et agissez en conséquence. Il ne s'agit pas là d'une cruauté, car le fait de manquer un repas ne fait de mal à personne. Cela s'avère généralement très efficace.

À table, servez aux enfants ce que votre expérience vous a appris qu'ils peuvent tirer profit, sans rien dire. S'ils demandent autre chose, donnez-le si vous le jugez approprié. Sinon, dites non. S'ils commencent à mendier et à se lamenter, dites-leur qu'une telle conduite entraînera leur renvoi de la table, et s'ils continuent encore, faites ce que vous avez dit, et qu'il n'y ait aucun affaiblissement. Cela peut provoquer quelques expériences très désagréables au début, mais il vaut bien mieux en vivre quelques-unes et en venir à bout, plutôt que de continuer année après année à avoir de tels ennuis. Certains enfants peuvent manger de tout en toute impunité et leurs parents ne prêtent généralement aucune attention à ce qu'ils mangent. Mais il y en a d'autres qui tombent malades s'ils sont mal nourris. Les enfants, souvent fiévreux et atteints de toutes les maladies particulières aux jeunes, sont maltraités. Ils ne sont pas correctement nourris. Ceux qui sont sujets aux convulsions doivent être nourris avec beaucoup de précautions, sinon ils risquent de devenir épileptiques. Dans de tels cas, la fermeté fait généralement la différence entre la santé et la maladie, voire la mort.

Soyez absolument ferme sur de telles questions. Faire plaisir aux enfants à l'excès est invariablement nuisible. Lorsque vos enfants tombent malades et meurent, vous pouvez vraiment dire : « Voici mon œuvre. »

De la même manière, apprenez aux enfants à faire promptement tout ce qu'on leur dit de faire. Si on leur dit d'aller se coucher, cela doit se faire sans délai ni protestation. Toutes les petites tâches qui leur incombent doivent également être accomplies promptement. Cependant, les parents doivent être raisonnables et éviter de bombarder leurs enfants d'ordres de faire ou de ne pas faire mille et une choses qui n'ont aucune importance. Laissez les enfants tranquilles sauf lorsqu'il est vraiment nécessaire de les diriger.

Malheureusement, la plupart des parents sont aveugles à leurs propres défauts, mais voient très clairement ceux des autres. Les erreurs qu'ils commettent dans leur propre famille leur ouvrent les yeux sur ceux des autres, et alors ils sont souvent très impatients. Je connais un monsieur qui a une excellente connaissance de la bonne éducation des jeunes, mais en tant que parent, c'est un échec total. Il est tellement explosif et manque de patience et de fermeté, peut-être aussi en amour, que ses connaissances ne l'ont pas aidé. Ce n'est pas ce que nous savons, mais ce que nous appliquons, qui fait ou gâche.

L'obéissance réduit les frictions et forme les enfants à des habitudes d'efficacité. Cela est non seulement utile pour préserver la santé des parents, mais aussi pour augmenter la capacité de gain de l'enfant lorsque vient le temps de travailler sérieusement.

Platon disait que les démocraties sont gouvernées aussi bien qu'elles méritent de l'être. De même, les parents reçoivent autant d'obéissance, de respect, d'affection et d'amour qu'ils le méritent, et ces trois derniers dépendent largement des premiers. Il serait difficile de surestimer l'importance de l'obéissance.

Dans la nature, nous constatons que les animaux apprennent à leurs petits à vivre de manière indépendante dès qu'ils ont la force de prendre soin d'eux-mêmes. C'est ce que les parents devraient enseigner à leurs enfants. Cela peut causer de la douleur à la mère, car de nombreuses mères aiment garder leurs enfants impuissants, dépendants et éloignés de tout contact avec le monde le plus longtemps possible. Les mères sages ne handicapent pas ainsi leurs enfants. Les meilleurs parents sont ceux qui apprennent très tôt à leurs enfants à tracer leur propre chemin.

Sans aucun doute, le plus grand bonheur se trouve dans une famille sympathique, où les parents se comprennent et s'aiment ainsi que leurs enfants. Les parents qui sont si occupés qu'ils n'ont pas le temps de faire connaissance avec leur enfant et d'entretenir cette intimité perdent une partie de la vie que ni l'argent ni la position sociale ne peuvent leur donner. Beaucoup attendent qu'il soit trop tard pour nouer des relations intimes avec leurs enfants. Lorsqu'ils sont jeunes, les enfants sont naturellement aimants et se nouent alors de beaux liens que ni le temps ni le malheur ne peuvent briser. Quand les enfants sont grands, il est trop tard pour établir une telle relation. Ensuite, ils regardent leurs parents avec des yeux aussi critiques que ceux qu'ils utilisent envers les autres, et bien qu'ils puissent devenir de très bons amis, l'amour tendre leur fait défaut. L'amour entre l'homme et la femme est instable, mais le bel amour qui naît de la compagnie des enfants et des parents dure jusqu'à la fin.

Alors que certaines mères négligent leurs enfants, beaucoup se concentrent trop sur eux. Les enfants représentent toute la vie de la mère. À mesure que les jeunes vieillissent, leur horizon s'élargit naturellement. Pendant la petite enfance, les parents peuvent occuper toute la vie de l'enfant, mais bientôt d'autres intérêts requièrent leur attention. Il y a toujours une tragédie en réserve pour la mère qui refuse de voir que ses enfants, à mesure qu'ils grandissent, exigeront l'expérience humaine nécessaire à la croissance et au développement individuels. Si la mère n'a d'autre intérêt que ses enfants , elle se retrouvera un jour avec un cœur aussi vide que la maison d' où les enfants sont partis. Il y a tellement de choses intéressantes dans ce monde et chaque mère devrait avoir son passe-temps. Elle devrait avoir au moins une heure chaque jour consacrée à elle-même, pendant laquelle elle peut se détendre et cultiver son esprit. Cela permettra de combler les années à venir, qui s'avèrent trop souvent stériles. Les parents aimants reçoivent toute la récompense qu'ils devraient attendre de la belle intimité qui existe entre eux et leurs enfants en pleine croissance. Les enfants dits ingrats ont des parents incompétents. Les parents n'ont pas le droit d'exiger de la gratitude. Ils ne font pas plus pour leurs enfants que ce qu'ils ont fait pour eux-mêmes au matin de leur vie. Les bons parents ne veulent jamais de récompenses. Ils sont remboursés chaque jour tant qu'ils vivent. Les enfants grandissent sous la garde de leurs parents, mais les parents grandissent et développent également leur compréhension, leur sympathie et leur amour grâce à leur association avec leurs enfants.

Aujourd'hui, la société ne traite pas les mères avec la même considération. Les mères méritent bien, car elles doivent consacrer bon nombre de leurs meilleures années à leurs enfants. Ce sont les années productives, et généralement inaptes aux femmes pour entrer ensuite en compétition économique avec le reste du monde. La société doit veiller à ce que les mères de famille ne souffrent pas pour accomplir leur destinée. Aujourd'hui, la maternité est aussi dangereuse que la vie d'un soldat, même si elle ne devrait pas l'être, et il est plus difficile d'élever des enfants que de diriger une entreprise prospère. Cependant, les récompenses financières de la maternité sont généralement nulles. Le moins que la société puisse faire est de constater que ces femmes ne manquent pas des nécessités de la vie.

La plupart des enfants sont des points d'interrogation. C'est bien, car ils apprennent par curiosité. Il faut répondre honnêtement aux questions, voire pas du tout. Il est courant de donner de fausses réponses. C'est une mauvaise politique, car les réponses font partie de l'éducation de l'enfant et les contrevérités rendent les jeunes ignorants et superstitieux. Il faut beaucoup de patience pour élever un enfant et celui qui ne veut pas faire preuve d'un peu de patience n'a pas le droit de devenir parent.

Le recours ou non aux châtiments corporels est une question que les parents doivent décider eux-mêmes. De nombreux parents ont l'habitude de harceler leurs enfants. C'est « Ne fais pas ceci » et « Ne fais pas cela », jusqu'à ce que les petits se sentent aussi exaspérés que les Américains à Berlin, où tout ce qu'on a envie de faire est « Verboten ». Les enfants n'ont pas encore acquis la prudence et ne sont pas capables de penser à plus d'une ou deux choses à la fois. Par conséquent, ils oublient ce qu'ils ne doivent pas faire, et alors la colère parentale s'abat sur eux. Les parents peuvent très bien se permettre d'être sourds et aveugles face à bien des choses qui arrivent. Les mères qui crient constamment des interdictions cultivent vite un ton agité et irritable qui est mauvais pour toutes les personnes concernées et qui n'engendre ni respect ni obéissance. Prenez pour règle de ne pas déranger les enfants, sauf lorsque cela est nécessaire, et dites-leur de ne faire qu'une chose à la fois.

Si trop d'ordres et d'interdictions sont émis, les enfants ont tendance à tous les oublier. Si on leur parle moins, ce qui est dit est plus profondément imprimé dans leur esprit et il y a de fortes chances qu'ils s'en souviennent. L'agitation n'est pas une mauvaise chose, mais indique un état de bien-être qui se traduit par une activité corporelle, y compris l'utilisation des cordes vocales. Il est commun à tous les jeunes animaux, et l'animal humain est le seul à être sévèrement puni pour avoir manifesté son bonheur.

Si les parents décident que les châtiments corporels sont nécessaires, ils doivent être sûrs qu'ils sont mérités, car un enfant n'aime pas être puni injustement, et une punition imméritée est toujours nuisible. De nombreux parents sont tellement en colère qu'ils s'infligent des châtiments corporels pour soulager leurs propres sentiments, ce qui est tout à fait erroné. Si un parent décide calmement que son enfant a besoin d'être puni, c'est peut-être le cas. La punition doit être infligée dans le calme. Rien ne peut être plus lâche et plus dégoûtant que l'agression brutale d'un parent en colère contre un enfant sans défense, et de tels parents regrettent toujours leurs actes s'ils ont une conscience, mais ils sont généralement d'une si mauvaise fibre morale et si pleins d'une fausse fierté qu'ils ne parviennent pas à s'excuser auprès des enfants pour l'injustice commise. Ces parents font souffrir leurs enfants, mais ils se punissent surtout, car ils tuent l'estime filiale et l'amour. Les enfants ont un sens très aigu du fair-play.

S'il est décidé d'administrer un châtiment corporel, il doit être suffisamment piquant pour qu'on s'en souvienne. Les parents qui tempèrent leur justice avec patience et amour ne sont pas souvent obligés de recourir aux châtiments corporels.

Les enfants ne devraient jamais être frappés à la tête. Tirer ou frapper les oreilles ne devrait pas être considéré comme une guerre civilisée. Les coups portés à la tête peuvent détruire en partie les capacités auditives et affecter le cerveau.

Une autre chose qui ne relève peut-être pas de la punition au sens strict du terme est de soulever un enfant par l'un des bras. Les femmes sont enclines à faire cela. Souvent, cela luxe partiellement l'articulation du coude. Les enfants pleurnichent et personne ne sait exactement ce qui se passe. Si un bras est occupé et que l'enfant doit être soulevé d'un trottoir à la rue ou au-dessus d'une flaque d'eau, penchez-vous et passez le bras inoccupé autour du corps de l'enfant et aucun mal ne sera causé.

Personne ne devrait suggérer à l'enfant que c'est mauvais. Il vaut mieux s'attarder sur la bonté. Si l'on dit souvent à un enfant qu'il est mauvais, il commencera bientôt à être à la hauteur de son nom et de sa réputation, tout comme le font souvent les adultes.

De nombreux parents ont l'habitude d'effrayer leurs enfants. Si les petits pleurent ou désobéissent, on leur dit que le croque -mitaine les poursuit, ou on les menace d'être jetés dans le noir, ou peut-être qu'un animal ou une mauvaise personne vient les chercher. La peur est nuisible à tout le monde, elle est ruineuse à la fois pour le corps et l'esprit, et elle est particulièrement néfaste pour les enfants en pleine croissance. La peur qui leur a été inculquée pendant l'enfance persiste chez certaines personnes jusqu'à la fin de leur vie. Il n'est pas rare de trouver des personnes qui n'osent pas sortir seules la nuit tombée parce qu'elles ont eu peur dans leur enfance. Les enfants aiment les histoires passionnantes qui inspirent naturellement la peur, mais il n'est pas difficile pour le lecteur ou le conteur d'informer les plus petits qu'il n'y a pas de gros ours noirs ni de voleurs audacieux dans le quartier et que désormais il n'y a plus rien à craindre dans le quartier. obscurité.

Beaucoup apprennent aux enfants à avoir honte de leur corps. Chaque partie du corps a son utilité et tout ce qui est utile est bon. Ceux qui n'abusent pas de leur corps n'ont pas de quoi avoir honte.

Dans le passé, l'éducation des enfants s'est déroulée dans une mauvaise direction. L'objectif a été de les remplir de faits isolés, dont beaucoup sont faux. Nous sommes en train de dépasser lentement cette tendance, mais il reste encore trop de choses à faire. Grâce en grande partie à Froebel et au Docteur Montessori, nos méthodes deviennent plus naturelles. L'adulte apprend en faisant et l'enfant aussi. Le Docteur Montessori apprend aux enfants à utiliser tous leurs sens. Elle leur donne des tissus de textures variées et des objets de formes et de couleurs différentes. Ils apprennent ainsi les couleurs, les formes, la douceur, la rugosité, etc. Elle leur apprend à s'habiller, à se déshabiller et à prendre leur bain. Elle les laisse circuler dans la salle de classe au lieu de les obliger à rester assis à leur pupitre dans des positions exiguës. Ils acquièrent ainsi des connaissances qu'ils n'oublieront jamais. Ils apprennent à lire, à écrire et à figurer de manière ludique en orientant correctement leur curiosité. Les tout-petits de quatre ans, voire plus jeunes, sont souvent capables de lire, et il n'y a eu aucune contrainte. Tout est le résultat de l'utilisation de la curiosité de l'enfant.

Si les enfants sont délicats, il ne faut pas les mettre dans une salle de classe avec trente ou quarante autres enfants. Gardez ces enfants dehors lorsque le temps le permet et permettez-leur de devenir forts. L'éducation se fera toute seule plus tard. Il n'y a rien à gagner à surcharger un enfant délicat dans une salle de classe trop souvent mal aérée et à organiser des funérailles un peu plus tard.

Les enfants devraient apprendre les quelques règles fondamentales simples de la nutrition jusqu'à ce qu'elles deviennent une seconde nature. Une connaissance approfondie du fait qu'il est très nocif de manger en cas d'inconfort physique ou mental vaut dix mille fois plus pour un enfant que la capacité d'extraire une racine cubique ou de réciter avec désinvolture : " Arma virumque canoë Trojae ", etc. La prise de conscience que la sous-mastication et la suralimentation provoquent une dégénérescence mentale et physique est bien plus précieuse que la capacité de démontrer qu'une ligne droite est la distance la plus courte entre deux points. Cette connaissance peut être transmise de manière si discrète que l'enfant ne le fait pas. réalisez que c'est un apprentissage, car les opportunités sont nombreuses.

Lorsqu'un enfant tombe malade et est assez grand pour comprendre, au lieu de sympathiser avec lui, expliquez-lui comment la maladie est apparue, et rappelez-vous qu'en expliquant, vous pouvez laisser les germes hors de question, car les maladies de l'enfance sont presque entièrement dues à des maladies inappropriées. alimentation. La valeur d'une telle éducation est au-delà de tout prix, car c'est une forme d'assurance maladie. Réformer la race signifie qu'il faut commencer par les enfants.

Dans certaines régions d'Europe, les personnes cultivées ont une connaissance pratique de deux ou trois langues. C'est certainement pratique. Ceux qui souhaitent que leurs enfants connaissent une ou deux langues outre l'anglais doivent se rappeler que dans l'enfance, deux langues s'apprennent aussi facilement qu'une seule, si elles sont parlées. Ceux qui savent utiliser trois langues à l'âge de quatre ans ne sont pas des enfants prodiges. Ils ont eu l'occasion d'apprendre et les langues sont tout simplement absorbées. L'enseignement des langues dans les écoles publiques est une plaisanterie. Après avoir étudié le français ou l'allemand pendant plusieurs années, les écoliers ne peuvent pas parler des choses courantes de la vie dans ces langues, même s'ils en savent peut-être plus sur la grammaire que les autochtones. En d'autres termes, ils connaissent la science de la langue, mais pas la langue elle-même.

Il arrive un moment où l'enfant veut connaître l'origine de la vie. Si les parents ont été des compagnons, ils peuvent transmettre ce savoir mieux que quiconque. S'il n'est pas en mesure de s'expliquer, le médecin de famille doit pouvoir transmettre son savoir avec délicatesse. Je ne crois pas que de telles connaissances devraient être transmises aux classes mixtes des écoles publiques, comme le préconisent certains. Si les parents font leur devoir, il n'y aura pas besoin d'éducation publique en matière d'hygiène sexuelle.

Le médecin doit être un éducateur et mérite donc d'être pris en considération ici. Presque toutes les familles ont leurs conseillers médicaux, et ces professionnels ont le pouvoir d'apporter plus de soleil dans les foyers que ce que leurs honoraires peuvent payer. D'un autre côté, ils peuvent donner, et ils le font trop souvent, à la fois des conseils et des remèdes nuisibles. Ils devraient semer la vérité. Si le nourrisson est bien soigné, il n'est jamais malade. Étant donné qu'il existe peu de familles disposant des connaissances suffisantes pour garder leurs bébés en bonne santé à tout moment, les appels au médecin sont nombreux. Les parents sont généralement indûment inquiets au sujet de leurs nourrissons. Presque toujours, le problème se situe principalement au niveau du tube digestif, dû à une mauvaise alimentation, et le médecin, grâce à sa vaste expérience, peut soulager l'anxiété des parents et, en même temps, leur dire où ils ont commis leurs erreurs et comment ils ont causé des souffrances à leur enfant. petits.

Bien entendu, il ne doit y avoir aucune administration de médicaments ni aucune injection de corps étrangers dans la circulation sanguine. Repos, calme, propreté et chaleur sont ce dont les enfants ont besoin pour retrouver la santé. Le bon médecin, lorsqu'il conseille des parents intelligents qui souhaitent faire de leur mieux pour leurs enfants, veillera à ce qu'il n'y ait que peu ou pas de maladie.

Si les parents ne savent pas quoi faire, la procédure la plus économique consiste à consulter un médecin qui connaît la nature et qui a confiance en elle. Ne faites pas attention aux femmes aux paroles prodigieuses qui donnent des conseils « parce qu'elles ont eu beaucoup d'enfants et les ont tous enterrés ».

Il n'est pas aussi difficile d'élever des enfants en bonne santé que des enfants malades. C'est si simple qu'il faut plusieurs pages pour l'expliquer.

CHAPITRE XXVIII.

DURÉE DE VIE.

La vieillesse d'aujourd'hui évoque une image de décrépitude et de décadence. C'est parce qu'il n'y a pratiquement pas de vieillesse naturelle. Ceux qui vivent de manière à être en mauvaise santé pendant les premières années de leur vie ne se porteront pas bien s'ils atteignent un âge avancé. Les personnes âgées peuvent être en bonne santé physique et mentale. Pour atteindre cette fin désirable, il est nécessaire de vivre correctement pendant la première partie de la vie. Il est vrai que les gens peuvent se dissiper et se réformer, puis vivre longtemps dans le confort, mais généralement ceux qui dépensent trop généreusement détruisent leur capital et sombrent dans la faillite physique ou mentale.

Nombreux sont ceux qui, dans la force de l'âge, déclarent qu'ils ne souhaitent pas vieillir. Leur désir d'une vie courte peut facilement être satisfait. Il suffit de vivre de manière conventionnelle et les chances de mourir avant d'atteindre cinquante ou soixante ans sont bonnes. Quelques-uns vivent jusqu'à soixante-dix ans ou plus malgré la dissipation, mais ce sont là des exceptions. Au départ, ils étaient dotés d'excellentes constitutions, des constitutions conçues pour durer plus de cent ans. Là où nous trouvons quelqu'un qui a vécu longtemps malgré l'intempérance, des milliers de personnes en sont mortes.

La plupart des gens désirent rester longtemps sur terre et peuvent réaliser leur souhait. Ils peuvent avancer dans les années en bonne santé physique et avec une sérénité d'esprit croissante. Le bien-être physique et mental est nécessaire pour atteindre l'espérance de vie. La vieillesse ne doit pas être considérée comme isolée du reste de la vie. Ce n'est qu'une des phases naturelles. Ceux qui ne vivent pas vieux n'ont pas réussi à vivre complètement.

Ceux qui expriment leur désir de mourir jeunes changent généralement d'avis lorsqu'ils affrontent la mort. L'homme s'accroche à la vie.

La vieillesse est une condition souhaitable. Les tempêtes physiques ont été maîtrisées si la vie a été bien dépensée. D'un autre côté, les défauts et les faiblesses des indulgents s'accentuent et, dans de tels cas, la vieillesse est un malheur.

Personne ne sait quelle est la durée naturelle de la vie de l'homme. Les anatomistes et les physiologistes comparent le corps humain avec celui de divers animaux. En cela, ils sont justifiés, car nous évoluons tous selon les mêmes lois. La plupart des animaux, lorsqu'on les laisse vivre comme la nature les a voulus, atteignent un âge de cinq à six fois la durée de leur période de croissance. L'être humain, grâce à sa capacité à contrôler son environnement, devrait être capable de faire encore mieux que cela. L'homme atteint sa maturité physique entre vingt et vingt-cinq ans. Cela porterait son âge naturel entre cent vingt-cinq et cent cinquante ans. Il existe des cas enregistrés qui ont vécu plus longtemps et il se pourrait que si l'homme cessait de s'engager dans la voie de l'autodestruction et consacrait plus de réflexion et de temps au bien-être de la race, la vie se prolongerait même au-delà de cent cinquante ans. . RT Trall , MD, pensait que l'homme devrait vivre jusqu'à deux cents ans.

"Ce que l'homme a fait, l'homme peut le faire." Si une longue vie en vaut la peine , il viendra sans aucun doute un moment où l'on pourra en profiter. L'inquiétude, l'inquiétude et la précipitation insensée d'aujourd'hui disparaîtront sans doute en partie avec le temps. Les hommes et les femmes auront alors le temps de vivre, au lieu de se contenter d'exister, comme le font la plupart des gens aujourd'hui. Les hommes ont vécu longtemps et ont trouvé la vie belle. Une longue vie n'est peut-être pas souhaitable en soi, mais le bénéfice que peuvent apporter à la race ceux qui sont avancés en âge est souhaitable. Parfois, un individu brillant apparaît sur la scène, accomplissant un travail supérieur au matin de la vie, mais la plupart des travaux qui ont été jugés dignes de la considération des âges ont été réalisés par des hommes d'âge mûr.

Galen, le célèbre médecin, aurait vécu jusqu'à un âge avancé. Il est difficile de dire exactement quel âge il avait, mais il avait probablement dépassé le cap du siècle à sa mort. Sa longue vie lui a donné le temps d'accomplir un travail qui est apprécié après dix-huit siècles. Pendant plusieurs centaines d'années après sa mort , il a dominé la pratique de la médecine et on parle aujourd'hui de lui aussi souvent que de n'importe quel médecin vivant.

Thomas Parr, un Anglais, est décédé à l'âge de cent cinquante-deux ans. Il était sain et sauf jusqu'à la fin. Malheureusement, sa réputation a voyagé loin. Il fut amené à la cour d'Angleterre, où il fut bu et dîné, et en conséquence il mourut. Avant cela, il avait toujours mené une vie simple. Une autopsie a été pratiquée et les médecins ont constaté que ses organes étaient en excellent état. La seule raison qu'ils pouvaient donner pour sa mort était son départ de la vie simple qu'il menait dans sa maison.

Henry Jenkins, également Anglais, a vécu jusqu'à l'âge de cent soixante-neuf ans. Il vivait très frugalement et était toujours en bons termes avec la nature. Sa boisson préférée était l'eau, même s'il consommait avec modération des « houblons amers ». Il était modéré en toutes choses, et on dit qu'il ne fut jamais vraiment malade jusqu'à la fin de sa vie. Il n'était pas ratatiné ni ratatiné, mais un homme d'apparence saine. Le roi Charles II. a envoyé une voiture pour amener M. Jenkins à Londres, alors qu'il avait cent soixante ans. Le vieux monsieur a refusé de monter à cheval et a parcouru à pied les deux cents milles jusqu'à la métropole. Le roi l'interrogea sur sa vie et désira connaître la raison de sa longévité. M. Jenkins a répondu qu'il avait toujours été sobre et sobre et que c'était la raison de ses nombreuses années. Le Joyeux Monarque n'était ni sobre ni tempérant, et soyez sûr que cette réponse ne lui plut pas. M. Jenkins était plus sage que M. Parr, refusant de se dissiper, même s'il était vieux. Il retourna donc chez lui pour profiter de la vie neuf ans de plus.

Ces deux cas sont authentiques.

Tous connaissent les récits de la Bible. Il est difficile de dire s'ils sont figuratifs ou non. Cependant, les cas de longévité enregistrés sont si nombreux qu'ils reposent très probablement sur des faits. Les Hébreux d'autrefois devaient avoir vécu longtemps. Cent vingt ans n'était pas un âge extrême. Dans la Genèse, il y a le récit de plusieurs personnes âgées de plus de cinq cents ans, et de quelques-unes de plus de neuf cents ans. À l'époque des apôtres, la durée de vie des Hébreux était devenue plus courte, d'où le dicton de soixante-dix ans. Entre l'époque de Moïse et celle des apôtres, les Hébreux avaient progressé – ou dirons-nous dégénéré ? – d'un peuple semi-barbare à un peuple possédant les grâces et aussi les vices d'une civilisation supérieure. Les Hébreux d'autrefois étaient des laboureurs qui vivaient simplement et tiraient leur vigueur de la terre.

La cause de tant de souffrances inutiles et de décès prématurés a été évoquée ailleurs dans ce livre. En bref, c'est une mauvaise façon de vivre et une mauvaise pensée. L'air impur et la mauvaise nourriture ne tuent pas plus sûrement que l'inquiétude.

Le corps des enfants est composé en grande partie d'eau. Les structures sont flexibles et élastiques. Les os sont constitués principalement de structure cartilagineuse. À mesure que les enfants grandissent, davantage de matières solides se déposent dans le corps et la proportion de matières solides dans l'eau augmente. La chaux se dépose dans les os. Lorsqu'ils sont entièrement calcaires , on dit qu'ils sont ossifiés. Une fois ce processus terminé, plus aucune croissance ne peut avoir lieu. La formation osseuse se poursuit jusqu'à l'âge de vingt-cinq ans environ. A cet âge le corps est efficace. Les fluides circulent sans obstruction. Si cette condition était maintenue, il n'y aurait pas de dégradation.

Durant les premières années de la vie , la consommation alimentaire est importante, proportionnellement au poids du corps. L'enfant est actif et utilise beaucoup de carburant pour produire de l'énergie et réparer les déchets. Une quantité considérable de nourriture est nécessaire pour la musculation. À ce moment-là, un os cassé se répare rapidement et les coupures guérissent en peu de temps. Avec les années, viennent la lenteur et la paresse des différentes activités vitales. Le ralentissement peut être retardé presque indéfiniment par des soins corporels appropriés.

Si la circulation pouvait être maintenue et la pureté du sang préservée, la vieillesse serait évitée. Un corps sain est capable de se nettoyer dans des conditions favorables et tant que le corps est propre de part en part, il n'y a aucune possibilité de maladie et il ne peut y avoir de vieillissement. Par vieillissement, je n'entends pas tant le nombre d'années vécues que le degré de durcissement et de dégénérescence du corps qui se produit.

Certains sont aussi vieux à quarante ans que d'autres à soixante-dix ans.

Lorsque les gens ont atteint la maturité physique , ils devraient commencer à réduire leur consommation alimentaire. Il n'y a alors pas besoin de matériaux de construction. Il suffit de réparer les déchets et de maintenir la température. L'individu de vingt-sept ans devrait manger un peu moins qu'à vingt ans et, à trente -cinq ans, il aurait dû réduire encore plus sa nourriture et rendre ses repas très simples. Les enfants apprécient la satisfaction du sens du goût, mais à l'âge de trente-cinq ans, un homme a suffisamment vécu et expérimenté suffisamment pour savoir que la satisfaction excessive des appétits est un plaisir éphémère et inutile, qui coûte toujours plus cher qu'il ne vaut . . Il est préférable de prendre de bonnes habitudes quand on est jeune, car il est difficile de le faire après avoir vieilli. L'homme qui se réforme après cinquante ans est l'exception.

Les enfants sont friands de céréales et de sucres. Ils peuvent manger ces aliments deux ou trois fois par jour et s'épanouir. Un homme de trente-cinq ans devrait avoir pour règle générale de limiter sa consommation de féculents à une fois par jour. Divers physiologistes affirment que jusqu'à seize onces d'amidon sec (l'équivalent d'environ trente onces de pain ordinaire) sont nécessaires chaque jour. C'est vraiment trop. Très peu de gens peuvent manger de manière rentable plus de quatre onces d'amidon sec par jour, et pour beaucoup, c'est trop. En mangeant autant que ce qui est préconisé par la population et les professionnels, il en résulte une carie précoce et la mort.

Les artères sont normalement souples et élastiques. Lorsque l'on consomme trop de nourriture, le système est incapable de se nettoyer. Des débris sont laissés à différents endroits. L'un des lieux d'hébergement préférés se trouve dans les couches des artères. Après la formation de dépôts considérables, les artères perdent leur élasticité. Ils deviennent durs et inflexibles. Une artère radiale normale peut facilement être comprimée avec un seul doigt. Parfois, l'artère radiale devient si dure qu'il est difficile de la comprimer avec trois doigts. À mesure que les artères se durcissent, elles deviennent plus fragiles et parfois elles se brisent, ce qui entraîne souvent un accident mortel.

Cette dureté des artères gêne la circulation, car la tonicité et l'élasticité naturelle des parois vasculaires sont une des aides à une circulation normale.

Tant que les artères sont normales, toutes les parties du corps baignent dans un flux sanguin en constante évolution. Les muscles, les nerfs, les os, en fait toutes les parties du corps, éliminent de la circulation sanguine les éléments nécessaires à la réparation ou à la construction des différents tissus. Ils jettent également dans la circulation sanguine les déchets et les déchets dus à la réparation et à la combustion constantes qui se produisent dans tout le corps. Le sang quitte ensuite ces déchets avec la peau, les poumons, les reins et les intestins, qui les rejettent hors du corps.

Tant qu'il y a suffisamment de carburant et de nourriture, mais pas trop, et tant que tous les débris sont emportés, la santé existe. Mais si ce processus est déséquilibré, des maladies apparaîtront. L'apport alimentaire est rarement trop faible, même si la digestion est souvent si mauvaise qu'une quantité insuffisante de bonne nourriture pénètre dans le sang. La vieillesse est en grande partie due à la suralimentation et à la consommation de mauvais types d'aliments. C'est ainsi que la suralimentation provoque un vieillissement prématuré, lorsqu'elle ne tue pas plus rapidement : lorsqu'on consomme trop de nourriture, une trop grande quantité est absorbée dans le sang, à condition que les processus nutritifs soient actifs. Ensuite, toute la nourriture présente dans le sang ne peut pas être utilisée pour la réparation et le carburant. Le reste doit être soit excrété, soit stocké dans le corps sous forme de dépôts. Si ce stockage a lieu dans les articulations, il peut en résulter des rhumatismes ou la goutte et parfois même un blocage complet des articulations (anchylose). S'il est stocké dans les parois des vaisseaux sanguins, ceux-ci deviennent durs et inflexibles. Quel que soit l'endroit où se produisent les dépôts, certains d'entre eux se retrouveront dans les parois des vaisseaux sanguins. Lorsque ces vaisseaux durcissent, leur calibre diminue. Le résultat est que le cœur est obligé de travailler très dur, mais même dans ce cas, suffisamment de sang ne passe pas dans les vaisseaux. La circulation devient lente. Le sang stagne dans les différentes parties.

Dans ce cas, les pièces ne sont pas suffisamment alimentées en oxygène et en nourriture de première qualité et les déchets ne sont pas évacués en quantité suffisante. Désormais, les milliards de cellules qui composent le corps baignent constamment dans du sang empoisonné. Le résultat est une diminution du tonus physique, ou une dégénérescence, de tout le corps. Au début, ce sont les mains et les pieds qui souffrent le plus d'un mauvais apport sanguin et deviennent facilement froids. Ceux qui souffrent constamment de mains et de pieds froids doivent savoir qu'ils vieillissent, même s'ils n'ont que vingt ans.

Une telle condition donne souvent lieu à des varices dans les jambes. Les pieds sont si éloignés du cœur et le retour du sang est si long que la circulation dans les membres inférieurs devient facilement lente. Les tissus flasques et détendus et les vaisseaux sanguins durcis permettent au sang de stagner. C'est pourquoi la gangrène sénile est si fréquente dans les pieds et si souvent mortelle.

Le cerveau est abondamment approvisionné en sang, mais le durcissement des artères prive souvent cet organe de sa nourriture nécessaire. Alors les facultés supérieures commencent à abdiquer. Si le durcissement est important, un ramollissement sénile du cerveau peut avoir lieu. Cela est toujours dû à un manque de sang pur. Parfois, les artères sont suffisamment fragiles pour se briser. La calvitie est un autre symptôme de décadence physique. Les follicules pileux ne sont pas correctement nourris, car les artères sont devenues tellement contractées et les tissus du cuir chevelu tellement durcis qu'il n'y a plus assez de sang pour nourrir les racines des cheveux. La calvitie commence au sommet de la tête, généralement la seule partie touchée, car la plus éloignée de l'apport sanguin. La calvitie est aussi en partie due au port du couvre-chef chez l'homme. Les femmes sont rarement chauves. Il y a un dicton qui dit qu'il n'y a pas d'hommes chauves dans les hospices. Même si cela était vrai, ce ne serait pas très consolant, car les chauves dans les rues sont nombreux.

La suralimentation provoque également un vieillissement prématuré car elle entraîne une fermentation dans le tube digestif. Les acides produits provoquent la dégénérescence de divers tissus, ayant un effet particulièrement néfaste sur le système nerveux, ce qui reflète le mal sur d'autres parties du corps.

Il est bon de garder à l'esprit comment cela se produit : d'abord il y a la suralimentation ; trop de nourriture mal préparée passe dans la circulation sanguine ; cela rend le sang impur ; des dépôts se forment, provoquant un durcissement des tissus et une réduction de la lumière des vaisseaux ; le sang devient plus impur et la circulation est lente ; les tissus sont constamment baignés de sang impur, provoquant une dégénérescence supplémentaire. Lorsqu'un certain point est atteint, la nature n'en peut plus et la vie s'envole.

Ceux qui souhaitent rester jeunes doivent réfléchir au choix de leur alimentation, surtout s'ils sont de bons mangeurs. Si l'on consomme seulement suffisamment de nourriture pour maintenir le corps bien nourri , ce qui est mangé ne fait pas beaucoup de différence, à condition qu'il contienne suffisamment d'aliments frais, car lorsque l'on consomme seulement assez de nourriture pour fournir du carburant et du matériel de réparation, la nourriture sera entièrement utilisée. et aucun ne fermente dans le tube digestif et ne forme de dépôts dans le corps. Le corps se maintient alors propre, ou du moins la formation de dépôts se fait si lentement qu'elle est à peine perceptible. Ceci peut être comparé au processus qui se déroule dans les conduits de fumée d'une chaudière. Alimentez correctement et ils restent propres. Étouffez le foyer avec un excès de charbon et la combustion est si incomplète que les conduits de fumée se remplissent rapidement et que les grilles sont souvent grillées. Il en va de même pour le corps : si vous vous nourrissez trop, les organes digestifs sont brûlés par la quantité anormale d'acide produite et les vaisseaux sanguins sont remplis de débris.

Comme la plupart des gens n'ont pas la maîtrise de soi nécessaire pour manger une quantité normale de nourriture, ils doivent choisir des aliments compatibles et pas trop concentrés. Trop de viande provoque une dégénérescence de toutes les parties du corps et un durcissement. Trop d'amidon provoque de l'acidité et un durcissement. Les fruits et légumes légers ont tendance à surmonter ces processus dégénératifs.

L'amidon est sûrement le principal responsable du vieillissement des personnes. C'est un aliment tellement concentré qu'il est facile d'en manger trop, surtout lorsqu'il est consommé sous des formes molles, comme les bouillies, le pain frais, les galettes et la purée de pommes de terre. Si les gens mastiqueaient soigneusement leurs féculents, cela réduirait considérablement le risque de trop manger . Il est courant de manger du pain trois fois par jour et de prendre en plus des pommes de terre une à deux fois par jour. Ceux qui consomment autant d'amidon transportent dans l'organisme plus de nourriture qu'il ne peut en utiliser et plus de sels minéraux qu'il ne peut en excréter. Il en résulte la formation de dépôts, principalement de carbonate de chaux et de phosphate de chaux ; les dépôts graisseux sont également fréquents.

Afin de vivre longtemps et confortablement, il serait bon de réduire la consommation d'amidon à une fois par jour. Les viandes sont également répréhensibles lorsqu'elles sont consommées en excès. C'est à eux que l'on peut attribuer la responsabilité principale de la formation de dépôts gélatineux dans le corps. Cependant, ils ne transportent pas autant de matières terreuses dans la circulation sanguine que les amidons. Il est préférable de manger de la viande une fois par jour, voire plus rarement. La viande ne devrait certainement pas être consommée plus de deux fois par jour, même par ceux qui sont âgés. Les gens qui se soucient suffisamment de l'amidon pour en prendre trois fois par jour, ou qui sont obligés de vivre principalement de cet amidon, vieillissent et deviennent plus simples plus rapidement que ceux qui sont capables de consommer plus abondamment des protéines plus coûteuses. La chair obtenue à partir de jeunes animaux et d'oiseaux n'est pas aussi fortement chargée de matières terreuses que celle obtenue à partir d'animaux et d'oiseaux âgés.

Les fruits et les noix ne contiennent pas autant de matières terreuses que les féculents et les viandes. Les fruits sucrés pourraient avec profit prendre en partie la place des féculents. Le sucre qu'ils contiennent, qui a la même valeur nutritive que les amidons, ne nécessite que très peu de préparation avant d'entrer dans la circulation sanguine. Une grande partie de l'énergie nécessaire à la digestion de l'amidon est ainsi économisée. D'un autre côté, consommer trop de sucre raffiné est encore pire qu'une consommation excessive d'amidon. Les noix ne sont pas difficiles à digérer si elles sont bien mâchées.

L'inconvénient des fruits acides au cours des dernières années de la vie est qu'ils fluidifient le sang et provoquent des frissons. Cela est vrai s'ils sont consommés de manière trop libérale. Il n'est pas nécessaire de s'abstenir de manger des fruits acides, mais il faut les consommer avec modération et choisir les plus doux. Les poires, les pommes douces et les raisins sont meilleurs que les oranges, les pamplemousses et les abricots. Ceux qui ont appris la modération peuvent manger tous les fruits désirés, car ils ne seront pas gênés par ce dont un appétit normal a besoin.

Les légumes contiennent une quantité considérable de matière terreuse, mais en raison de leur utilité à garder le sang sucré, ils devraient être consommés plusieurs fois par semaine.

Ceux qui pensent que la consommation excessive de féculents est trop sévèrement condamnée se tournent vers le cheval. Lorsqu'il est autorisé à se déplacer et à prendre sa nourriture naturelle, l'herbe, il reste en bonne santé et vit jusqu'à quarante ans ou plus. Lorsqu'il est obligé de manger de grandes quantités de maïs et d'avoine, très riches en amidon, le cheval devient apathique et lent dès son plus jeune âge. Il est vieux à quinze ans et avant vingt ans il est généralement mort. Lorsque les chevaux souffrent de raideurs articulaires, quelques semaines passées au pâturage, où ils n'ont que de l'herbe verte et de l'eau, éliminent les raideurs et les rajeunissent. Cela montre ce que la consommation de la salade verte de la nature fait pour eux. Tout bon éleveur vous dira que donner trop de céréales « brûle une vache ». Cela fait exactement la même chose pour un être humain, il le brûle et le remplit de clinkers. Beaucoup de gens pensent qu'il est difficile de manger et de boire avec modération, mais ce n'est pas le cas. Il apporte une telle sensation de bien-être et de confort qu'il est incroyable pour ceux qui ne l'ont pas expérimenté.

Beaucoup envient les riches, pensant qu'ils peuvent vivre et vivent effectivement dans l'émeute. Les hommes riches doivent vivre aussi simplement que s'ils étaient pauvres, sinon ils perdront bientôt l'efficacité mentale qui leur a valu leur fortune, car lorsque la santé se détériore, la puissance mentale est réduite.

Selon les informations du Saturday Evening Post, les habitudes alimentaires d'un grand nombre de nos hommes d'affaires les plus influents sont très simples et la quantité de nourriture consommée est faible. John D. Rockefeller pourrait difficilement vivre plus simplement et clairement que lui. William Rockefeller, George F. Baker, James Stillman, Otto H. Kahn, Thomas Fortune Ryan, George W. Perkins, J. Ogden Armor , John H. Patterson, Jacob H. Schiff et Andrew Carnegie, tous des géants du monde des affaires disposant de suffisamment d'argent pour subsistent des mets les plus chers, vivent plus simplement que l'Américain moyen qui se plaint du coût de la vie élevé. C'est le prix qu'ils ont dû payer pour réussir et c'est le prix que vous et moi devrons payer pour vivre avec succès, même si notre réussite ne prend peut-être pas la forme d'un pouvoir financier.

La seule exception notable parmi les grands financiers à la règle de la simplicité était JP Morgan. Ses habitudes alimentaires étaient quelque peu grossières, mais en raison de sa constitution robuste, il vécut jusqu'à plus de soixante-quinze ans. S'il s'était donné un peu plus de soin , il serait en vie aujourd'hui. On dit que ses puissants cigares noirs ne lui ont fait aucun mal apparent, mais ceux qui ont lu le récit de sa dernière maladie ne peuvent pas accepter cette affirmation avec compréhension. M. Morgan a commencé avec suffisamment de vitalité pour vivre et travailler bien au-delà du siècle. John D. Rockefeller n'était pas fort physiquement lorsqu'il était jeune. Il a été contraint de prendre soin de lui et d'être modéré. Il a aujourd'hui plus de soixante-dix ans et est en bonne santé.

John W. Gates est mort en martyr des excès, en partie de l'excès de nourriture. Il manquait d'équilibre. Son fils suivit ses traces et mourut jeune.

Frank A. Vanderlip , qui pèse lourd sur l'horizon financier, ne prend que deux repas par jour, dont il tire suffisamment de nourriture pour faire du bon travail et il affirme que ce plan est un gage d'efficacité. Peut-être que, maintenant que des hommes comme M. Vanderlip vivent bien avec deux repas par jour, il est temps de cesser de traiter ceux qui vivent ainsi de « à la mode ». Manger trois repas par jour est une habitude et beaucoup peuvent très bien s'entendre avec deux repas, et quelques-uns ne prennent qu'un seul repas par jour.

EH Harriman vivait aussi simplement. Il illustre le mal d'un esprit mal contrôlé. Il mourut à peine après soixante ans, probablement parce que son corps frêle était trop faible pour abriter sa grande ambition. Il emmenait ses affaires partout où il allait. Lorsqu'il était malade et que son médecin lui interdisait de faire des affaires, M. Harriman avait un téléphone caché dans sa chambre et dès que le médecin était parti, il était en ligne.

Une autre cause de vieillissement prématuré est la consommation d'eau très dure. La matière terreuse est absorbée dans la circulation sanguine avec l'eau, et une partie se dépose dans les différents tissus. Les personnes au-delà de la cinquantaine devraient boire de l'eau contenant seulement une petite portion de sels. Ceux qui consomment quotidiennement des fruits ou des légumes frais reçoivent tous les sels dont le système a besoin. Même les jeunes ne devraient pas boire une eau trop dure. Nous pouvons bien illustrer les dommages causés par une eau trop dure en faisant référence à la maladie connue sous le nom de crétinisme. Cette maladie est très répandue dans certaines régions d'Europe. On dit que la maladie est héréditaire, ce qui est discutable. Ce qui est hérité, c'est l'environnement et les habitudes des parents. La cause principale est sans doute la surabondance de matières terreuses dans l'eau potable. Les crétins sont défavorisés de visage et de silhouette. Ils n'atteignent pas une maturité mentale ou physique normale. Ils sont vieux bien avant que la personne normale ait atteint la fleur de l'âge. Ils meurent jeunes et vivent rarement plus de trente ans. Les os sont complètement ossifiés de façon précoce, ce qui est la cause de leur petite taille et de leur bêtise. Les os du crâne durcissent si tôt que le cerveau n'a plus la possibilité de se développer.

Il n'est pas nécessaire de souffrir, même à un degré léger, de la maladie du crétinisme. Si l'eau est très dure, il est facile de distiller ce qui est nécessaire à la consommation. Cette eau doit au moins être bouillie. Il vaut bien mieux avoir une bouilloire tapissée de matières terreuses que d'avoir un tel revêtement dans nos artères.

L'utilisation excessive de sel de table est une autre cause du vieillissement précoce. C'est un bon conservateur et il conserve très bien la viande. Les gens utilisent depuis longtemps le sel comme conservateur et peut-être ont-ils pris l'habitude de manger du sel de cette façon, en l'utilisant d'abord sur les aliments à conserver, puis sur presque tous les aliments. Les sels en excès, en particulier le sel de table, aident à momifier ou à mariner ceux qui en consomment trop généreusement. L'ajout de chlorure de sodium aux aliments n'est pas nécessaire. Nous obtenons tout ce dont nous avons besoin de ce sel dans nos fruits, légumes et céréales. Le sel doit être utilisé avec modération.

L'alcool, le tabac et le café sont nocifs. Cependant, on constate que la plupart des personnes âgées consomment un ou plusieurs de ces médicaments depuis de nombreuses années, ce qui est souvent en grande partie responsable de leur vieillissement. La suralimentation provoque plus de décès que tout autre facteur. La consommation de tabac, de café ou d'alcool a tendance à réduire le désir de nourriture et ces drogues se révèlent donc parfois conservatrices de la vie individuelle, bien qu'elles soient incontestablement des maux raciaux. Ils ne pourront jamais et ne remplaceront jamais la maîtrise de soi. Les sens nous ont été donnés pour notre protection, mais la plupart des gens en abusent pour une gratification temporaire, et ainsi ils s'orientent vers l'autodestruction.

Toutes choses étant égales par ailleurs, un enfant en bonne santé vivra plus longtemps qu'un enfant faible. Mais les autres choses ne sont pas égales, et il arrive donc souvent qu'un faible ait autant de chances de survivre qu'une personne en bonne santé. Les personnes fortes dilapident souvent leur héritage avant l'âge de quarante ou cinquante ans. Les gens en bonne santé sont très imprudents. Ils vont bien donc ils pensent qu'ils le resteront toujours. Quelle surprise quand, après trente ans, ils découvrent qu'ils ne peuvent pas faire impunément ce qu'ils pouvaient faire auparavant sans apparemment aucun mauvais résultat ! Lorsqu'ils sont avertis de leurs habitudes alimentaires, ils se vantent de pouvoir « manger des punaises ». Fumer et boire sont inoffensifs, dit-on ! Mais le jour du jugement arrive toujours et le bilan est souvent si lourd que, sous le traitement conventionnel d'aujourd'hui, ils meurent.

Le faible a été obligé d'être prudent. Des habitudes de modération se sont développées chez lui dans sa jeunesse et sa santé s'est améliorée à mesure qu'il avançait en âge. Il ne sera peut-être jamais fort, mais une grande force physique n'est pas essentielle à la santé. Ainsi, les forts périssent souvent et les faibles survivent. Si les deux classes vivaient avec le même soin, les forts survivraient et surpasseraient à chaque fois les faibles.

Il est nécessaire de donner quelques soins à la peau si l'on souhaite rester en bonne santé pendant la dernière partie de la vie. La peau a tendance à durcir, ce qui ne doit pas être autorisé. Il restera toujours doux s'il est correctement entretenu. Lorsque nos ancêtres parcouraient les forêts et les plaines avec presque aucun vêtement, la peau exposée à la pluie et au soleil, il n'était pas nécessaire de lui apporter des soins particuliers. Il servait à protéger leur corps et s'exerçait par son contact immédiat avec les éléments par tous les temps. Désormais, la peau a peu de possibilités d'exercer sa fonction protectrice et le résultat est qu'elle n'est pas aussi active qu'elle devrait l'être. La peau doit être active pour se débarrasser des déchets que les vaisseaux sanguins laissent avec elle. Le meilleur exercice pour cet organe important est le frottement. Il faut frotter tout le corps tous les jours et il serait bon de le faire deux fois par jour. Un frottement occasionnel avec de l'huile d'olive est également bon. Les frottements rendent le corps plus résistant. Ils aident également à maintenir la circulation active et la peau lisse et douce. Le sang est ramené près de la surface. La tendance, à mesure que nous vieillissons, est que la circulation se développe de moins en moins près de la surface et dans les extrémités. C'est une mort lente.

Le frottement quotidien est plus important que le bain quotidien. Si l'on frotte suffisamment , très peu de bains sont nécessaires, car une peau active se nettoie d'elle-même.

De nombreux hommes ont vécu de manière conventionnelle jusqu'à l'âge de quarante, cinquante ou soixante ans. Ils sont en bonne santé, ce qui signifie qu'ils ont pu travailler la plupart du temps, mais ont eu leur part de maladies qui les ont rendus incapables de travailler ou d'exercer leurs activités à plusieurs reprises. Ils découvrent qu'après avoir atteint un certain âge, ils sont sûrement en train de descendre physiquement et qu'ils ne sont plus aussi actifs mentalement qu'auparavant. La question est : peut-on faire quelque chose dans ces circonstances ? Très peu de ces personnes sont dans un état physique si mauvais que la mort est inévitable dans les prochaines années. S'ils recherchent les bons conseils et les suivent, ils peuvent généralement continuer à vivre en meilleure santé pendant trente à soixante ans encore.

Un exemple célèbre est celui de Louis Cornaro , un Italien, décédé en 1566 à l'âge de cent deux ans. Dans sa jeunesse, il était très indiscret et dissipé. Il vécut dans la débauche jusqu'à l'âge de quarante ans, puis il se retrouva dans une condition physique si mauvaise qu'il ne lui restait que quelques mois avant que la fin vienne. Il avait tout pour que la vie vaille la peine d'être vécue, sauf la santé, alors il a décidé d'essayer de retrouver la santé et de prolonger sa vie. Il a abandonné son ancienne vie, a commencé à vivre simplement et au lieu d'être un gaspilleur, il est devenu un citoyen utile. Nous ne pouvons pas obtenir d'informations précises sur ses habitudes à partir de ce qu'il a écrit, mais nous apprenons qu'il a réduit la quantité de nourriture consommée et utilisé moins de variétés. Il buvait également du vin avec parcimonie. Il n'avait pas d'idées précises concernant le régime alimentaire, sauf qu'il est préférable de manger avec modération et d'éviter les aliments qui ne lui conviennent pas. Selon ses propres mots : « Peu à peu, j'ai commencé à m'éloigner de ma vie désordonnée et, peu à peu, à embrasser la vie ordonnée. bien que, en raison de la faiblesse de ma constitution, j'ai été obligé d'être extrêmement prudent quant à la qualité et à la quantité de ma nourriture et de mes boissons. Cependant, les personnes dotées d'une forte constitution peuvent utiliser bien d'autres sortes et qualités de nourriture et de boisson, et en consomment en plus grande quantité que moi ; de sorte que, même si la vie qu'ils suivent est tempérée, elle n'a pas besoin d'être aussi stricte que la mienne, mais beaucoup plus libre.

Ces phrases ont été écrites cinquante ou soixante ans après qu'il ait changé de mode de vie et montrent à quel point M. Cornaro avait compris le fait important que tous les gens n'ont pas besoin d'être traités de la même manière. Ils montrent également qu'après avoir opéré ce changement, M. Cornaro n'a pas eu de difficulté à vivre simplement assez pour jouir de la santé. Dans presque tous les cas, il est temporairement désagréable d'abandonner le chemin qui mène à la mort et de prendre celui qui mène à la vie, mais une fois qu'on s'est habitué au nouveau chemin, il apparaît plus beau et plus agréable que l'ancien.

Si Cornaro était mort à quarante ans, comme l'aurait fait presque toute personne dans sa situation, sa vie aurait été une perte totale. Quelques-uns de ceux qui étaient ses bons compagnons et qui se sont dissipés avec lui auraient pensé à lui pendant quelques années et regretté sa disparition prématurée, car « c'était un bon garçon ». Il a vécu une vie utile pendant plus de soixante ans et nous doit ses belles exhortations à la modération.

Beaucoup des épaves physiques que nous rencontrons, qui vivront probablement encore quelques mois ou quelques années, si elles continuent comme avant, sont dans le même bateau que M. Cornaro à quarante ans . Ils ont acquis suffisamment d'expérience pour commencer à faire du bon travail et à apporter un certain bénéfice à l'humanité. Au lieu de vivre et de donner le meilleur d'eux-mêmes au monde, ils meurent. Le monde a dû éduquer ces gens, et cela coûte cher. Au lieu de vivre et de faire leur travail, ils nous quittent alors qu'ils devraient commencer à nous récompenser pour ce que nous avons fait pour eux. Ce sont des lâcheurs.

Supposons qu'Andrew Carnegie soit décédé au moment où il a vendu son entreprise sidérurgique. Pour la plupart des gens, il aurait laissé un mauvais souvenir, car même si nous aurions dû le considérer comme un succès du point de vue commercial, beaucoup d'entre nous diraient que les moyens n'étaient pas justifiés par la fin. Cependant, M. Carnegie a consacré de nombreuses années depuis à faire avancer la cause de la diffusion des connaissances et à œuvrer pour la paix universelle. Peut-être que lorsque Carnegie, l'homme d'affaires, sera presque oublié, Carnegie, l'éducateur, restera dans une mémoire tendre et reconnaissante. Il influence désormais les temps pour le bien et cette influence traversera les âges.

Un homme n'a pas le droit de dire qu'il est fatigué de la vie et qu'il veut mourir. La race a des droits sur lui. Nous apprenons de nos erreurs. La race en général doit payer et souffrir pour l'éducation de chaque individu. Lorsqu'un homme a acquis une certaine sagesse par l'expérience, nous avons le droit de la revendiquer comme la nôtre.

Beaucoup d'hommes sont sages dans leur propre domaine, mais ils ont été tellement occupés à s'occuper des affaires qui leur ont apporté le succès qu'ils ont omis d'apprendre à être en bonne santé. Ces personnes doivent à elles-mêmes et à l'humanité de prendre suffisamment de temps pour apprendre à vivre afin de pouvoir travailler en bonne santé. Plus la santé est bonne, plus leur produit est fin. Santé et efficacité vont de pair.

Que doit faire un homme lorsqu'il a atteint l'âge mûr et se trouve dégénéré ? Un homme devrait savoir comment vivre à quarante ans, mais s'il ne le sait pas, il devrait l'apprendre immédiatement. Il est peut-être vrai qu'« à quarante ans, un homme est un imbécile ou un médecin », mais il est temps et si un homme manque de sagesse à quarante ans , il doit immédiatement en acquérir. Une telle personne devrait consulter le meilleur conseiller en matière de santé possible, en évitant tout homme qui lui ferait prendre de la drogue. Ce dont il a besoin, ce n'est pas de médicaments, mais d'apprendre à vivre. Je suis convaincu que le lecteur attentif trouvera dans ce livre suffisamment de connaissances pour lui donner la clé de la situation.

Si le patient consomme des stupéfiants et des stimulants, il doit y mettre fin immédiatement. Même les moins nocifs, comme la bière et le vin léger, doivent être évités jusqu'à ce qu'une bonne santé soit acquise. Ces boissons ne doivent jamais être utilisées. S'ils sont pris rarement et avec modération, ils ne font aucun mal.

Dans tous les cas que j'ai observés, il a été nécessaire de simplifier la prise alimentaire, c'est-à-dire de réduire la quantité et le nombre des aliments pris à chaque repas, ainsi que de simplifier la cuisine. Le résultat est que l'individu reçoit moins de nourriture, mais celle-ci est de meilleure qualité, car la cuisson conventionnelle gâte une grande partie de la nourriture.

La plupart de ces hommes négligent de faire de l'exercice. Il faut être actif et ouvert, mais aussi prendre soin de cet organe important qu'est la peau. La constipation est courante et constitue un symptôme très gênant qui disparaît avec le temps si nous vivons correctement. L'absorption de poisons provenant d'un intestin inférieur constipé est l'un des facteurs à l'origine du vieillissement prématuré. Lorsque la constipation est surmontée, on ressent une sensation de bien-être physique et une clarté mentale impossible en présence de constipation.

Le traitement d'une telle maladie est très semblable au traitement du catarrhe ou de toute autre maladie curable, c'est-à-dire trouver les erreurs de la vie et les corriger.

Il est vraiment surprenant de constater à quel point les gens ont besoin de peu de nourriture après cinquante ou soixante ans. Si ces personnes mangent suffisamment pour être bien nourries, mais pas assez pour produire de mauvais sentiments, il n'y aura pas de maladie. Les personnes qui meurent de maladie sont des échecs physiques, car la fin naturelle ne se produit pas dans un bouleversement physique. Ceux qui vivent comme ils le devraient mourront sans aucune douleur. L'organisme se lasse tout simplement et entre dans son dernier sommeil.

Il y a des gens qui disent qu'il n'est pas nécessaire qu'il y ait une mort physique. Harry Gaze a écrit il y a quelques années un livre divertissant sur le sujet et a donné des conférences dans ce pays. Cela ne convaincra pas l'étudiant moyen de la nature que les humains peuvent vivre éternellement, car dans la nature il y a un changement constant. L'ordre de la vie est la naissance, le développement, la reproduction, le déclin et la mort. Il est peu probable que l'homme fasse exception.

On pense qu'autrefois, les hommes étaient plus grands et vivaient plus longtemps qu'aujourd'hui. Il n'y a pas beaucoup de fondement sur lequel une telle croyance puisse s'appuyer, sauf dans quelques cas. Le dernier recensement montre qu'il y a plusieurs milliers de centenaires aux Etats-Unis. Dans le Technical World de mars 1914, parut un article de Byron C. Utecht intitulé « Quand l'homme est-il vieux ? Ce magazine prend soin de rassembler ses faits. Je citerai quelques paragraphes :

"Abraham Wilcox, de Fort Worth, Texas, a cent douze ans, mais il aime beaucoup la vie. Il marche trois kilomètres ou plus chaque jour comme un constitutionnel et, de temps en temps, il prend même un petit verre de bière. Il attend avec tout l'enthousiasme d'un garçon une visite à l'Exposition Panama-Pacifique de 1915. M. Wilcox lit les journaux tous les jours et s'intéresse à tout ce qui le concerne, depuis la nourriture préparée pour son dîner jusqu'aux derniers exploits. par avion . Ce vieil homme paraît quarante ou cinquante ans plus jeune qu'il ne l'est réellement. Sa peau est blanche mais pas profondément ridée. Sa vision est excellente et il marche presque droit. Il y a trente ans, il a arrêté de fumer, comme ses médecins l' avaient prévenu qu'il était proche de la mort de vieillesse et que l'usage du tabac ne ferait qu'accélérer la fin. »

"Dans les montagnes Ozark du comté de Marion, en Arkansas, juste de l'autre côté de la frontière du Missouri, vit Mme Elmyra Waggoner. Elle aussi a cent douze ans. Son visage a mille rides et elle fait son âge, mais dans ses actions , elle a soixante ans. Jusqu'à il y a très peu d'années, alors qu'elle avait encore dépassé le cap des cent ans, Mme Waggoner entretenait un grand jardin et pouvait travailler dans les champs. Même si elle a renoncé aux travaux extérieurs, elle est toujours active. Les jours de mauvais temps, elle s'assoit près de la cheminée dans sa maison de montagne et tourne. Les jours agréables, on peut la trouver en train de se promener dans la cour. Récemment, son arrière-arrière-petite-fille s'est mariée à Protein, dans le Missouri, à six miles de la maison des Waggoner. " Cette femme de cent douze ans a marché jusqu'au mariage, l'a apprécié, puis est revenue à la maison à pied, une distance qui fatiguerait beaucoup de personnes de la moitié de cet âge. Il y a des dizaines de personnes à Protein qui en témoignent et racontent des histoires similaires. les exploits de Mme Waggoner démontrant une puissance physique remarquable.

" Lorsqu'on lui a demandé de donner les causes de sa longévité, la femme âgée a souri et a déclaré qu'elle détestait admettre qu'elle vieillissait. " Une vie propre et honnête, beaucoup de travail, beaucoup de bonne nourriture et le désir d'aider les autres lorsqu'ils sont malades ou malades. "

"Asa Goodwin, de Serrett , Alabama, a cent six ans. Ses capacités d'endurance sont encore plus remarquables que celles de Mme Wagoner ou d'Abraham Wilcox. Il marche cinq miles chaque jour. Il travaille plusieurs heures par jour dans son jardin, mange tout ce qu'il veut et lit sans lunettes. Sa famille est probablement la plus nombreuse des États-Unis. Une réunion récemment organisée en son honneur a réuni huit cent cinquante personnes, dont trois cent cinquante étant des parents par le sang. Goodwin a été un chasseur toute sa vie et il retire fréquemment son fusil et prouve que son objectif est toujours bon. Il attribue sa durée de vie et sa vitalité à son grand intérêt pour le sport de plein air et la chasse, lorsqu'il était jeune homme, développant une constitution robuste qui lui a duré de nombreuses des années après avoir été contraint d'abandonner un travail pénible en raison de sa « vieillesse ». Il affirme qu'il était tellement occupé à vivre qu'il a atteint cent six ans avant de s'en rendre compte et qu'il souhaite vivre cinquante ans de plus si possible. "J'ai l'impression que je pourrais le faire aussi", déclare-t-il. "Je peux maintenant prends mon aisance et mon confort et le monde me semble beau. J'ai toujours vécu une vie tempérée, je n'ai jamais bu, je n'ai jamais veillé tard et je me suis toujours autant amusé, voire plus, que l'homme moyen, je pense. Ce n'est que maintenant quand je n'ai rien à faire, je commence à m'inquiéter et quand je me retrouve dans cet état , je me promène ou désherbe le jardin et je me sens mieux.'"

Ces gens ne font pas partie de ce que certains appellent les milieux les plus élevés, mais ils ont réussi à vivre là où presque tous échouent. Ils ont été des membres utiles de la société, se contentant de prendre la vie comme elle vient, et ont ainsi récolté une grande partie des douceurs. Ils ont profité de la vie, et ceux qui aiment font plaisir aux autres. Il faut un public pour réaliser la meilleure des pièces.

Mme Waggoner n'est pas riche, mais elle a une philosophie suffisamment riche. Elle sait qu'elle reçoit en donnant. Elle a vécu cette connaissance, ce qui lui a apporté des bénédictions.

Ces gens ont tous mené une vie simple et ont travaillé. Il n'y a pas de secret pour vieillir avec grâce. Cela signifie la maîtrise de soi, une vie simple, un travail pour le corps et l'esprit, la propreté du corps et de l'esprit, et la partie la plus importante de la propreté physique est un côlon propre. Il est nécessaire d'avoir l'esprit tranquille la plupart du temps, car la colère et l'inquiétude sont nocives pour la santé.

La durée de vie moyenne s'allonge. Au XVIe siècle, l'Européen moyen ne vivait pas jusqu'à vingt ans. Aujourd'hui, il vit jusqu'à environ quarante ans. La même augmentation a eu lieu en Amérique. En Inde et en Chine , la moyenne de vie est encore inférieure à vingt-quatre ans. À mesure que la civilisation progresse, la durée moyenne de la vie a tendance à s'allonger, à condition que la vie ne devienne pas si complexe que la connaissance soit contrariée par une trop grande artificialité.

Cependant, il convient de noter que ce n'est pas la dernière partie de la vie qui est allongée. Nous permettons à de moins en moins de nourrissons de mourir à mesure que les années passent. La proportion de la population adulte qui atteint un âge avancé n'est pas plus grande que par le passé. Notre mode de vie est si mauvais que la tuberculose, la fièvre typhoïde, le cancer, les maladies rénales, la pneumonie et la dégénérescence circulatoire emportent un nombre immense de ceux que nous appelons d'âge moyen, mais qui sont en réalité des jeunes. Ce sont des maladies de dégénérescence. Il est de notre intérêt de réduire ces maladies. Une vie convenable suffira.

L'espérance de vie des personnes de plus de cinquante ans est encore inférieure à ce qu'elle était il y a trente ans. Les personnes d'âge moyen meurent de maladies causées par de mauvaises habitudes qui s'étendent sur plusieurs années. Par conséquent, ces personnes devraient apprendre à bien vivre si elles voulaient vivre plus longtemps.

Le régime alimentaire des personnes âgées peut être à peu près le même que celui d'un adulte dans la fleur de l'âge, sauf qu'il faut en manger moins. Ceux qui vivent correctement n'ont pas de troubles digestifs. Ceux qui sont normaux remarqueront qu'ils ne désirent pas autant de nourriture qu'auparavant dans la vie, et cela devrait servir de guide. Les personnes âgées reçoivent toute la nourriture dont elles ont besoin en deux repas modérés par jour. Si l'on préfère le plan de trois repas par jour, c'est bien, mais il faut alors en prendre moins à chaque repas.

Les produits à base de farine blanche sont plus faciles à digérer que les produits à base de blé entier, mais les gens normaux peuvent très bien digérer ces derniers et c'est un meilleur aliment que la farine blanche. Je connais un homme âgé de huit décennies qui est devenu plus fort et plus jeune en abandonnant les habitudes alimentaires conventionnelles et en vivant principalement de repas modérés à base de lait et de biscuits au blé entier. Comme l'a dit Cornaro , certains ont besoin de plus que d'autres, mais tous doivent être modérés.

Un repas par jour composé de lait et de biscuits, c'est bien. Ces biscuits doivent être bien cuits et bien mastiqués. Le lait doit être pris lentement.

Un autre repas peut être de la viande, des œufs ou du poisson avec certains légumes succulents cuits et crus.

Si un troisième repas est pris, il peut être composé de lait fermenté ou de babeurre ; ou d'un des fruits sucrés, et les fruits sucrés peuvent être utilisés à tout moment à la place du pain ou des biscuits. Le fromage cottage est un bon aliment à tout moment et peut être pris avec des fruits, qu'ils soient acides ou sucrés.

Aussi souvent que désiré, en été, prenez des fruits. Parce que les fruits très acides et juteux ont tendance à provoquer des frissons et à fluidifier le sang, il est bon de les prendre avec modération pendant les années avancées, mais cela ne signifie pas que ceux qui les aiment doivent les éviter. En hiver, les fruits sucrés sont meilleurs. Des pommes et des bananes douces peuvent être utilisées aussi souvent que l'on le désire. Les oranges doivent être consommées plus rarement, ainsi que les pamplemousses, les ananas et autres fruits fortement chargés en acide.

En règle générale, les féculents ne doivent être consommés qu'une fois par jour, mais les personnes très modérées peuvent en prendre deux fois par jour sans mauvais résultats. Les végétariens consomment des œufs et du lait pour remplacer les aliments à base de viande. Ils contiennent également des lentilles, des pois, des haricots et des protéines contenues dans le blé entier et d'autres céréales. Les lentilles, les pois et les haricots doivent être consommés avec modération, car ils sont riches en nutriments et si on en consomme trop, ils provoquent rapidement des maladies. Les noix, si elles sont bien mâchées, conviennent également.

La base générale de l'alimentation doit être constituée d'amidon une fois par jour et de protéines une fois par jour avec modération. Toutes sortes d'amidons et toutes sortes de protéines peuvent être utilisées. Il est préférable de donner des fruits plus modérément que durant les premières années de la vie. Tous les légumes succulents souhaités peuvent être consommés. En cuisant les aliments simplement, comme recommandé dans ce livre, ils sont rendus plus faciles à digérer qu'avec la méthode de cuisson conventionnelle. Une cuisine simple aidera à préserver la santé et à prolonger la vie.

Le travail est l'une des plus grandes bénédictions de la vie. Ceux qui veulent vivre longtemps et être utiles doivent exercer leur corps et leur esprit. Comme toutes les autres bénédictions, si elle est portée à l'excès, elle est préjudiciable. Il est regrettable que certaines personnes doivent travailler trop dur, car il existe une classe de personnes qui ne font rien d'utile et se contentent d'être des gaspilleurs.

Le travail a été considéré comme une malédiction. C'est une erreur. Ceux qui vivent dans l'espoir et l'attente de pouvoir un jour cesser de travailler pour profiter de la vie découvriront, lorsqu'ils atteindront leur objectif, que la vie sans travail ne vaut pas la peine . Ceux qui en ont les moyens peuvent, avec bénéfice, réduire la quantité de travail productif qu'ils effectuent et évoluer davantage vers des lignes culturelles, mais il est dangereux de cesser de travailler. L'être humain est ainsi constitué que sans activité du corps et de l'esprit, il y a dégénérescence. Quoi de plus triste que de voir un individu capable qui a acquis une compétence et qui se retire ensuite pour en profiter ! Cela ne lui plaît pas. Soit il doit se lancer dans un travail physique ou mental, soit il meurt bientôt. Il faut s'intéresser vivement à quelque chose, sinon il y a une stagnation.

Il y a beaucoup de belles choses dans la vie et nous devrions les cultiver dès que nous sommes assez jeunes pour pouvoir apprendre à en profiter. Les esprits les plus élevés des âges nous ont laissé leurs inspirations et leurs aspirations dans la poésie, la prose, la musique, la peinture, la statuaire et sous d'autres formes. Nous devrions essayer de cultiver la compréhension de ces sujets, pas nécessairement de tous, mais d'un ou de plusieurs, car avec la compréhension viennent l'élévation et l'élargissement de l'esprit qui sont toujours présents lorsqu'il y a de la sympathie, et la sympathie est étroitement liée à la compréhension. La culture selon un ou plusieurs axes élargit l'esprit et donne à une personne plus de valeur, non seulement pour elle-même, mais aussi pour les autres. Nous ne pouvons pas estimer la valeur de la beauté de la vie en dollars et en centimes, mais est vraiment pauvre celui qui est riche uniquement en biens matériels.

Il faut s'intéresser aux activités qui nous concernent. Ceux qui ne pensent à rien ou à personne sauf à eux-mêmes sont presque morts au monde, même s'ils pratiquent les mêmes activités physiques que les autres. La tendance est de s'enfoncer dans une ornière avec les années et d'y rester. Il est facile de conserver à la fois un esprit souple et un corps souple malgré l'âge, et cela peut être réalisé par une utilisation intelligente. Il faut consacrer chaque jour un peu de temps à s'informer de ce qui se passe dans le monde et à y réfléchir. Un passe-temps mental est le plus excellent. Un jardin ou quelques oiseaux peuvent fournir une source d'intérêt presque inépuisable. Ceux qui en doutent devraient lire la comédie et la tragédie parmi des êtres aussi humbles que l'araignée, la mouche et le scarabée. JH Fabre a écrit sur ces sujets avec charme, en les investissant d'un intérêt rarement trouvé dans la bonne fiction. Ce naturaliste est un bon exemple de ce qu'on peut accomplir lorsqu'on a des années pour le faire et qu'on se contente de travailler au jour le jour sans trop penser au lendemain. A cinquante ans, M. Fabre était pratiquement inconnu. Aujourd'hui, âgé d'environ quatre-vingt-dix ans, il est l'un des hommes les plus admirés et les plus aimés. Sa reconnaissance est arrivée tardivement et il a réalisé une grande partie de son meilleur travail au cours de ses dernières années. Si M. Fabre était mort à l'âge moyen de quarante ans, le monde aurait été privé de sa belle perspicacité.

Une autre cause de la vieillesse est le vieillissement mental. Un individu commence à vieillir en s'attardant sur le sujet. La fille de treize ans doit cesser de s'ébattre et de courir, car elle n'est pas une dame. A vingt-cinq ans, c'est très, très indigne de courir un peu. A quarante ans, une femme doit être plutôt calme, car être naturelle signifierait frivolité. Les gens deviennent continuellement trop vieux pour faire ceci et cela, non pas parce qu'ils en ont perdu le désir et la capacité, mais parce que cela est inconvenant à leur âge. C'est de la folie. Gardez un cœur jeune tout au long de la vie. Un rire sincère est l'un des meilleurs toniques de la nature. Il n'y a pas plus de mal à danser à cinquante ans qu'à quinze ans et il n'y a pas tant de danger.

Le relâchement des muscles et l'affaissement du visage sont autant le résultat d'une attitude mentale que d'une perte de tonus. Penser jeune et fréquenter des enfants est utile et sain. Les gens très raides et dignes sont mentalement stériles. Les personnes charmantes sont celles qui sont disposées et capables de comprendre et de sympathiser avec les buts et les aspirations des autres, et pour ce faire, il est nécessaire de se dégeler.

L'art de vivre est délicieux s'il est bien développé.

L'inquiétude est un tel préjudice que ses victimes ne peuvent ni vivre ni travailler comme elles le devraient. Il faut vaincre cette mauvaise habitude. La plupart des inquiétudes sont dues à un égoïsme étroit. Cela est dû en grande partie au fait que les autres ne feront pas ce que nous faisons. Essayer de faire accepter nos normes aux autres, puis s'inquiéter et s'inquiéter parce qu'ils ne le feront pas, est une folie. Lorsque la force est employée pour convertir quelqu'un , la conversion n'est que superficielle et ne dure que le temps que dure l'hypocrisie de l'individu converti. Pour tirer le meilleur parti de la vie, nous devons être larges, indulgents, patients et indulgents.

Une vieillesse normale, c'est beau. C'est le privilège, bien plus, le devoir de tout être intelligent de l'atteindre. Lorsque nous nous adapterons, nous vivrons plus longtemps.

Il en est de la vieillesse comme de la santé. Nous pouvons l'avoir si nous le souhaitons. Les accidents à eux seuls peuvent nous priver de l'un ou l'autre. Espérons que le jour viendra où les hommes et les femmes ne se contenteront pas de mourir comme la vie ne fait que commencer, mais qu'ils vivront comme ils devraient et pourraient vivre, se révélant ainsi une bénédiction pour la race.

CHAPITRE XXIX.

ÉVOLUER VERS LA SANTÉ.

À l'âge de vingt ans, la plupart des gens souffrent d'une maladie. Il peut s'agir simplement d'un léger catarrhe, d'une légère indigestion, d'un trouble des yeux, d'une audition défectueuse ou de quelque autre maladie. On rencontre très rarement une personne de cet âge qui se porte parfaitement bien.

La plupart des gens apprennent à croire que la santé est quelque chose de mystérieux qui peut leur venir à l'esprit ou leur échapper, mais qu'ils n'y sont pour rien ou peu liés. S'ils vont bien, ils ont de la chance, mais s'ils sont malades , ce n'est pas leur faute.

La plupart d'entre eux consultent des médecins conventionnels lorsqu'ils sont malades, dans l'espoir d'être guéris. Ils prennent des médicaments ou des injections de sérums ou se font opérer. Lorsqu'ils en ont fini avec les médecins, ils ne sont pas plus sages qu'avant.

Quelques-uns ont des amis qui leur disent qu'ils doivent changer de mode de vie s'ils veulent être en bonne santé. Ils sont suffisamment intéressés pour s'adresser à un guérisseur qui croit en la nature. Il leur dit qu'ils vont bien ou mal selon leurs desserts, qu'ils peuvent se porter bien à tout moment s'ils le souhaitent, car s'ils vivent comme ils le devraient, la santé est une conséquence naturelle.

Cela semble absurde à première vue. C'est différent de tout ce qu'ils ont entendu. Le malade décide souvent que le guérisseur est un imbécile ou un imposteur. Il se souvient que lorsqu'il se rendait chez les médecins conventionnels, ils le sondaient, le frappaient et examinaient toutes ses excrétions. Ils étaient très approfondis et scientifiques. Le guérisseur naturel n'entre généralement pas dans autant de détails. Il demande suffisamment et examine suffisamment pour trouver le problème, puis il s'arrête. C'est ce que le patient lui reproche, car il tient pour acquis que le guérisseur est incompétent par manque de connaissances.

Il retourne donc chez son ancien médecin. Comme son problème est dû à une alimentation dérangée, il ne se rétablit pas. Il réfléchit à ce que le guérisseur naturel lui a dit, et plus il y réfléchit, plus cela semble raisonnable, et il revient. Cette fois, il reçoit des instructions, et il les suit suffisamment pour en tirer un bénéfice, mais pas assez fidèlement pour se rétablir. Il est convaincu que les médecins conventionnels ont tort, mais il estime néanmoins que les guérisseurs naturels peuvent difficilement avoir raison.

Au bout d'un moment, il décide de se mettre au travail et il se rend chez le guérisseur pour obtenir des instructions et les suit. Les résultats sont surprenants. Les problèmes qu'il a eu pendant des années peuvent disparaître en un mois ou deux, ou ils peuvent devenir de moins en moins apparents, mais il faut un temps considérable avant de disparaître complètement.

Le guérisseur donne des instructions. Les plus importants sont ceux qui concernent l'alimentation. Un plan est donné qui apporte de bons résultats. Le guérisseur ne parvient pas à expliquer qu'il ne s'agit là que d'une méthode correcte d'alimentation et qu'il en existe d'autres bonnes. Le patient est enthousiasmé par les bénéfices qu'il en retire, il décide qu'il mène la seule vie correcte et il devient trop souvent un mangeur excentrique, essayant d'imposer ses idées à tout le monde autour de lui. Ici, le guérisseur est en faute, car il doit expliquer qu'une certaine méthode est nécessaire, mais qu'il n'existe pas une seule et unique méthode d'alimentation.

Si le patient est assez intelligent, il se rend compte avec le temps que ce n'est pas tant ce qu'il mange que sa manière de manger et sa modération qui sont utiles, et que tout plan dans lequel la modération et la simplicité sont suivies est meilleur que la façon ordinaire de manger. .

À mesure que le patient évolue vers la santé et acquiert une vision plus large de l'art de vivre, il acquiert une meilleure perspective de la vie. Il apprend que dans des conditions similaires, des causes similaires produisent toujours des effets similaires, que la loi de la compensation est toujours en vigueur et que nous obtenons donc ce que nous méritons. Il perd la peur de beaucoup de choses qui le préoccupaient auparavant. Il voit dans la maladie et la mort le résultat des lois naturelles et non le fruit du hasard.

Certains patients se rendent compte que les guérisseurs qui travaillent conformément à la nature ont raison, au départ, mais la plupart des gens ne sont pas construits de manière aussi logique. Il faut souvent de un à trois ans avant que les gens se décident à organiser leur vie de manière à pouvoir disposer de la santé.

Autrefois, le médecin était censé guérir, ce qui était impossible. De la nouvelle manière, le guérisseur éduque les gens et s'ils mettent en pratique leurs connaissances , ils obtiennent la santé.

Le guérisseur doit enseigner les soins à apporter à toutes les parties du corps, en éliminant les mauvaises habitudes et en essayant d'inculquer de bonnes à leur place.

Manger selon des principes corrects est l'aide la plus utile et la plus puissante pour retrouver la santé. Le patient constate qu'au fil des années, ses goûts changent, devenant plus simples et plus modérés. Il est bien nourri avec la moitié ou le tiers de ce qu'il consommait et qu'il jugeait nécessaire.

Ce qui suit est le bilan de la dernière moitié d'un mois de consommation alimentaire pour un homme dans la trentaine. Il y a quelques années , il a changé sa manière de vivre afin de retrouver la santé, ce qu'il a réussi. Maintenant, il ne prend qu'un ou deux repas par jour, selon ses désirs, non qu'il ait quelque objection à trois repas par jour, mais il préfère manger plus rarement. Il est en bonne condition physique, aussi lourd qu'il devrait l'être, et il n'a pas eu de réels soucis physiques depuis plusieurs années. Son travail est mental, mais il marche beaucoup et nage trois à six fois par semaine, en plus de faire quelques exercices programmés.

Elle a été prise au printemps, par temps frais. C'est un peu plus léger que d'habitude, car le disque a été réalisé pendant une période de travail mental exceptionnellement dur. Par temps froid, des aliments plus lourds sont consommés.

Déjeuner : Rien.

Dîner : Trois tranches de pain grillé de seigle, très fines, céleri, trois tranches d'oignon grillé, assiette de petits pois, verre de bière.

Dîner de midi : Rôti d'agneau, plat d'épinards, un plat et demi de courge d'été, salade de laitue et tomates.

Souper : Rien.

Déjeuner : Plat de lentilles au four, soupe de légumes, laitue.

Dîner : Deux petites oranges, fromage cottage.

Déjeuner : Morceau de pain d'épices, tasse de cacao, deux morceaux de sucre.

Dîner : Deux petites oranges, fromage cottage.

Déjeuner : Plat de compote de pruneaux, cuillère à soupe de fromage blanc.

Dîner : Deux œufs, deux tranches de pain grillé beurrées.

Déjeuner : Petit pamplemousse.

Dîner : Soupe de légumes, plat de compote de navets, plat de petits pois.

Déjeuner : Rien.

Dîner : Un demi pamplemousse, trois compotes de figues, un verre de lait.

Déjeuner : Plat de fraises, grand plat de rhubarbe avec jus de pamplemousse et crème en accompagnement ; une demi-portion de fromage à la crème.

Dîner : Deux petites pommes au four.

Déjeuner : Petit pamplemousse.

Dîner : Deux œufs, plat de navets, plat d'épinards, tranches de tomates.

Déjeuner : Une pomme crue.

Dîner : Deux biscuits au blé râpés, un verre de lait.

Déjeuner : Plat de rhubarbe.

Dîner : Soupe de légumes, un œuf, une pomme de terre bouillie.

Déjeuner : Plat de rhubarbe.

Dîner : Patate douce, plat de panais, compote de petits pois.

Déjeuner : Plat de glace, morceau de gâteau blanc. Dîner : Cheesecake, plat de salade de fruits.

Déjeuner : Un œuf dur , environ une tranche et demie de pain blanc, deux gros radis, un jeune oignon, du beurre.

Dîner : Rien.

Les portions sont les portions ordinaires du restaurant. Aucun pansement n'a été utilisé sauf ceux mentionnés. Cet homme aimait beaucoup les sucreries et utilisait librement le sel. Maintenant, il trouve ses aliments plus agréables lorsqu'ils sont consommés nature, car ils ont une meilleure saveur. Il utilise rarement du sel ou du poivre. Il a simplifié son apport alimentaire parce qu'il se sent mieux et plus fort et est capable de mieux réfléchir que lorsqu'il consommait une plus grande variété et une plus grande quantité d'aliments à chaque repas.

Les spécialistes de l'alimentation disent qu'il faut quotidiennement entre deux mille sept cents et trois mille trois cents calories, mais vous remarquerez que cet homme en conserve généralement moins de la moitié, si vous êtes capable de calculer la valeur des aliments.

Les gens qui essaient de se rétablir sont souvent traités d'imbéciles et d'excentriques lorsqu'ils se comportent correctement, mais cela n'a pas d'importance, car ces imbéciles vivent généralement assez longtemps pour voir leurs sages critiques prématurément relégués à la terre.

Lorsque vous suivez des conseils de santé, essayez de garder votre équilibre. Rétablissez-vous complètement avant d'essayer de guider les autres.

CHAPITRE XXX.

RÉTROSPECTION.

Plusieurs centaines de pages ont été consacrées à ces questions auxquelles il faut prêter attention pour avoir une bonne santé physique et mentale, pour pouvoir profiter au maximum de la vie et donner le maximum, c'est-à-dire pour vivre pleinement. La base de la santé est la propreté intérieure, et pour y parvenir, il est nécessaire de faire preuve de maîtrise de soi et de modération, ainsi que de cultiver la bonne volonté et la bienveillance envers les autres. La gentillesse et l'amour lubrifient la vie et facilitent le déroulement. L'envie, la rancune, la haine et les autres émotions négatives agissent comme du sable dans les roulements, produisant des frictions dans la machinerie vitale, qu'elles finissent par détruire.

Le succès dans la vie signifie équilibre, équilibre et ajustement. Nous devons nous ajuster pour être en harmonie avec les autres et nous devons être en harmonie avec la nature. Notre esprit sera parfois en opposition avec les lois de la nature. Ensuite, nous devons exercer suffisamment de maîtrise de soi pour les ramener à l'harmonie, car les lois naturelles ne respectent pas les personnes. On dit que nous enfreignons ces lois, mais ce n'est pas vrai. Si nous les ignorons assez souvent , ils nous brisent. Nous devons réaliser notre unité avec la nature, notre réconciliation . Nous devons réaliser que nous faisons partie de la nature, et non au-dessus d'elle, et que nous sommes donc gouvernés par les mêmes lois fixes qui régissent le reste de la nature. Ces lois sont pour notre bien. Les tentatives pour échapper à leurs rouages témoignent d'un manque de compréhension.

La discorde produit la maladie et la mort. L'harmonie mène à la santé et à la longue vie.

L'adaptation doit être à la fois physique et mentale.

La partie physique signifie vivre ou s'adapter de manière à ce que toutes les fonctions du corps s'exercent normalement. Le corps s'autorégule et si nous ne faisons rien de nocif, la santé sera notre part. Cependant, la vie dans notre civilisation actuelle est si complexe que les sollicitations de notre système nerveux sont excessives. Il est facile de vivre pour être en bonne santé, mais cela n'est pas conventionnel et n'est donc pas très populaire.

Pour avoir une bonne santé physique dans les conditions actuelles, il est nécessaire de faire quelques efforts. L'effort n'est pas assez important pour être onéreux et ne demande pas beaucoup de temps. Il est important d'acquérir des connaissances en matière de santé, qui manquent aujourd'hui à la majorité. Cette connaissance est excellente, mais elle ne profite à l'individu que si elle est appliquée. Nous souhaitons tous être en bonne santé, mais cela ne suffit pas. Nous devons avoir la volonté de l'avoir. Lorsque nous disons que nous ne pouvons pas, cela doit généralement être interprété comme signifiant que nous ne le ferons pas.

Certains sujets importants sur lesquels des connaissances particulières doivent être acquises sont : la nourriture, les boissons, l'exercice, les soins de la peau, le sommeil, le travail et les loisirs, la respiration, les vêtements et l'attitude mentale.

Ces sujets, ainsi que d'autres, ont été largement débattus. Il est impossible de donner des informations complètes sous forme de tabloïd. Il est également impossible de lire une seule fois un livre de ce genre et d'obtenir toutes les informations qu'il contient. Ceux qui sont sérieux étudieront le sujet au lieu de simplement le lire.

Permettez-moi de vous rappeler que presque toutes nos maladies sont dues à de mauvaises habitudes alimentaires. Il en était ainsi à l'époque d'Hippocrate, selon ce sage, et il en est ainsi aujourd'hui. C'est une affirmation courante qu'environ 90 pour cent. de nos maux physiques proviennent d'une mauvaise alimentation, et c'est la vérité. Il s'ensuit qu'il est très important de connaître les bonnes habitudes alimentaires et de les mettre en pratique. Une mauvaise alimentation entraîne une mauvaise nutrition, après quoi des maladies physiques et mentales font leur apparition.

Il existe de nombreux systèmes d'alimentation, et presque tous donneront de bons résultats si l'on suit la prescription la plus importante, à savoir la modération. La simplicité mène à la modération.

Ceux qui sont raisonnables quant à leur consommation alimentaire servent souvent de cible aux traits de ridicule lancés contre eux par ceux qui ignorent le sujet ou sont trop indulgents pour exercer un peu de maîtrise de soi. Le ridicule est l'une des armes les plus meurtrières , mais il ne nuit jamais à ceux qui ont l'audace de s'attaquer aux faits fondamentaux et de classer les choses et les idées selon leur vraie valeur. Pourquoi devrions-nous nous laisser guider par l'esprit et le sarcasme de voluptueux indolents qui profanent quotidiennement leur corps par des indulgences ruineuses ?

Il n'est pas nécessaire de devenir dur et austère, ni de tomber dans des habitudes mortelles d'auto-indulgence. Parfois, nous pouvons suivre le courant avec profit, mais parfois il est également nécessaire de remonter le courant. La vie exige une certaine dose de courage de la part de ceux qui souhaitent vivre en bonne santé, et cela ne vient pas d'une complaisance égoïste, mais d'un renoncement à soi-même. Il est nécessaire de faire presque quotidiennement quelque chose que nous ne sommes pas enclins à faire.

Il est bon de se rappeler que si l'on mange correctement, il est difficile de devenir physiquement dérangé, et par conséquent de devenir mentalement dérangé. Permettez-moi de répéter quatre phrases courtes qui sont des guides

utiles et très importants, des phrases qui devraient faire partie de l'éducation de chaque enfant :
Si vous êtes malade, ne mangez rien, mais vivez d'eau.
Mangez seulement quand vous avez envie de manger.
Masticez soigneusement tous les aliments.
Soyez toujours modéré dans votre consommation alimentaire.

Ce sont les quatre règles d'or concernant l'alimentation, et si elles étaient respectées, elles nous épargneraient une quantité incalculable de péchés et de souffrances. Ils augmenteraient la durée de vie et la joie de vivre. Ils contribueraient à notre prospérité physique et mentale. Ils méritent donc l'importance qui leur est accordée.

En bref : La santé physique est basée sur la propreté intérieure, qui ne peut être atteinte que par la modération, c'est-à-dire en ne surchargeant pas habituellement l'organisme, notamment en nourriture. Notre corps prospère lorsqu'il est utilisé, mais pas lorsqu'il est maltraité. Il est nécessaire pour notre bien-être physique d'avoir accès à l'air, au soleil, à l'eau, à la nourriture, au sommeil, au repos, à l'exercice, au travail et aux loisirs dans des proportions appropriées, et en outre de cultiver un esprit bienveillant et équilibré. Les drogues, comme l'alcool, le café, la morphine, le brome et des centaines d'autres encore, sont non seulement inutiles, mais nocives.

Le côté mental est aussi important que le côté physique. Avec un corps sain, il est facile d'avoir une vision heureuse. L'indigestion et la biliosité peuvent faire du plus beau paysage un triste gâchis. Le corps et l'esprit réagissent et interagissent l'un sur l'autre. Quand l'un est en équilibre, il est facile de mettre l'autre en équilibre. Il faut un corps équilibré pour produire le meilleur fruit : un bon esprit.

Il faut être honnête avec soi-même. Affrontez la vie avec courage et honnêteté. Si vous le faites, vous vous rendrez vite compte que les maux physiques et mentaux dont vous souffrez sont pour la plupart de votre faute. Vous pouvez alors choisir de les laisser continuer ou d'y mettre fin, mais si vous choisissez de rester malade, portez votre croix sans vous plaindre, car vous n'avez pas le droit d'affliger les autres avec les souffrances que vous vous imposez.

D'un autre côté, essayez de voir la vie du point de vue des autres, et vous constaterez souvent que ce que vous pensez être le bien le plus élevé et le plus désirable dans la vie ne leur semble pas digne de grands efforts. La variété ajoute du piquant à la vie. Imposer ses propres opinions et méthodes aux autres a toujours semblé souhaitable à la majorité des gens, mais c'est le comble de la folie et de la stupidité. Tant que la race existera, il y aura de nombreux hommes aux mentalités différentes, et il est préférable qu'il en soit ainsi. Nous ne pouvons imposer aucun bénéfice, tel que la santé ou la bonté, aux autres. Au lieu d'attirer, le processus de forçage repousse.

Ce que nous pouvons faire mentalement pour notre bien et celui des autres, c'est de nous adapter, de cultiver la gentillesse et la charité, d'être large d'esprit et de pardonner, d'être lent à prendre et à offenser, d'accepter les petites secousses que le destin nous réserve. tout cela de bonne grâce, et à travers tout cela posséder notre âme avec patience.

Physiquement, soyez modéré.

Mentalement, cultivez l'équanimité.

www.ingramcontent.com/pod-product-compliance
Lightning Source LLC
LaVergne TN
LVHW041134180726
843490LV00005B/1412